診断に自信がつく検査値の読み方教えます！

異常値に惑わされない病態生理と検査特性の理解

野口善令／編

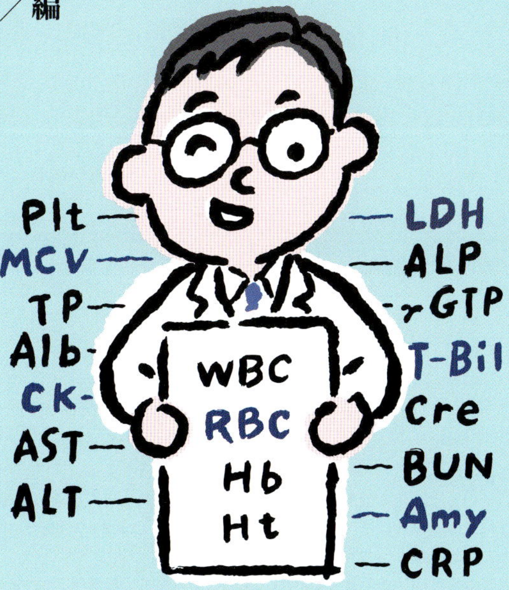

序

検査は日々の診療に欠かせないものですが，あまりに数多くの検査が存在するので検査の選び方に迷う，また結果をうまく解釈して診断に結びつけられない，という研修医の声をよく耳にします．困惑する理由として，異常の出るメカニズム（病態生理）を理解できていないこと，鑑別診断を立てて（仮説を作って）その鑑別疾患仮説を除外・確定するために検査するという考え方（診断推論のフレーム）がないことなどが挙げられるでしょう．

検査に関する書籍は多数出版されていますが，現行の書籍は検査項目ごとに基準値や診断名等が網羅的に記載されている便覧的なものが多く，検査の基本を理解して診断に結びつけるための考え方，使い方を解説した初学者向けの書籍は少ないのが現状です．

そこで，本書では，検査結果に振り回されることなく，診断に結びつける力を養うことをめざした，初学者向け入門書として以下の構成としました．

▶第１部「検査の考え方」

検査の目的と，目的に応じた運用の考え方について解説．

▶第２部「病態生理と検査特性からわかる検査の基本」

検査が何を測定しているのか，知っておくべき基本的な病態生理，異常値に対する代表的な鑑別疾患とそのアプローチ，感度や特異度などの検査特性について解説．

▶第３部「検査値から診断に迫るケーススタディ」

実際の症例をもとにどんな検査を選択し，検査結果をどう解釈するかについて解説．

なお，第1部はなじみのない読者には少し難しいかもしれません．難しければ飛ばして読んでもらっても構いません．明日からすぐに臨床に役立てたい人は第2部から読むのがよいでしょう．ただし，第1部の内容を理解していないと臨床経験を重ねるうちに行き詰まる可能性が高くなります．検査の考え方を深く理解するためにいつかは第1部をじっくり読んでください．

本書が検査の読み方，考え方を理解する一助となり，ひいては患者さんのアウトカムをよくすることに貢献できれば幸いです．

2013年9月

著者を代表して
野口善令
（名古屋第二赤十字病院総合内科）

本書の使い方

第1部

検査の基本的な考え方が解説されています．重要ですが，あとで読んでも構いません．

第2部

本書のメインです．診断につなげるための，各検査値の読み方が解説されています．

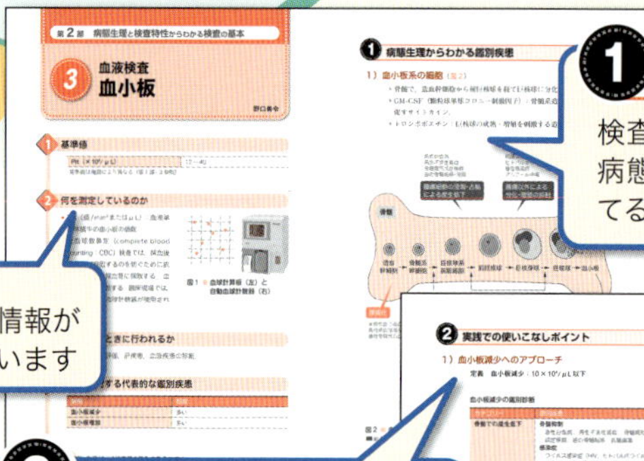

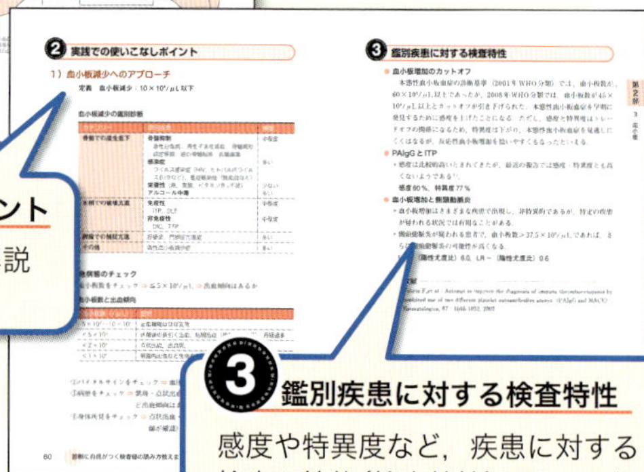

1～4
検査の基本情報が記載されています

1 病態生理からわかる鑑別疾患
検査のメカニズムや，鑑別疾患の病態生理など，検査を診断に役立てるための知恵を解説しています

2 実践での使いこなしポイント
鑑別疾患へのアプローチを解説しています

3 鑑別疾患に対する検査特性
感度や特異度など，疾患に対する検査の性能（検査特性）について解説しています

第3部

検査値から診断に迫るケーススタディです．各検査値の判断は巻末付録の基準値に従っています．

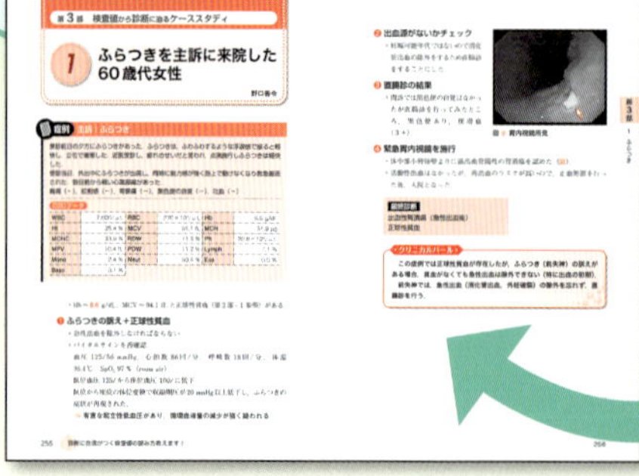

付録 基準値一覧

※ 基準値は施設ごとに異なります（第1部-3参照）．実際は各施設の基準値に従ってください．

診断に自信がつく検査値の読み方教えます！

異常値に惑わされない病態生理と検査特性の理解

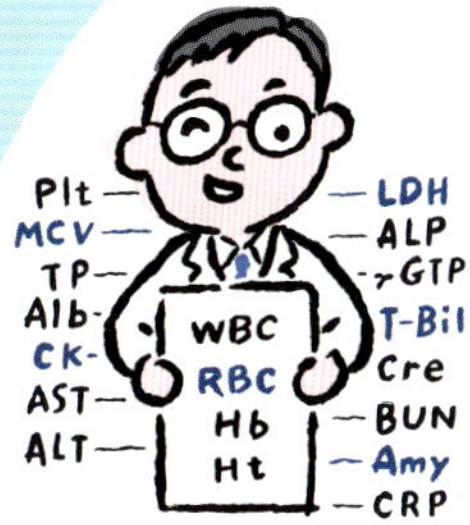

Contents

第3部 検査値から診断に迫るケーススタディ

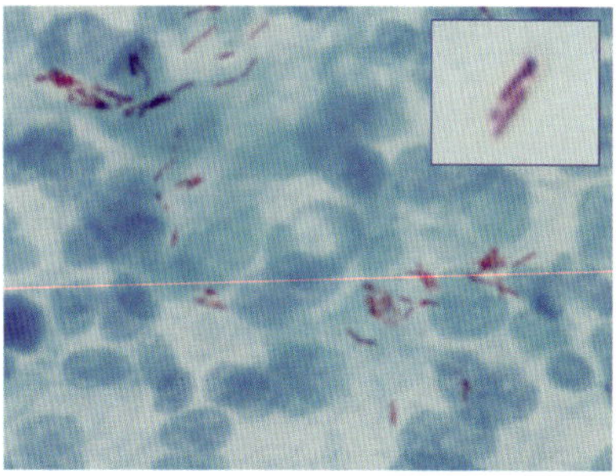

図１ ● Ziehl-Neelsen染色（結核菌）
（p.202図１参照）
「グラム染色からの感染症診断」（田里大輔，藤田次郎/著），羊土社，2013より転載

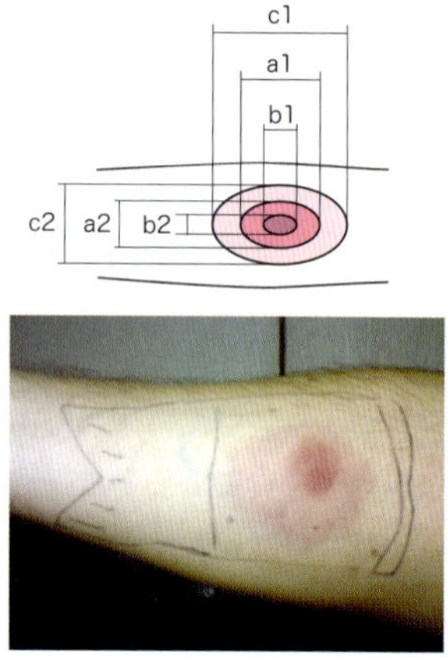

$$\frac{b1 \times b2}{a1 \times a2}(c1 \times c2)（他の副反応）$$

a1：発赤の長径	a2：発赤の短径
b1：硬結の長径	b2：硬結の短径
c1：二重発赤の長径	c2：二重発赤の短径

図２ ● ツ反応の記載法（p.203図２参照）

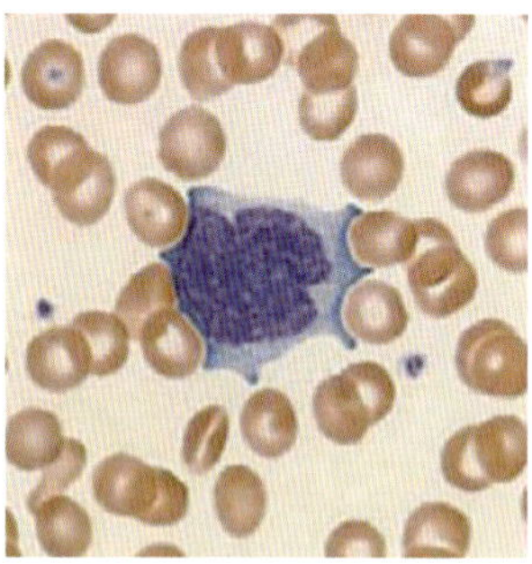

図３ ● 異型リンパ球の出現
（p.223図６参照）

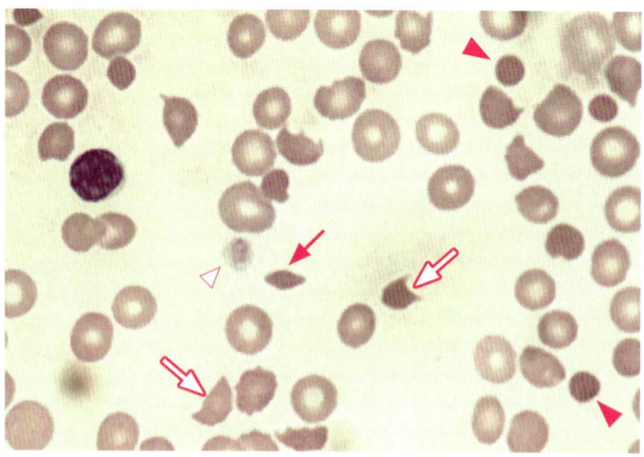

図４ ● 微小血管症性溶血性貧血患者の末梢血塗抹所見（p.258図参照）
➡：破砕赤血球（fragmented red cells, schistocytes）
⇨：ヘルメット細胞（破砕赤血球の一種）
▶：小さい球状赤血球（spherocytes）
▷：巨大血小板
UpToDate 2012: Evaluation of the peripheral blood smear より転載

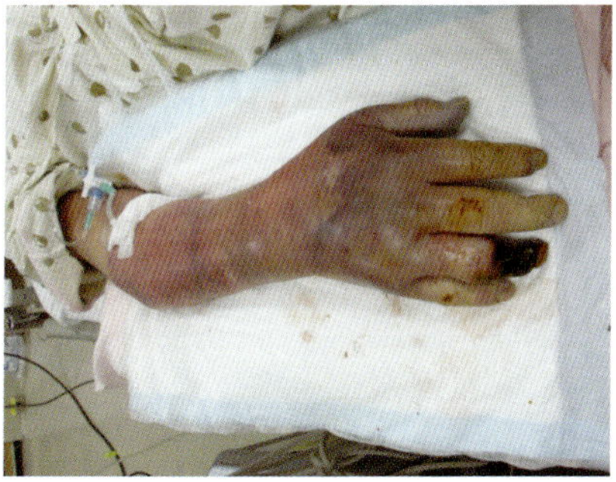

図5 ● 右前腕の腫脹・発赤（p.267 図参照）

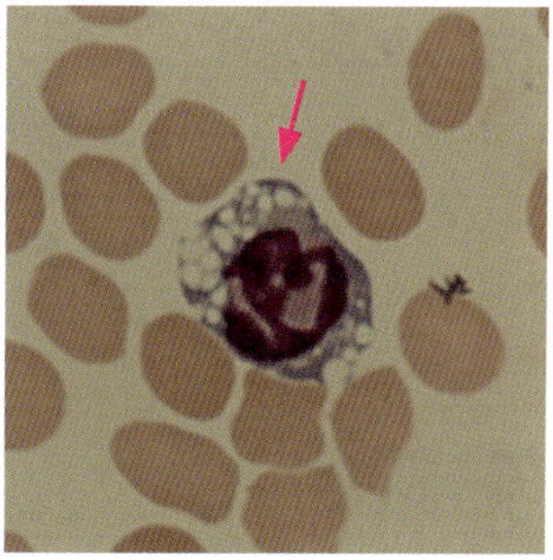

図6 ● 異型リンパ球（ギムザ染色）（p.269 図参照）

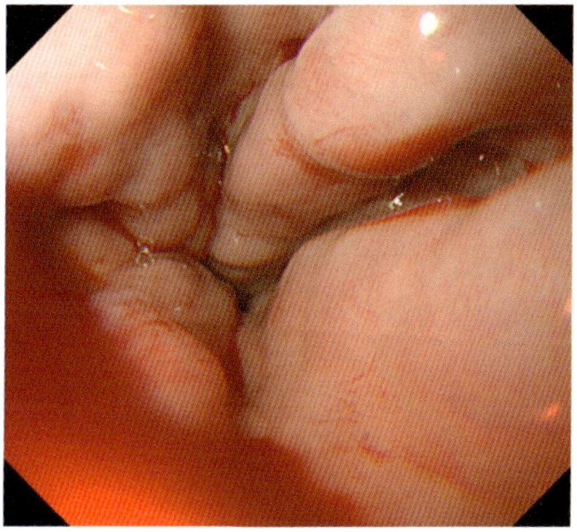

図7 ● 食道静脈瘤破裂（Lm, F2, Cb, RC＋）（p.271 図1参照）

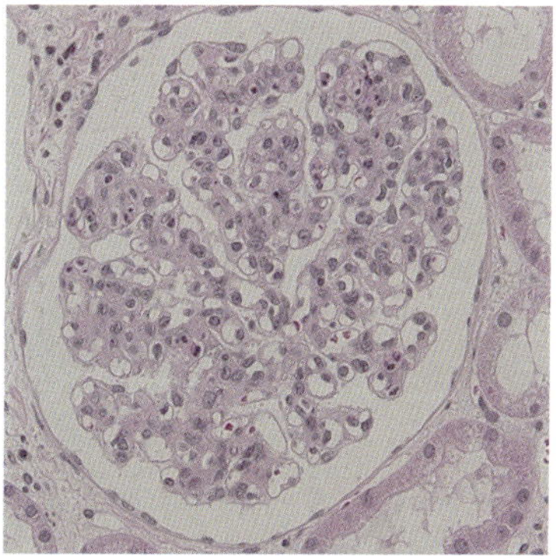

図8 ● 光顕：管内増殖性変化（p.285 図1参照）

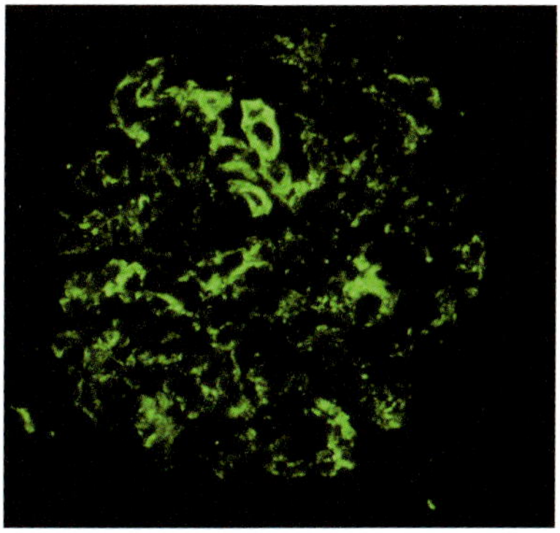

図9 ● 蛍光抗体法：C3が顆粒状に陽性（p.285 図2参照）

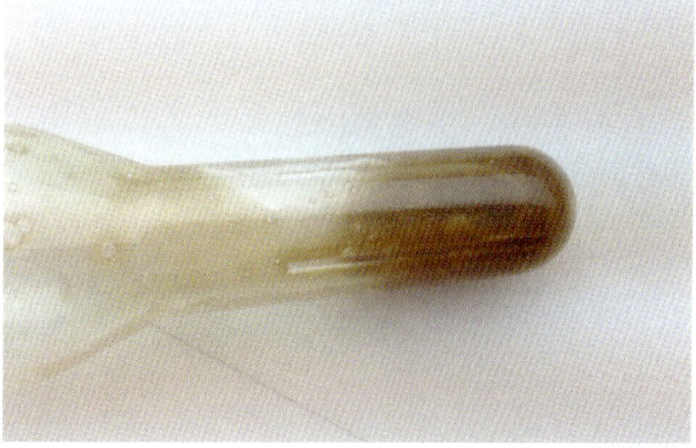

図10 ● 鉄錆色の喀痰（p.299 図2参照）

執筆者一覧

※所属は執筆時のもの

編集

野口善令　名古屋第二赤十字病院総合内科

執筆（五十音順）

稲田麻衣　名古屋第二赤十字病院救急科
遠藤邦幸　名古屋第二赤十字病院神経内科
末松篤樹　名古屋第二赤十字病院総合内科
杉山良太　名古屋第二赤十字病院救急科
野口善令　名古屋第二赤十字病院総合内科
林　寧　名古屋第二赤十字病院
三浦裕子　名古屋第二赤十字病院腎臓内科
矢野聡子　名古屋第二赤十字病院小児科
横江正道　名古屋第二赤十字病院総合内科
吉田紗衣子　名古屋第二赤十字病院総合内科
吉田心慈　名古屋第二赤十字病院総合内科
吉見祐輔　名古屋第二赤十字病院総合内科
渡邉剛史　名古屋第二赤十字病院
渡邉　諒　名古屋第二赤十字病院

診断に自信がつく検査値の読み方教えます！

異常値に惑わされない病態生理と検査特性の理解

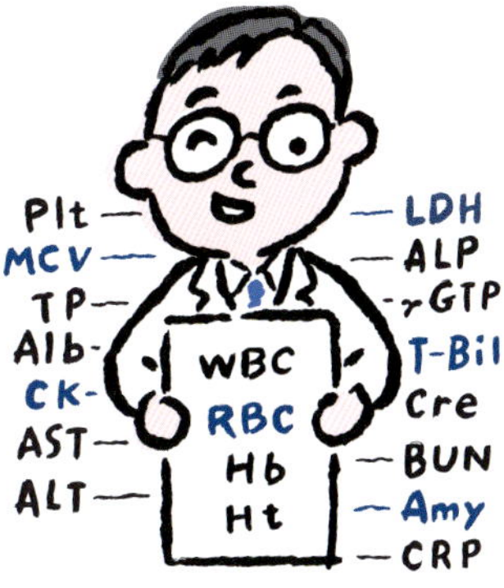

1 検査の目的

野口善令

検査の目的は，下記の4つである．

検査の目的

❶ 診断をつける
❷ 治療効果の指標
❸ ルーチン検査
❹ 早期診断（健康診断）

1 診断をつける

病気のあり・なしを区別（識別）する目的で検査を利用する．

図1のように検査の結果で疾患の有無が決まると理想的だが，現実はこうならないことが結構ある．この図式（フレーム）を使っている限り診断をつける力を向上させることは難しい．

どうすればよいか ⇒ 第1部-2「診断と検査」参照

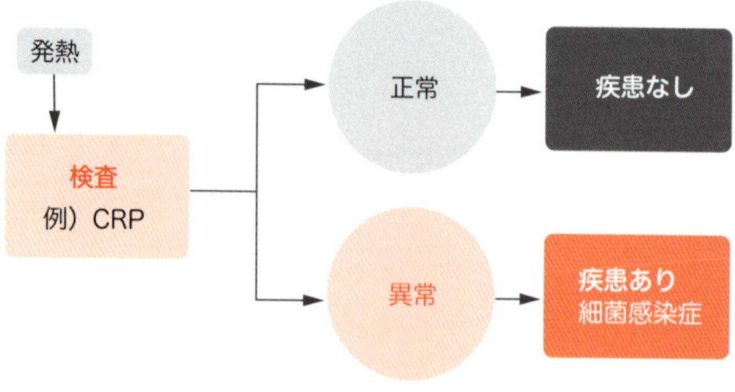

図1 ● 診断のフレーム1
検査の結果で疾患の有無を決める

2 治療効果の指標

1 治療が効いているのか，いないのかを判断するために検査を利用する

例えば，尿培養と抗菌薬感受性の結果がまだ出ない段階で，尿路感染症（急性腎盂腎炎）に抗菌薬を開始したとする．その場合，治療に反応があるかどうかをモニターして，使用中の抗菌薬が有効かどうかを判定する指標として検査を用いる．

無効と判断すれば，抗菌薬の選択が間違っているのではないか（カバーの問題），抗菌薬を効きにくくする他の原因はないか（尿路の閉塞）などを考えなければならない．

2 指標には，グローバルな指標と臓器特異的な指標がある

原則的に臓器特異的な指標の方が，疾患に対する治療の効果を正確に反映する（表）．

表 尿路感染症（急性腎盂腎炎）に対する治療効果の指標

	グローバルな指標	臓器特異的な指標
検査	CRP 血中白血球数	尿グラム染色（細菌の存在，好中球貪食像） 尿中白血球数，白血球円柱
身体所見	発熱，全身状態	CVA tenderness

例えば，抗菌薬開始翌日のCRPが前日よりも上昇していても，尿グラム染色で細菌と好中球貪食像が消失しており，尿中白血球数が減少していれば，その抗菌薬は有効と判定してよい（図2）．CRPは上昇までにタイムラグがあるので，尿路感染症は改善しつつあっても翌日に上昇することはよくある．

グローバルな指標はモニターしたい疾患以外からも影響を受ける．

検査だけでなく，症状，身体所見も指標として利用できるが，これにもグローバルなものと臓器特異的なものがある．

3 治療開始前に存在しない検査所見は指標としては使えない

例えば，急性腎盂腎炎で治療開始前に尿グラム染色の好中球貪食像が認められなければ治療の指標にはならない．

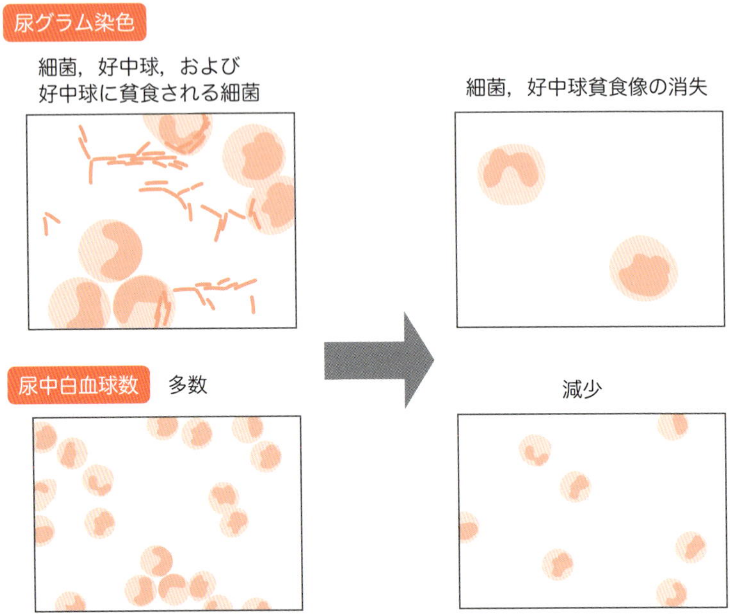

図2 尿路感染症の臓器特異的指標
これらが改善すれば，治療有効と判定できる

3 ルーチン検査

入院時検査，術前検査など．治療や手術に際して障害となる隠れた併存症がないかどうかを評価する．詳細は文献1参照．

4 早期診断（健康診断）

いわゆる癌健診や生活習慣病健診など．自覚症状がない段階で，疾患やリスクを発見して治療することによってアウトカムを改善する目的で行う．詳細は文献2参照

参考文献

1）名郷直樹：入院時一般検査をどう選ぶ？「診断に直結する 検査の選び方、活かし方」（野口善令／編），p27-29，羊土社，2010
2）南郷栄秀：健診（早期診断）の考え方を教えてください．「診断に直結する 検査の選び方、活かし方」（野口善令／編），p30-37，羊土社，2010

2 診断と検査

野口善令

診断の考え方のフレーム（枠組み）

❶ 最初に検査をするフレーム
❷ 最初に鑑別診断を考えるフレーム

1 最初に検査をするフレーム（第1部-1の図1）

例えば，発熱患者に対し，最初にWBCやCRPを検査して上昇していれば細菌感染症，正常であれば細菌感染症ではないと判断するフレームである．今でも結構行われているアプローチである．考えずに済むので楽だが，このやり方ではうまくいかないことが多い．

2 最初に鑑別診断を考えるフレーム（図1）

このフレームではまず検査をする前に，患者は『○○病』をもっているのではないかと疑う（鑑別診断を考える）．検査は患者が『○○病』をもつ確率を動かす道具として使う．検査結果から，患者が『○○病』をもつ可能性（確率）は，①高くなる，②低くなる，③どちらへも動かない，のいずれかとなる．

検査をする前に推測した，患者が『○○病』をもつ確率（検査前確率）は，検査結果を得ることで変化して検査後確率となる（図2）．

患者が『○○病』をもつ確率が十分高くなるか（確定診断 rule in），もはやこれ以上『○○病』について考える必要がないと判断できるくらい低くなるか（除外診断 rule out）になれば，診断のゴールとなる．

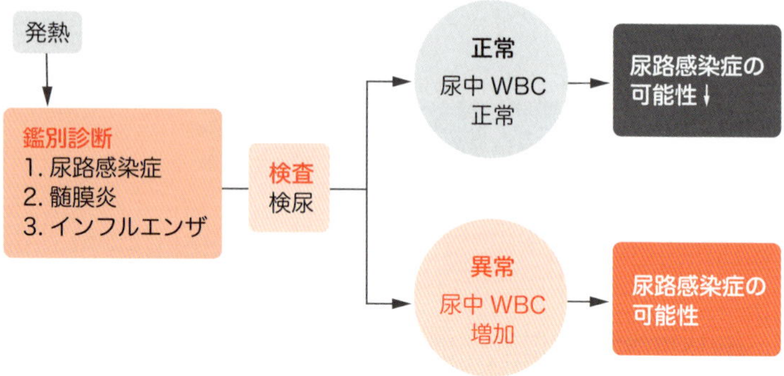

図1 ● 診断のフレーム2
最初に鑑別診断を考える

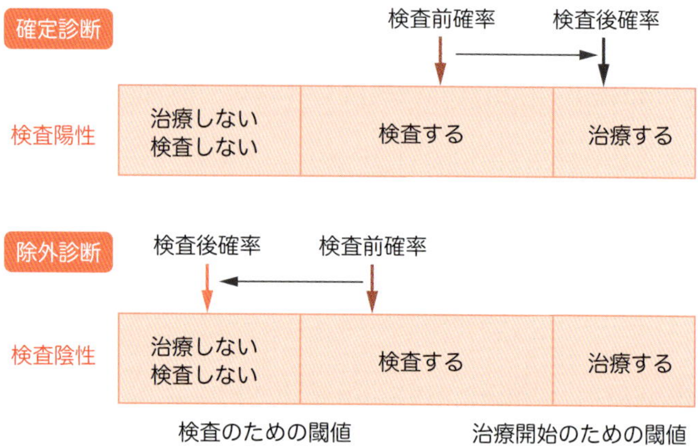

図2 ● 確定診断と除外診断

3 検査特性とはなにか

『○○病』の確率をどれくらい動かせるかが検査の性能を表す．

性能には『○○病』の確率を高くする／低くする2方向がある（図3）．この性能を検査特性と呼び，感度／特異度，陽性尤度比LR＋／陰性尤度比LR－などで表される（18，19ページコラム参照）．

これらの指標の組合せから，検査が，確定診断に役立つのか，除外診断に役立つのか，（またはどちらの役にも立たないか）を知ることができる．

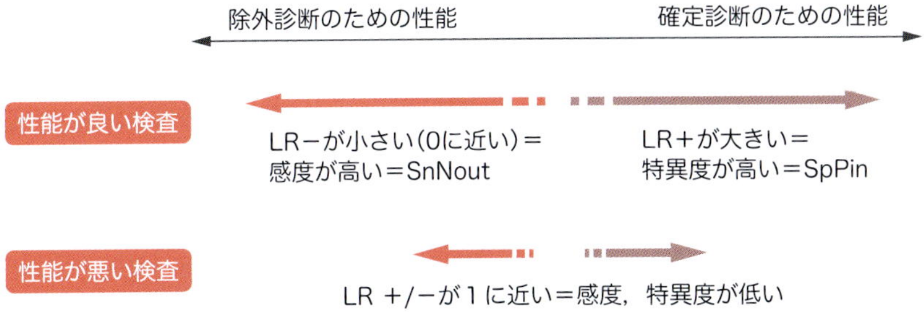

図3 検査の性能

point 以下は覚えておこう

▶除外診断のための性能

- 検査後確率を低い方（左）へ動かす
- 感度の高い検査（≧90％）は除外診断の性能が良い
- 陰性尤度比LR−の値（0から1の間）が0に近い検査は除外診断の性能が良い

⇒SnNout（Sensitivity Negative Rule out）：感度の高い検査が陰性のとき，除外できる

▶確定診断のための性能

- 検査後確率を高い方へ（右）へ動かす
- 特異度が高い検査（≧90％）は確定診断の性能が良い
- 陽性尤度比LR＋の値（1以上）が大きい検査は確定診断の性能が良い

⇒SpPin（Specificity Positive Rule in）：特異度が高い検査が陽性のとき，確定できる

コラム　感度・特異度の定義

『○○病』を疑って検査を行ったとき，得られる結果には図表の4通りの場合が考えられる．

この表を縦に読むと検査の性能を表す感度/特異度が得られる．

感度 sensitivity（真陽性率）：疾患をもつ者において検査が陽性に出る確率
　＝真陽性/（真陽性＋ 偽陰性）

特異度 specificity（真陰性率）：疾患がない者において検査が陰性に出る確率
　＝真陰性/（偽陽性 ＋真陰性）

有病率（有病割合）：全体のなかで『○○病』をもつ者の割合．これが検査前確率となる．

表を横に読むと検査後確率が得られる．

陽性予測値（的中率）positive predictive value：検査が陽性となったもののなかで，実際に疾患を有するものの割合．検査陽性のときの検査後確率
　＝真陽性/（真陽性＋偽陽性）

陰性予測値（的中率）negative predictive value：検査が陰性となったもののなかで，実際に疾患を有さないものの割合．
1 －検査陰性のときの検査後確率＝真陰性/（偽陰性＋真陰性）

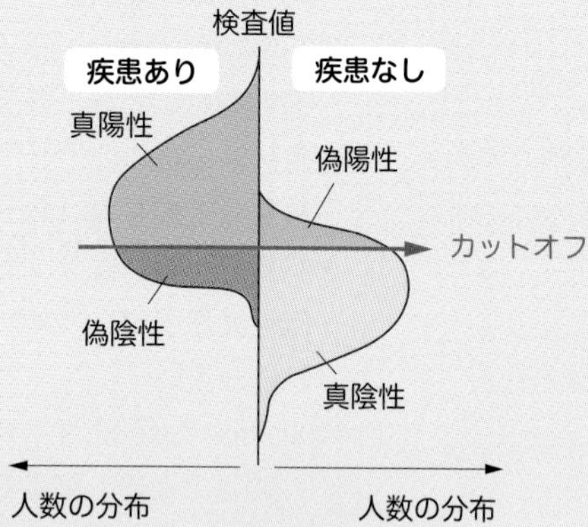

		疾患（○○病）		
		あり	なし	
検査	陽性	真陽性	偽陽性	→ 陽性予測値
	陰性	偽陰性	真陰性	→ 陰性予測値
		↓ 感度	↓ 特異度	

コラム 尤度比（Likelihood Ratio：LR）の定義

尤度（Likelihood）とは，尤（もっとも）らしさの度合という意味である．大雑把には，確率，可能性と同じようなものだと考えてよい．

尤度比は，2つのグループの尤度を比べたものである．陽性尤度比LR＋と陰性尤度比LR－の定義を図に示した．

まず2×2表を縦の列に沿って読み，次に横の行に沿って比をとると理解する．

陽性尤度比は，「疾患のある人はない人に比べて何倍くらい検査結果が陽性になりやすいか」

陰性尤度比は，「疾患のある人はない人に比べて何倍くらい検査結果が陰性になりやすいか」

を表している．

確率をオッズに変換し，オッズと尤度比を用いると検査後オッズが簡単なかけ算で求められる．

　オッズ＝確率／（1－確率）

　検査後オッズ＝検査前オッズ×尤度比

ここに挙げた定義は必ずしも覚える必要はない．むしろ，第1部-2図3の矢印の大きさのイメージをつかむ方が臨床現場で利用する際に有用である．

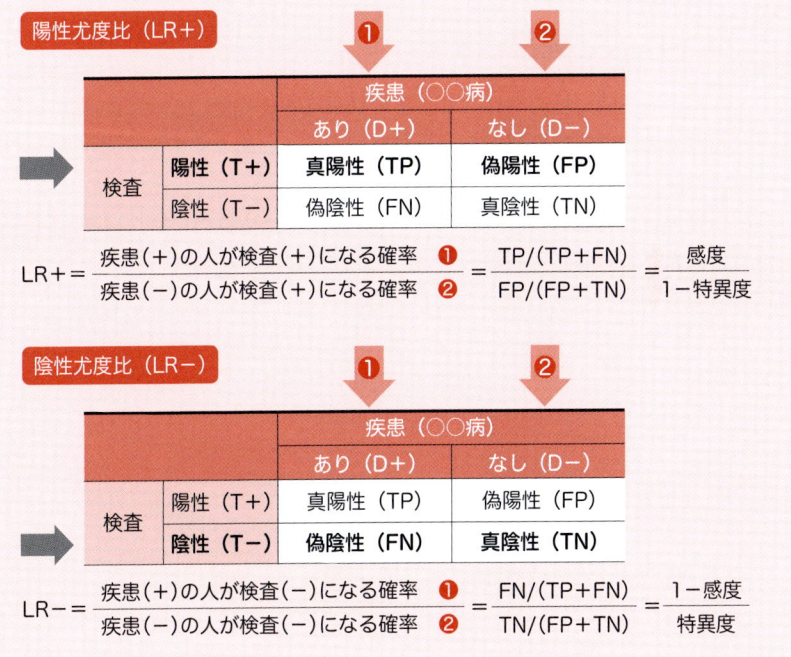

陽性尤度比（LR＋）

		❶	❷
		疾患（○○病）	
		あり（D＋）	なし（D－）
検査	**陽性（T＋）**	**真陽性（TP）**	**偽陽性（FP）**
	陰性（T－）	偽陰性（FN）	真陰性（TN）

$$LR+=\frac{\text{疾患(+)の人が検査(+)になる確率 ❶}}{\text{疾患(−)の人が検査(+)になる確率 ❷}}=\frac{TP/(TP+FN)}{FP/(FP+TN)}=\frac{\text{感度}}{1-\text{特異度}}$$

陰性尤度比（LR－）

		❶	❷
		疾患（○○病）	
		あり（D＋）	なし（D－）
検査	陽性（T＋）	真陽性（TP）	偽陽性（FP）
	陰性（T－）	**偽陰性（FN）**	**真陰性（TN）**

$$LR-=\frac{\text{疾患(+)の人が検査(−)になる確率 ❶}}{\text{疾患(−)の人が検査(−)になる確率 ❷}}=\frac{FN/(TP+FN)}{TN/(FP+TN)}=\frac{1-\text{感度}}{\text{特異度}}$$

3 検査結果の正常/異常の決め方

野口善令

正常/異常の決め方

❶ はずれ値を異常とする
❷ 診断したい疾患によって正常と異常の境界を変える

1 はずれ値を異常とする

健常者集団で検査を行うと，その結果はある程度ばらつくが大体一定の範囲に入る．この範囲からはみ出て，両端の極端な値をとる場合を異常とする．

検査値の分布が正規分布（ベル型）として，中央の95％（平均値±2標準偏差）から外れた両端の2.5％ずつを異常とする（図1）．

最も一般的な異常値の決め方であり，AST/ALTなど血液検査の正常値として記載されている値の大部分はこの方法で決定されている．いわば「健常者なら大体これくらいの範囲に収まりますよ」という値である．

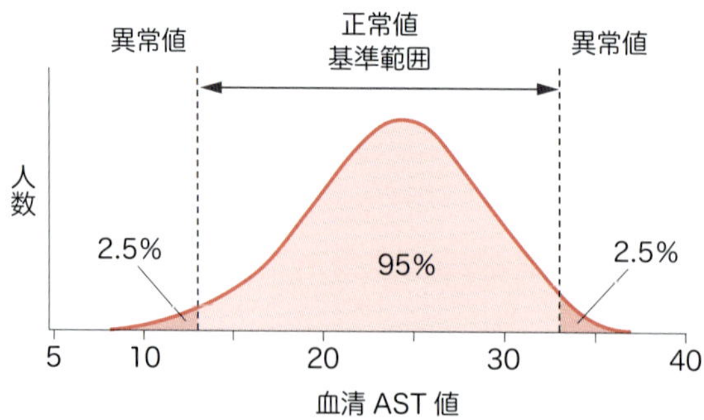

図1 はずれ値による異常値の決め方

病気の有無とは必ずしも関係ない決め方で，健常人でも５％は自動的に異常値と判定される．逆に，病気のある人でもこの範囲に入ってしまうこともある．

そのため，最近では，正常値といわず，基準値や基準範囲という呼び方をすることが多い．

2 診断したい疾患によって正常と異常の境界を変える

疑った病気があるかないかを判断するために，検査を用いて病気がある集団とない集団の２つのグループを区別するための境界を決める．

図２で，右側の山は健常者集団の血清T_4値，左側の山は甲状腺機能低下症患者集団のT_4値の分布を表している．甲状腺機能低下症の方がT_4値は低いが，両者には重なりがある．A～CはT_4値がそれを下回るときに陽性（異常），上回るときに陰性（正常）と判定する境界線である（この境界をカットオフ，閾値と呼ぶ）．

Aをカットオフとすると，健常者を甲状腺機能低下症と診断することはないが，甲状腺機能低下症であるのに正常と判定される見逃し（検査は陰性だが本当は疾患あり＝偽陰性）が多くなる．Cをカットオフにすると，逆に甲状腺機能低下症を見逃すことはなくなるが，健常者を甲状腺機能低下症と判定する過剰診断（検査が陽性だが本当は疾患なし＝偽陽性）が増

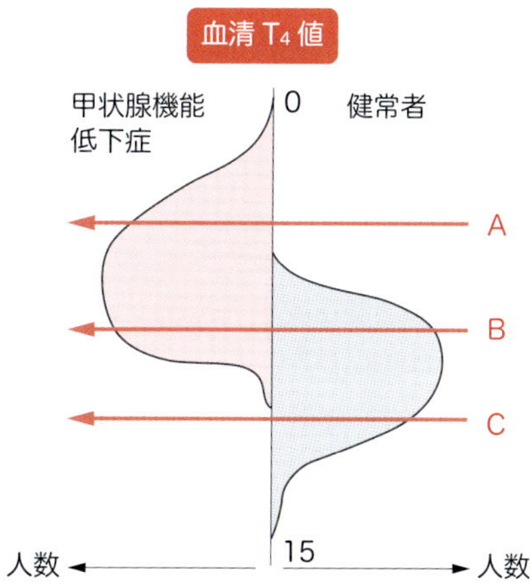

図２ 正常と異常の境界：カットオフ

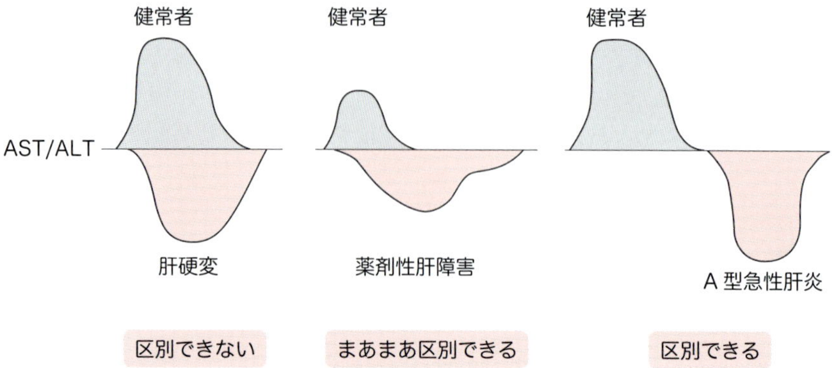

図 3 ● 検査の健常者と疾患を区別する性能

える．図2においてカットオフを下に動かすことは感度が増し特異度は低下することを意味し，疾患を検出する能力は強くなるが，偽陽性（過剰診断）も増える．カットオフを上に動かせば特異度は増すが感度が低下して疾患を検出する能力は弱くなって，偽陰性（見逃し）が増える．感度/特異度は両方を同時に良くすることはできず，一方が良くなるともう片方は悪くなる（トレードオフの関係）．

この決め方では，同じ検査でもどんな病気を何と区別したいのか，偽陽性（過剰診断）と偽陰性（見逃し）の兼ね合いをどれくらいにしたいのか，目的によって異常/正常の境界（カットオフ）を変える．偽陰性（見逃し）を少なくしたい場合は，特異度を犠牲にして感度を高めのカットオフを採用する．このカットオフでは偽陰性（見逃し）は少なくなるが，偽陽性が出やすくなる．逆に，治療の副作用が強い疾患を診断する場合など，偽陽性（読み過ぎ）の害が大きいと予想される場合は，特異度を高めのカットオフを採用する．この場合，偽陽性は少なくなるが犠牲として偽陰性が多くなる．

この図式で，検査の性能を表すと図3のようになる．区別する性能は，疾患ありと疾患なしがどれくらい重なるかで表される．重なりが少ないほど性能がよい．

AST/ALTを例にとると，

①肝硬変は健常者と重なりが大きいのでAST/ALTでは区別できない．

②薬剤性肝障害は健常者と重なる部分もあるが，重ならない部分も大き

いのでまあまあ区別できる.

③A型急性肝炎と健常者では重なる部分が少なく区別しやすい.

区別できない場合は,

①複数の検査の組合せによって性能を上げる.

②他の性能のよい検査を利用する.

という方法が考えられる. 例えば, 肝硬変の診断には,

・検査所見の組合せ（血清アルブミン低下, PT延長, 血小板減少）

・画像検査（肝表面の不整像, 脾腫, 腹水など）

が性能のよい検査である.

コラム

基準値の施設差

医療施設や検査会社によって使用する機器・試薬の違いがあり, 基準値に若干の差が生じる.

CBC, 電解質（Na, K, Cl), BUN, Cre, 血糖, ビリルビン, 血液ガスなどの基準値は比較的統一されており施設差があまりない.

4 よくある疑問に答える

野口善令

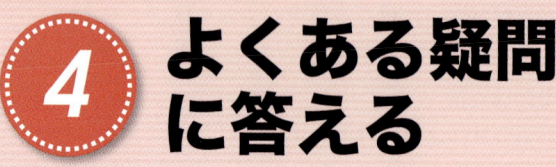

予想しなかった検査結果が出たときにどう判断するか，微妙な異常値をどう判断するかという疑問をよく聞く．これらの疑問に答えるために次の状況を考えてみよう．

30歳代の男性が骨折の手術目的で入院した．入院時のルーチン検査で，AST・ALTが84 IU/L・62 IU/Lと異常であった．
「この異常の原因は何か．」

この形の問を立ててしまうと，答えるのは非常に難しくなる．

このようなケースでは，健常人に起こりうるはずれ値，病的意義のない異常値，摂取物の影響による軽微な生理的異常などはっきりしない原因によるものが混在し，本当の原因はわからないというのがほとんどだからである（図）．

ではどうすればよいか．

1 見逃してはいけない疾患に絞って考える

発想を逆転させて，何を区別したいのかという視点から考えよう．

そのためには，鑑別診断を考えなければならない．ルーチン検査では，病気を疑って検査しているわけではないので，引っかかる異常はすべて予想しなかった結果である．そこでAST/ALT異常から出発して鑑別を考えることになる．しかし，上に述べたようにはっきりしない原因を含め，AST/ALT異常の原因疾患は膨大になるので，鑑別診断を網羅するのは，かなり大変な作業である．

解決策としては，見逃してはいけない重大な疾患（放置するとアウトカムが悪くなる）と手術の障害（合併症のリスクを高める）となる疾患だけを考えよう．

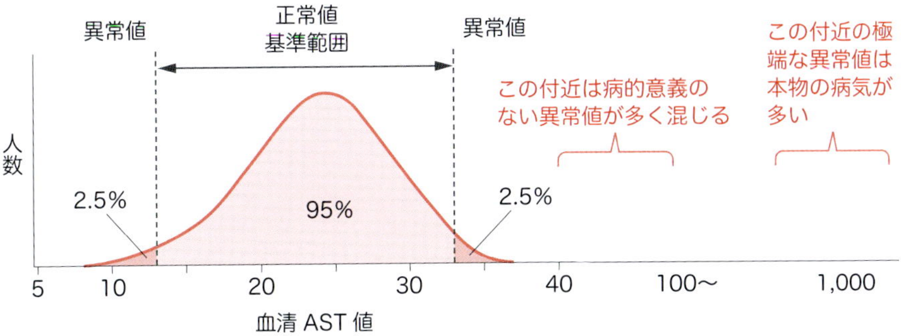

図 異常値の考え方

そうするとこのケースで考慮すべきなのは，肝硬変と慢性肝炎，薬剤性肝障害くらいだということがわかる．これらの疾患を除外診断するのには，飲酒歴，服薬歴，輸血歴を含む既往歴，HBs 抗原，HCV 抗体，血清アルブミン低下，PT 延長，血小板減少の有無をチェックすればよい．

2 無視できない異常値

なお，予想しなかった異常値のなかには，意味のある異常と捉えて無視してはいけないものがある．異常値に緊急性がある場合（パニック値），異常値から見逃してはいけない疾患が想定される場合，極端な異常値の場合（図），時間の経過ともに異常が進行性に増悪する場合などである．

point **無視してはいけない検査異常**
①緊急性がある異常値（パニック値）
②重大な疾患が想定される異常値
③極端な異常値
④時間の経過とともに増悪する異常値

基準範囲内だから正常，そこからはずれたら異常という素朴なとらえ方を卒業できると検査に振り回されず，検査が使いこなせるようになるだろう．

1 血液検査 赤血球

野口善令

1 基準値

	男性	女性
RBC（× 10^4/μL）	410〜530	380〜480
Hb（g/dL）	13〜17	12〜15
Ht（%）	40〜49	36〜45
MCV（fL）	80〜100	
MCH（pg）	27〜32	
MCHC（%）	32〜36	
Ret〔%（‰）〕	0.5〜2.0（5〜20）	

基準値は施設により異なる（第1部-3参照）

2 何を測定しているのか

- **RBC**（個/μLまたは/mm^3）：血液単位体積中の赤血球の個数（図1）
- **Hb**（g/dL）：血液単位体積中のヘモグロビン色素濃度（図1）
- **Ht**〔ヘマトクリット値（%）〕：血液単位体積中の赤血球体積（図1）
- **MCV**〔平均赤血球容積（fL）〕：赤血球1個あたりの容積の平均値
  MCV＝〔Ht（%）/ RBC（× 10^4/μL）〕× 1,000
- **MCH**〔平均赤血球色素量（pg）〕：赤血球1個あたりのヘモグロビン量の平均値
  MCH＝〔Hb（g/dL）/ RBC（× 10^4/μL）〕× 1,000
- **MCHC**〔平均赤血球血色素濃度（%）〕：個々の赤血球の容積に対する血色素量の比．低色素性，高色素性の程度を表す．
  MCHC＝〔Hb（g/dL）/ Ht（%）〕× 100
- **Ret**〔網赤血球数（%または‰）〕：赤血球数に対する網赤血球数の比．骨髄での赤血球産生の程度を表す．絶対数も算出して評価する．
  絶対数Ret（× 10^4/μL）＝RBC（× 10^4/μL）×〔Ret（%）/100〕

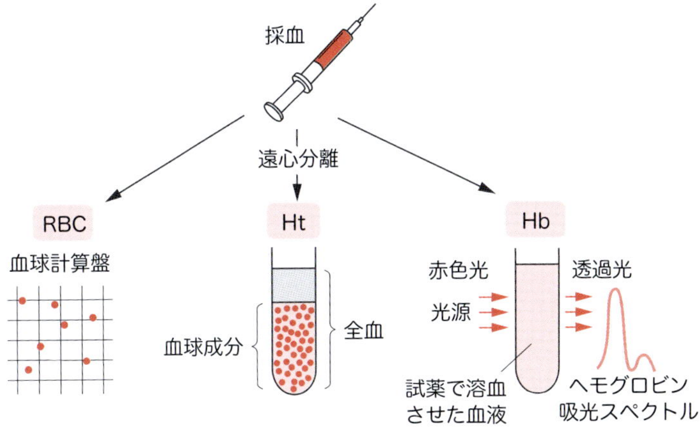

$$\text{RBC} = \frac{\text{赤血球数}}{1\ \mu\text{L の血液}}\ (\text{個}) \qquad \text{Ht} = \frac{\text{赤血球体積}}{\text{全血体積}}\ (\%) \qquad \text{Hb} = \frac{\text{Hb (g)}}{1\ \text{dLの血液}}$$

図1 赤血球成分の測定原理

3 どのようなときに行われるか

貧血・多血症の有無と種類（型）の評価，骨髄機能の評価.

4 異常値に対する代表的な鑑別疾患

病態	頻度
赤血球減少（貧血）	多い
赤血球増多（多血症）	少ない

1 病態生理からわかる鑑別疾患

- 赤血球の分化は骨髄で行われる．赤芽球までの段階は核を有するが，赤芽球が脱核して無核の網赤血球となる（図2）．
- 網赤血球が多い（Ret↑）ことは，骨髄での赤血球産生が盛んなことを意味する．

1）貧血

- 貧血のメカニズムは，①産生低下（骨髄），②破壊亢進（溶血），③出血，に分類される．

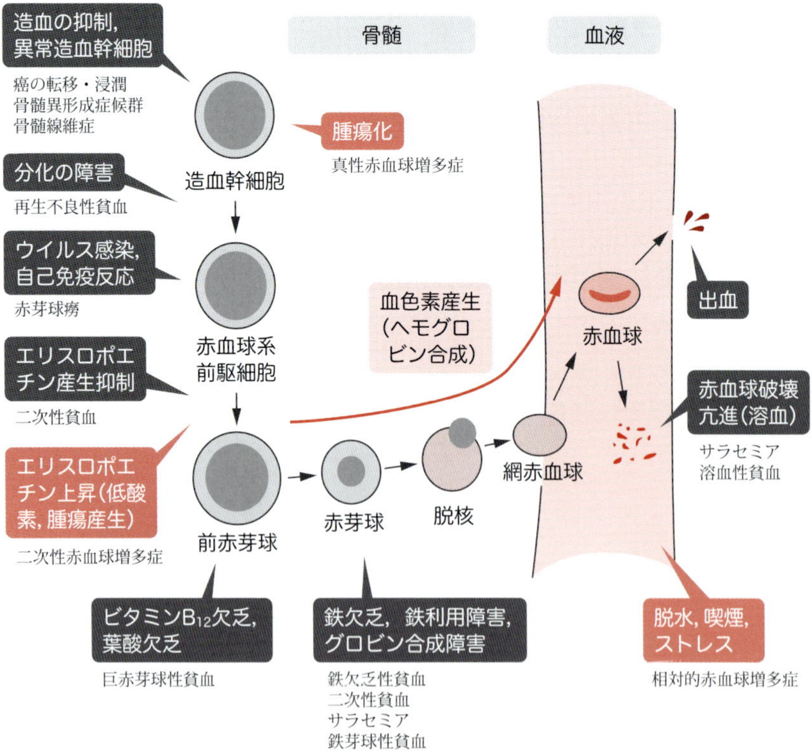

図2 赤血球の正常形成と病態
■貧血（赤血球減少），■多血症（赤血球増加）

〈代表的な疾患，覚えておきたい疾患〉

● 鉄欠乏性貧血

- 鉄欠乏により，血色素産生ができなくなる．
- 鉄欠乏の原因は，慢性出血による鉄分喪失（消化管出血，月経過多），鉄分摂取・吸収不足（偏食，ダイエット，胃切後）に大別される．
- 末梢血で，小球性貧血，網赤血球減少がみられる．
- 血清フェリチン低下，血清鉄低下，TIBC/UIBC上昇がみられる（memo参照）．

● 二次性貧血

- 血液疾患以外の基礎疾患が原因で起こる貧血．

memo

鉄欠乏/過剰状態の評価

● フェリチン：貯蔵鉄と結合する蛋白質．貯蔵鉄の量を反映

男　貯蔵鉄↓ ｜ 基準範囲 ｜ 貯蔵鉄↑
10 ng/mL　250 ng/mL

女　貯蔵鉄↓ ｜ 基準範囲 ｜ 貯蔵鉄↑
5 ng/mL　80 ng/mL

● TIBC（総鉄結合能）：血清中のトランスフェリンが結合できる鉄の量

低下 ｜ 基準範囲 ｜ 上昇
200 μg/dL　400 μg/dL

● 血清鉄：トランスフェリンに結合している鉄の量

低下 ｜ 基準範囲 ｜ 上昇
50 μg/dL　180 μg/dL

● UIBC（不飽和鉄結合能）：未結合のトランスフェリン（不飽和部分）と結合しうる鉄の量．正常ではトランスフェリンの約1/3が鉄と結合し残りは未結合で存在する

● TIBC＝血清鉄＋UIBC

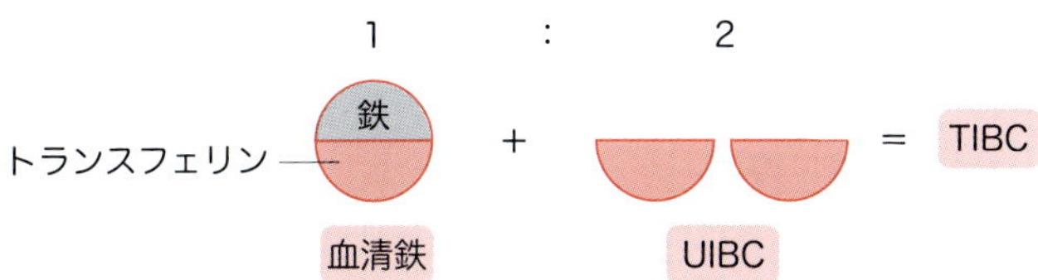

▶慢性感染症，膠原病などの慢性炎症，悪性腫瘍による二次性貧血は，赤血球造血の抑制，鉄の利用障害，エリスロポエチン産生抑制など複数の要因による．

▶腎性貧血は，エリスロポエチン産生抑制が主因となる．

サラセミア

▶ヘモグロビンを構成するグロビン蛋白の合成障害による遺伝性疾患．

▶合成障害には，α鎖（αサラセミア），β鎖（βサラセミア）がある．β鎖の軽症型サラセミアは日本人にも稀ではない．

▶異常ヘモグロビンを含む赤血球は不安定で脾などで食細胞に貪食されやすくなるため，血管外溶血性貧血をきたす．

▶末梢血で，小球性低色素性貧血（溶血性貧血の例外），標的赤血球，赤芽球がみられる．

▶骨髄では，赤血球系細胞の過形成がみられる．

鉄芽球性貧血

▶鉄の利用障害により血色素産生ができなくなる．

▶原発性（骨髄異形成症候群の一型），続発性（クロラムフェニコール，鉛中毒，慢性アルコール中毒など）がある．

▶末梢血で，正球性貧血と小球性貧血がみられる．

▶フェリチン上昇，血清鉄上昇，TIBC低下がみられる（memo参照）．

▶骨髄では，環状鉄芽球が増加する．

再生不良性貧血

▶造血幹細胞の異常により，すべての血球細胞の分化が障害される．

▶末梢血で，汎血球減少（正～大球性貧血，網赤血球減少，好中球減少，血小板減少）がみられる．

▶骨髄は，低形成で有核細胞数の減少がみられる．

赤芽球癆

▶赤血球系前駆細胞や赤芽球の障害により貧血をきたす．

▶末梢血で網赤血球減少，骨髄で赤芽球減少がみられる．

▶急性型は，赤血球系前駆細胞に感染するヒトパルボウイルスB19感染症が代表．

▶慢性型は，胸腺腫に合併する自己免疫性が多い．

癌の骨髄転移・浸潤

▶骨髄が癌細胞で占拠され，正常造血が抑制される．

▶末梢血で，1系統以上の血球減少がみられることが多い．

▶骨髄には，癌細胞がみられる．
▶骨髄に転移した細胞がサイトカインを産生する場合には，血球増加がみられることがある．

骨髄異形成症候群（myelodysplastic syndromes：MDS）

▶骨髄に異常造血幹細胞が生じクローン性に増殖する疾患．
▶異常幹細胞が増殖する結果，正常の造血が抑制される．また，異常クローンから造られる異常血球細胞は末梢血に放出される前に分解され，無効造血となる（血球減少）．
▶異常幹細胞の遺伝子は不安定で急性骨髄性白血病に移行しやすい（前白血病状態）．
▶貧血症状，易感染性，出血症状がみられる．
▶末梢血は，大球性貧血，2系統以上の血球減少．多くは血小板は減少するが，時に増加する場合もある．
▶骨髄は，正～過形成で，血球異形成を示す．

巨赤芽球性貧血

▶ビタミンB_{12}欠乏，葉酸欠乏により，前赤芽球のDNA合成が障害され，正常な赤芽球が産生されず異常な巨赤芽球が産生される．
▶末梢血で，大球性貧血，白血球減少，血小板減少，網赤血球減少，過分葉好中球，LDH・間接ビリルビン上昇，ハプトグロビン低下，がみられる．
▶骨髄は，巨赤芽球が出現する．
▶血清ビタミンB_{12}値低下，または葉酸値低下がみられる．
▶ビタミンB_{12}欠乏による巨赤芽球性貧血では，神経症状（しびれ，深部知覚障害）がみられることがある．
▶悪性貧血は，自己免疫によるビタミンB_{12}吸収障害が原因で，抗壁細胞抗体，抗内因子抗体陽性，萎縮性胃炎がみられる．

溶血性貧血

▶赤血球の破壊亢進（溶血）により貧血をきたした病態．さまざまな原因により起こる．
▶血管内溶血：赤血球破砕症候群，発作性夜間ヘモグロビン尿症など．
▶血管外（脾，肝，骨髄など網内系の貧食細胞内）溶血：遺伝性球状赤血球症，自己免疫性溶血性貧血，サラセミアなど．
▶末梢血で，正球性貧血（原因により例外あり），網赤血球増加がみられる．
▶AST，LDH上昇，間接ビリルビン上昇，ハプトグロビン低下がみられる．

- 骨髄で，赤芽球系細胞の過形成がみられる．

● **骨髄線維症**

- 骨髄の線維芽細胞が増殖し骨髄の広範な線維化をきたす．
- 慢性特発性骨髄線維症は，慢性骨髄増殖性疾患の一つで異常クローンから分泌されたサイトカインにより線維芽細胞が増殖する．
- 続発性骨髄線維症は，腫瘍，感染症など他疾患に伴う．
- 貧血，巨大脾臓，肝腫大がみられる．
- 末梢血で，涙滴赤血球，幼若白血球，赤芽球がみられる．
- 骨髄には，骨髄線維化，巨核球増加，骨硬化がみられる．

2）赤血球増加

- 赤血球増加のメカニズムとして，①赤血球成分の増加（真の赤血球増加），②血漿成分の減少（見かけ上の赤血球増加），がある．

1 真性赤血球増多症（図3）

- 血球成分の腫瘍性増殖により，循環赤血球量が増加．

2 二次性赤血球増多症（図3）

- エリスロポエチンの上昇により，血球成分，循環赤血球量が増加．
- 低酸素血症，エリスロポエチン産生腫瘍（腎癌，肝細胞癌など）によりエリスロポエチン上昇．

3 相対的赤血球増多症（図3）

- 血球成分は正常だが，血漿成分が減少するため相対的に循環赤血球量が増加．
- 脱水，ストレス，喫煙（smoker's polycythemia）など．

1と2は循環赤血球量の増加を伴う絶対的赤血球増多症である．

コラム　溶血の検査所見

溶血でみられる検査所見	メカニズム
AST，LDH上昇	赤血球内に含まれる成分の逸脱
ハプトグロビン低下	消費（ヘモグロビンは血中のハプトグロビンと結合して処理される）
間接ビリルビン上昇	ヘモグロビンの分解産物の増加

〈代表的な疾患，覚えておきたい疾患〉

● 慢性骨髄増殖性疾患

▸ 骨髄の造血幹細胞がクローン性に増殖する疾患群で，主に増殖する細胞により７つに分類されるが相互の区別は難しいことがある（第２部-２の表「WHO分類」参照）.

● 真性赤血球増多症

▸ 上記慢性骨髄増殖性疾患の１つ.
▸ 赤芽球系の細胞がクローン性に増殖する.
▸ 末梢血で，赤血球著増，白血球，血小板の増加を示す.
▸ エリスロポエチンは低下または正常を示す.
▸ 骨髄は，過形成で赤芽球著増，骨髄球，巨核球増加を示す.

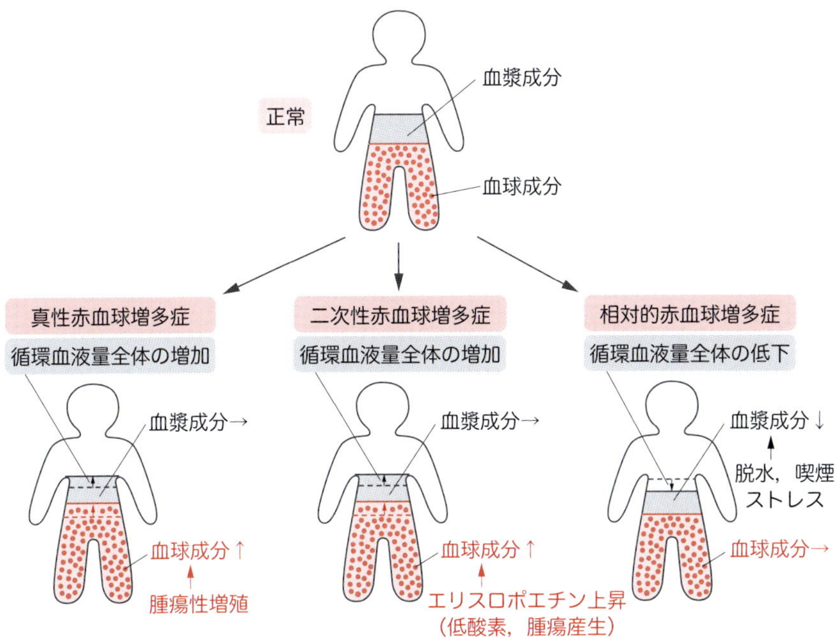

図３ ● 赤血球増多症のメカニズム

2 実践での使いこなしポイント

1）貧血へのアプローチ

定義　男：Hb＜12 g/dL，女：Hb＜11 g/dL

1 汎血球減少をチェック

▸白血球，血小板の減少あり ⇒ 骨髄での産生低下の疑い
⇒ 血液内科へコンサルト．

▸白血球，血小板の減少なし ⇒ 「2 MCVをチェック」へ．

2 MCVをチェック

MCV　＜80 fL　⇒　**2）小球性貧血へのアプローチ**　へ
MCV　80〜100 fL　⇒　**3）正球性貧血へのアプローチ**　へ
MCV　＞100 fL　⇒　**4）大球性貧血へのアプローチ**　へ

2）小球性貧血へのアプローチ

下記鑑別診断が考えられる．図4のフローチャートにより診断する．

小球性貧血の鑑別診断	頻度
鉄欠乏性貧血	多い
二次性貧血（慢性感染症，炎症性疾患，悪性腫瘍などに伴う貧血，肝疾患，甲状腺機能低下症に伴う貧血，腎性貧血）*	多い
サラセミア	少ない
鉄芽球性貧血	稀

＊二次性貧血は正球性貧血にもなりうる

point **鉄欠乏性貧血と二次性貧血が大部分を占める（鉄欠乏性貧血＞二次性貧血）．**

▸鉄欠乏性貧血と診断したら，必ず鉄欠乏の原因を検索する．

月経過多　⇒　月経時に凝血塊が出るか
消化管出血　⇒　便潜血
食生活　⇒　偏食，ダイエット

▸鉄剤を投与しても貧血が改善しない．
⇒　鉄欠乏以外の原因は？ 血液内科へコンサルト．

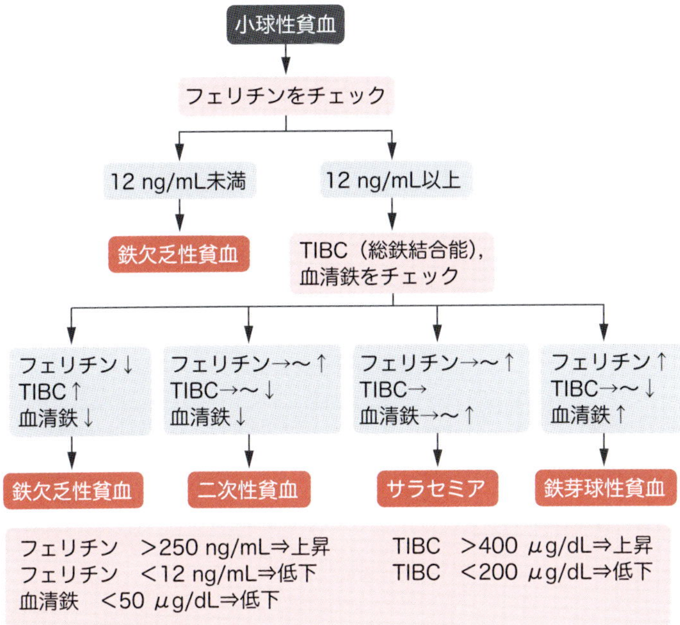

図4 小球性貧血へのアプローチ

3）正球性貧血へのアプローチ

下記鑑別診断が考えられる．図5のフローチャートにより診断する．

正球性貧血の鑑別診断	頻度
急性出血	中程度
溶血性貧血	少ない
骨髄低形成（再生不良性貧血，赤芽球癆）	少ない
二次性貧血（慢性感染症，炎症性疾患，悪性腫瘍などに伴う貧血，肝疾患，甲状腺機能低下症に伴う貧血，腎性貧血）*	多い
骨髄浸潤疾患（白血病，悪性リンパ腫，癌の骨髄浸潤）	少ない
骨髄異形成症候群（MDS）	中程度

＊二次性貧血は小球性貧血にもなりうる

- これらの鑑別診断のなかで緊急性が高いのは急性出血と溶血性貧血である．急性出血を除外したら，次に網赤血球をチェックして溶血性貧血を除外する．

point **正球性貧血には緊急性が高い急性出血，溶血性貧血が含まれるので要注意．**

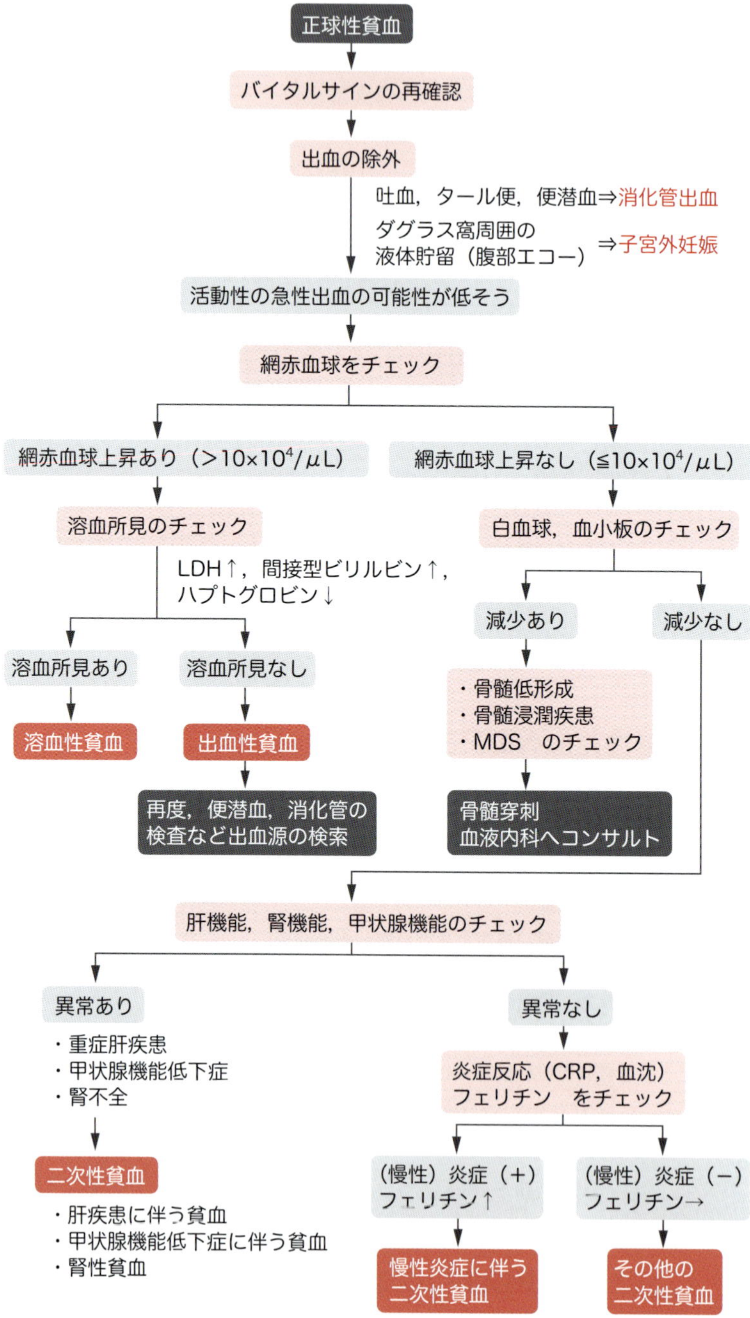

図5 正球性貧血へのアプローチ

4）大球性貧血へのアプローチ

下記鑑別診断が考えられる．図6のフローチャートにより診断する．

大球性貧血の鑑別診断	頻度
巨赤芽球性貧血〔ビタミンB_{12}欠乏（悪性貧血，胃切除後），葉酸欠乏，代謝拮抗薬〕	少ない
アルコール性，肝疾患，甲状腺機能低下症	中程度
網赤血球の増加（急性出血，溶血性貧血の回復期）	稀
骨髄異形成症候群（MDS）	中程度

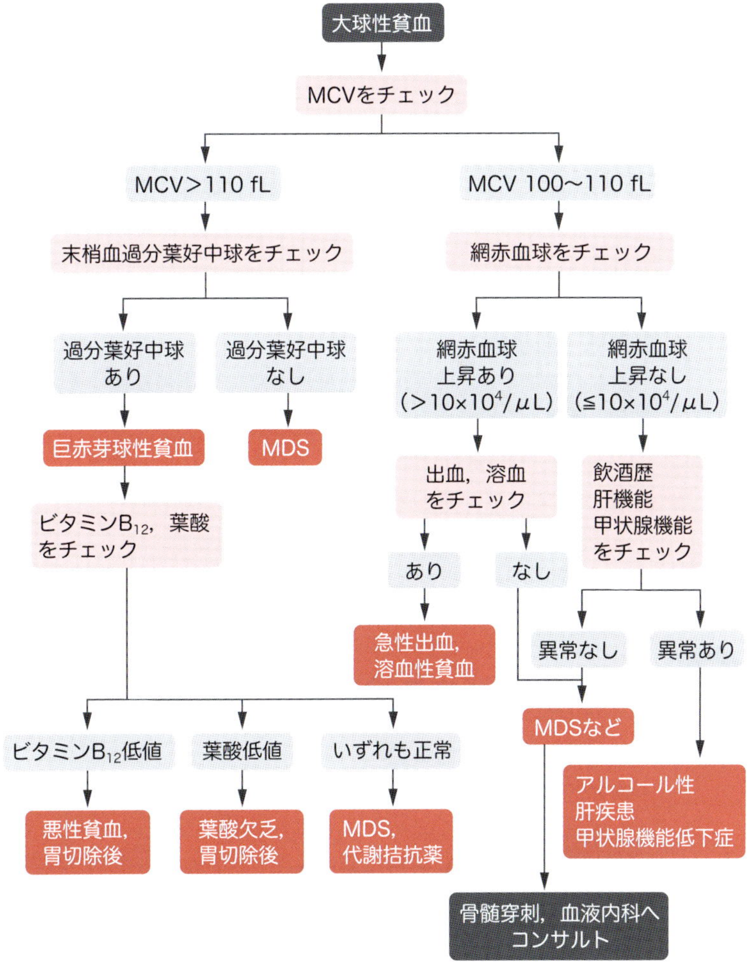

図6 ● 大球性貧血へのアプローチ

5）赤血球増多症（多血症）へのアプローチ

定義　Ht高値が２カ月以上持続.
　　　男性 Ht 52％以上，女性 Ht 48％以上.

赤血球増多症の鑑別診断	頻度
真性赤血球増多症	稀
二次性赤血球増多症	稀
相対的赤血球増多症	多い

- **病歴をチェック**
  - 脱水があれば相対的赤血球増多症の可能性が高くなる.
  - 相対的赤血球増多症のリスクファクターはあるか（喫煙，肥満，高血圧など）.
  - 低酸素血症をきたす基礎疾患があれば二次性赤血球増多症の可能性が高くなる（COPD，先天性心疾患など）.
- **脾腫をチェック**
  - 脾腫があれば真性赤血球増多症の可能性が高くなる.
- **白血球，血小板をチェック**
  - 両者の増加があれば真性赤血球増多症の可能性が高くなる.
- **SpO_2をチェック**
  - 92％以下であれば低酸素血症をきたす基礎疾患を検索.
- **血清エリスロポエチンをチェック**
  - 極端な低値 ⇒ 真性赤血球増多症の可能性が高くなる.
  - 極端な高値 ⇒ 二次性赤血球増多症の可能性が高くなる.

3 鑑別疾患に対する検査特性

- **一般外来での小球性貧血**
  - 鉄欠乏性貧血の検査前確率（頻度）が圧倒的に高く，次が二次性貧血である.
- **血清フェリチン値と鉄欠乏性貧血**
  - フェリチン低値（＜12 ng/mL）は鉄欠乏性貧血への特異度が非常に高い.

▸小球性貧血でフェリチン低値であればほぼ鉄欠乏性貧血としてよい.

MCVと巨赤芽球性貧血

▸MCV高値（120以上）は巨赤芽球性貧血（ビタミンB_{12}欠乏）への特異度が非常に高い.

LDHと溶血性貧血

▸LDHは溶血性貧血に対する感度が高い. LDHが正常範囲であれば溶血性貧血はほぼ除外できる.

ハプトグロビンと溶血性貧血

▸ハプトグロビン低値（＜25 mg/dL）は溶血性貧血への特異度が高い.

▸正球性貧血でハプトグロビン低値であれば溶血性貧血を強く疑う.

一般外来での赤血球増多症

▸相対的赤血球増多症（特にsmoker's polycythemia）が圧倒的に多い.

ヘマトクリットと絶対的赤血球増多症

▸Htが極端な高値（男性60％, 女性55％以上）であれば, 絶対的赤血球増多症（真性もしくは二次性）の検査前確率（頻度）が高い.

血清エリスロポエチンと赤血球増多症

▸赤血球増加のある患者で, 血清エリスロポエチン低値（基準範囲：2.9～15.1 mIU/mL未満）は強く真性赤血球増多症を示唆するが, 確定的ではない（感度64％　特異度92％）[1].

参考文献

1）Messinezy M, et al：Serum erythropoietin values in erythrocytoses and in primary thrombocyrhaemia. Br J Haematol, 117：47-53, 2002
2）「ぷらなび血液疾患診療ナビ」（宮崎 仁／編）, 南山堂, 2010
3）「誰も教えてくれなかった血算の読み方・考え方」（岡田 定／著）, 医学書院, 2011
4）「臨床検査ガイド 2013～2014」（Medical Practice編集委員会／編）, 文光堂, 2013
5）「症状の基礎からわかる病態生理, 第2版」（松尾 理／監訳）, メディカル・サイエンス・インターナショナル, 2011

2 血液検査 白血球

野口善令

1 基準値

WBC（/μL）		4,000～8,000
白血球分画	Neut（%）	30～70
	Eos（%）	0～5
	Baso（%）	0～2
	Lymph（%）	20～50
	Mono（%）	3～10

基準値は施設により異なる（第1部-3参照）

2 何を測定しているのか

- WBC（個/mm^{3}またはμL）：血液単位体積中の白血球の個数.
  血球計算板で計数する．臨床現場では，ほとんど自動血球計数器が使用される．自動血球計数器による計測では，桿状核球と分葉核球を区別できない.
- **白血球分画**：白血球数全体に占める5種類の白血球〔**好中球（Neut）**，**好酸球（Eos）**，**好塩基球（Baso）**，**リンパ球（Lymph）**，**単球（Mono）**〕の割合．白血球数に分画の%をかけると分画の絶対数が得られる.

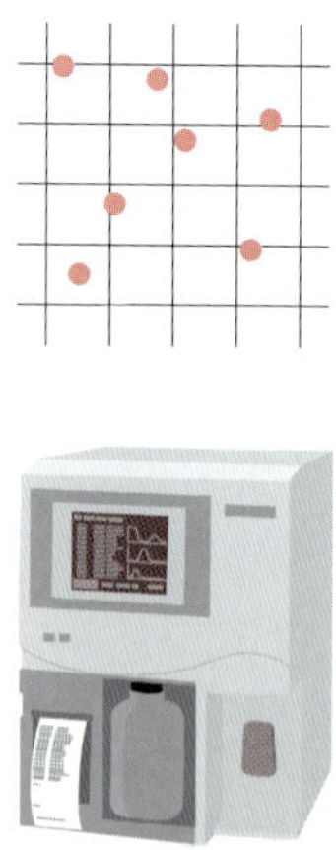

図1　血球計算板（上）と自動血球計数器（下）

3 どのようなときに行われるか

感染，急性炎症，骨髄機能の評価，血液疾患の診断.

4 異常値に対する代表的な鑑別疾患

病態	頻度
白血球（好中球）増加	多い
白血球（好中球）減少	中程度
好酸球増加	中程度
リンパ球増加	少ない
好塩基球増加	稀
単球増加	少ない
異型リンパ球出現	多い
幼若白血球出現	多い
芽球出現	稀

1 病態生理からわかる鑑別疾患

白血球増加と減少

- 白血球数のなかで6～7割程度は好中球が占めているので，好中球数の増減が全白血球数に最も影響しやすい．他の分画では，リンパ球の増減，好酸球の増加が全白血球数に影響することがある．

1）好中球

好中球の一生（図3）

- 骨髄で幹細胞から分化，産生
  - ⇒ 骨髄プールに貯留
  - ⇒ 辺縁プールに貯留（血管壁，脾臓，肝臓など）
  - ⇒ 循環プール（末梢血中を血流にのって移動）
- 循環プール内での好中球の寿命は1日以内で，最終的に脾臓で補足される．
- 循環プール内の好中球のみが血液中の好中球数としてカウントされる．

異物と好中球（図3）

- 異物（細菌など病原体，壊死組織）による感染，炎症

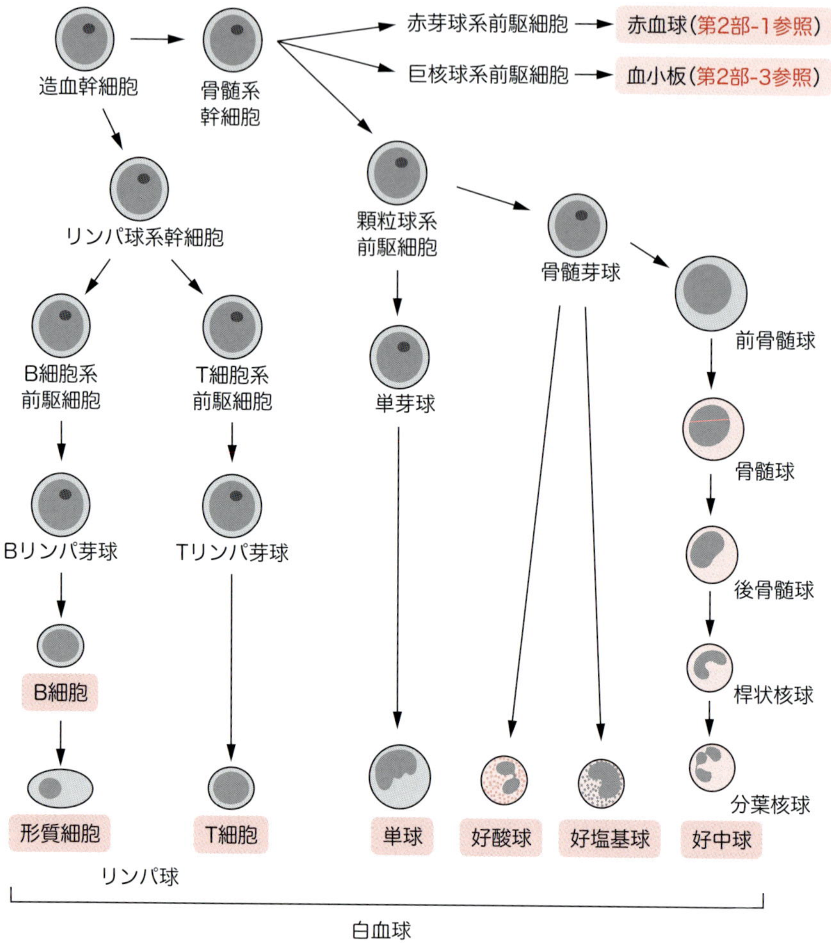

図2 白血球の分化過程

⇒ 炎症性サイトカインの産生

⇒ 最初に，循環プールの好中球が血管外（組織）へ遊走し異物を貪食

⇒ 次に，辺縁プールの好中球が循環プールに動員，血管外へも遊走する

⇒ さらに，骨髄プールの好中球からも循環プールへ動員がなされる

- 血管外で貪食した好中球は死滅し膿となる．
- 貪食しなくても組織内へ遊走した好中球の寿命は数日程度．

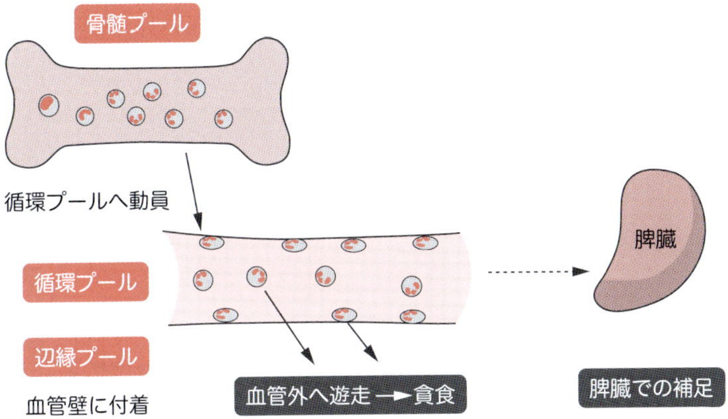

図3 好中球の貯留と動員

● **好中球核の左方移動**

- 末梢血に桿状核球が増えた状態．
- 血液中に移行したばかりの幼若好中球は桿状核球で，成熟とともに核が分葉して分葉核球になる．
- 感染症，炎症などにより，骨髄プールから末梢血（循環プール）への動員が起こると末梢血中の幼若好中球が増加する．つまり，桿状核球の分葉核球数に対する比率が増えるが，これを好中球核の左方移動と呼ぶ．

● **好中球減少のメカニズム**（図4）

- 骨髄での産生低下
  ⇒ 重症感染症，薬剤性，血液疾患，ビタミンB_{12}・葉酸欠乏
- 末梢での破壊，利用亢進
  ⇒ 全身性エリテマトーデス（SLE）
- 脾臓での捕捉亢進
  ⇒ Felty症候群，肝硬変，Banti症候群

● **好中球増加のメカニズム**（図4）

- 骨髄での好中球産生の病的亢進（クローン性増殖）
  ⇒ 慢性骨髄性白血病など
- 骨髄プール・辺縁プールから循環プール（末梢血）への移動
  ＋骨髄での産生の反応的亢進
  ⇒ 感染症，炎症，溶血性貧血など
- 辺縁プールから循環プール（末梢血）への移動

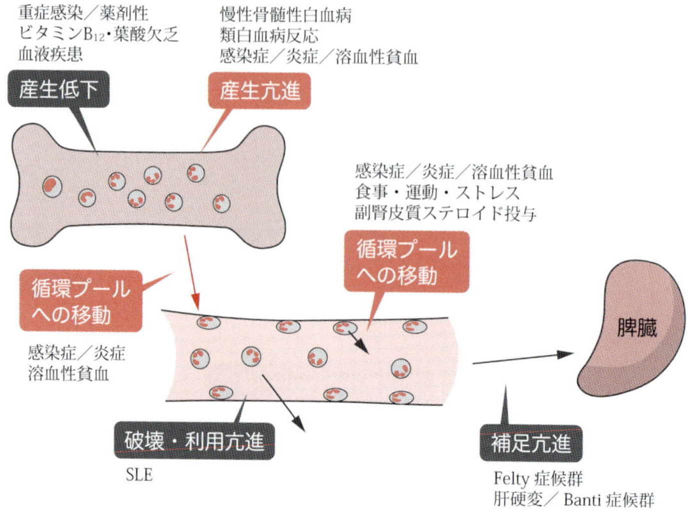

図4 好中球減少・増加のメカニズム
■好中球減少，■好中球増加

⇒ 食事，運動，ストレス，副腎皮質ステロイド投与など

〈代表的な疾患，覚えておきたい疾患〉

● 発熱性好中球減少症

▶ 定義

①1回の腋窩温が37.5℃以上

②好中球数が500/μL未満，または1,000/μL未満で近日中に500/μL未満に減少する可能性がある

▶ 内科的緊急症のひとつ．

▶ 好中球数が500/μL未満は，無顆粒球症とも呼ばれる．

▶ 好中球減少の原因には，感染症，薬剤，骨髄障害（腫瘍浸潤，抗癌剤），放射線，自己免疫などがあるが，特定できないことが多い．

▶ 好中球減少の原因にかかわらず重症感染症があるとして対処しなければならない．

▶ 疑わしい原因薬物（表）はすみやかに中止．

▶ 血液培養採取後，速やかに広域抗菌薬を開始．

● 薬剤性無顆粒球症

▶ 抗甲状腺薬，サラゾスルファピリジン，チクロピジンなどが代表的な原

表 好中球減少を起こしやすい薬物

分類	薬物
抗甲状腺薬	チアマゾール，プロピルチオウラシル
H2ブロッカー	シメチジン，ファモチジン
抗血小板薬	チクロピジン
プロトンポンプ阻害薬	ランソプラゾール，オメプラゾール
抗けいれん薬	カルバマゼピン，フェニトイン
抗菌薬	サルファ剤，メロペネム，テイコプラニン，レボフロキサシン
抗腫瘍薬	イリノテカン，カルボプラチン，ドセタキセル，シスプラチン，フルオロウラシル，イマチニブ，アムルビシン，エトポシド，メトトレキサート
その他	アロプリノール，サラゾスルファピリジン，インターフェロン，エダラボン，リトドリン，アプリンジン

「重篤副作用疾患別対応マニュアル」無顆粒球症．平成19年6月，厚生労働省より

因薬物．

- 突然の高熱，咽頭痛をきたす．
- 末梢血で，好中球著減（500/μL未満），赤血球，血小板は正常．
- 骨髄で，骨髄球系細胞の減少．

薬剤性好中球減少症

- 好中球減少は，感染に対するリスクにより，軽症1,000～1,500/μL，中等症500～1,000/μL，重症500/μL未満に分類される．重症は無顆粒球症とも呼ばれる．
- 軽症～中等症の好中球減少はNSAIDsなど非常に多くの薬物でみられる．

SLE

- 白血球，赤血球，血小板，リンパ球のいずれかの系統の減少，またはいくつかの組み合わせで減少を認めることがある．

Felty症候群

- 関節リウマチ＋脾腫＋白血球減少を3徴とする関節リウマチの亜型．

急性白血病

- 造血幹細胞の遺伝子異常により分化能を失った芽球が単クローン性に増殖する疾患．
- 末梢血は，芽球（白血病細胞）が出現し，正常血球は減少する（汎血球減少）．また正常な成熟血球と芽球のみで中間段階の血球はみられなくなる（白血病裂孔）．
- 骨髄は，大部分が芽球で占められる．

慢性骨髄増殖性疾患

- 骨髄の造血幹細胞がクローン性に増殖する疾患群で，主に増殖する細胞により７つに分類されるが相互の区別は難しいことがある．

慢性骨髄増殖性疾患のWHO分類

疾患	主に増殖する細胞
慢性骨髄性白血病	顆粒球
真性赤血球増多症	赤血球
本態性血小板血症	血小板
慢性特発性骨髄線維症	線維芽細胞
慢性好中球性白血病	好中球
慢性好酸球性白血病	好酸球

癌の骨髄転移・浸潤

- 詳しくは第２部-１参照.

類白血病反応

- 急性白血病，慢性骨髄増殖性疾患などのクローン性血球増殖以外の原因によって白血球が著増した病態.
- 単一の原因ではなく，癌の骨髄転移・浸潤，重症感染症，粟粒結核などでみられる.
- 末梢血で，好中球著増（50,000/μL以上），幼弱白血球がみられる.

2）好酸球

〈代表的な疾患，覚えておきたい疾患〉

好酸球性血管浮腫

- 以下の臨床像を呈する.
  ①若年女性に好発
  ②四肢末梢の浮腫
  ③蕁麻疹
  ④末梢血で著明な好酸球増加（しばしば5,000/μL以上）
  ⑤皮膚組織への好酸球浸潤を認めない（臓器障害の所見はない）
  ⑥予後良好で１～２カ月で自然寛解することが多い
  ⑦寛解しない場合は，少量のステロイドが有効

特発性好酸球増加症候群 (idiopathic hypereosinophilic syndrome：HES)

▸原因は不明である．以下の診断基準が提唱されている．

①6カ月以上持続する1,500/μL以上の好酸球増加

②寄生虫やアレルギー性疾患など好酸球増加をきたす明らかな原因を認めない

③臓器障害に基づく徴候を認める

▸チロシンキナーゼFIP1L1の異常がある好酸球増多は骨髄増殖性症候群（造血細胞のクローン性増殖）のカテゴリーに含まれると考えられ，治療法が異なるので鑑別する必要がある．

Churg-Strauss症候群

▸アレルギー性肉芽腫性血管炎とも呼ばれる．以下の臨床像を呈する．

①気管支喘息の既往

②血管炎症状（発熱，多発単神経炎，しびれ，筋力低下，筋痛，紫斑）

③血中の好酸球の増加（800/μL以上）

④CRP上昇/血沈亢進，血小板増加，IgE高値，抗MPO抗体（p-ANCA），肺野の浸潤影

好酸球性胃腸炎

▸アレルギー性疾患のカテゴリーに含まれる病態と考えられる．食道に起こる場合もある．以下の臨床像を呈する．

①消化管症状（腹痛，下痢，嘔吐など）

②胃，小腸，大腸の生検で粘膜内に20/HPF（強拡大1視野）以上の好酸球が存在する

③腹水が存在する場合，腹水中に多数の好酸球が存在する

④末梢血での好酸球増加

⑤CTでは，胃，腸管壁の肥厚

⑥内視鏡検査では，胃，小腸，大腸に浮腫，発赤，びらん

⑦喘息などのアレルギー疾患の既往

⑧ステロイドが有効

2 実践での使いこなしポイント

1）白血球（好中球）減少へのアプローチ

定義　白血球減少：白血球数　3,000/μL以下
　　　好中球減少：好中球数　1,500/μL以下

好中球減少の鑑別診断

カテゴリー	原因疾患	頻度
感染症	ウイルス感染症，重症感染症（敗血症など），結核	多い
薬剤	薬剤性無顆粒球症，抗腫瘍剤による骨髄抑制	多い
自己免疫疾患	SLE，Felty症候群	少ない
血液疾患	鉄欠乏性貧血，再生不良性貧血，骨髄異形成症候群，急性白血病，巨赤芽球急性貧血	少ない
脾機能亢進	肝硬変，Banti症候群	多い
栄養障害	ビタミンB_{12}・葉酸欠乏，栄養不良	少ない

- 図5のフローチャートによって診断する．
- 発熱＋白血球減少＋血小板減少
  この組み合わせでコモンなのはウイルス感染症．
- ヒトパルボウイルスB19感染症が代表だが，その他の特定できないウイルス感染症でもよくみられる．
- 重症細菌感染症（敗血症など）でもみられるので注意．
- 発熱＋白血球減少＋血小板減少＋全身状態がよくない，またはSIRS
  ⇒ 重症細菌感染症として対処．

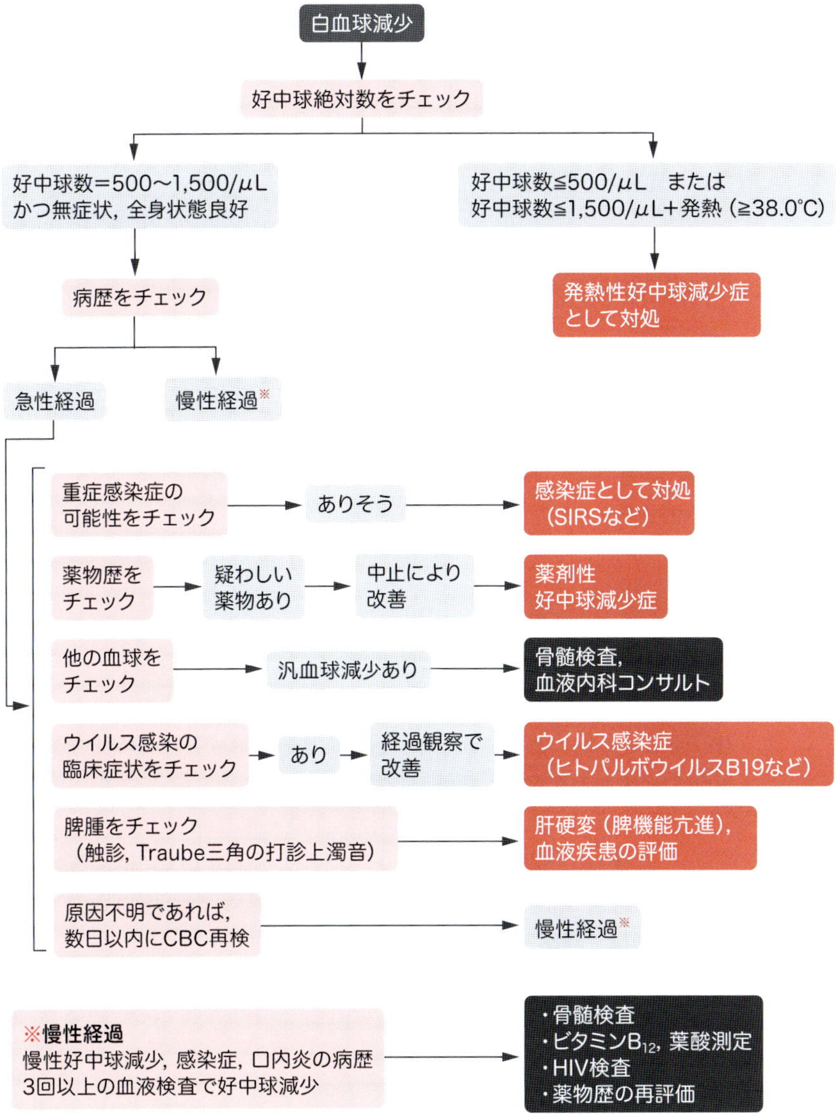
白血球減少
好中球絶対数をチェック
好中球数＝500～1,500/μL
かつ無症状，全身状態良好
好中球数≦500/μL　または
好中球数≦1,500/μL＋発熱（≧38.0℃）
発熱性好中球減少症
として対処
病歴をチェック
急性経過
慢性経過※
重症感染症の
可能性をチェック
ありそう
感染症として対処
（SIRSなど）
薬物歴を
チェック
疑わしい
薬物あり
中止により
改善
薬剤性
好中球減少症
他の血球を
チェック
汎血球減少あり
骨髄検査，
血液内科コンサルト
ウイルス感染の
臨床症状をチェック
あり
経過観察で
改善
ウイルス感染症
（ヒトパルボウイルスB19など）
脾腫をチェック
（触診，Traube三角の打診上濁音）
肝硬変（脾機能亢進），
血液疾患の評価
原因不明であれば，
数日以内にCBC再検
慢性経過※
※慢性経過
慢性好中球減少，感染症，口内炎の病歴
3回以上の血液検査で好中球減少
・骨髄検査
・ビタミンB12，葉酸測定
・HIV検査
・薬物歴の再評価

図5 ● 白血球（好中球）減少へのアプローチ

2）白血球（好中球）増加へのアプローチ

定義　白血球増加：白血球数　10,000/μL 以上
　　　　好中球増加：好中球数　8,000/μL 以上

好中球増加の鑑別診断

カテゴリー	原因疾患	頻度
感染症	細菌感染症，真菌感染症，ウイルス感染症	多い
生理的（ストレス）	喫煙，運動，興奮，不安，月経，出産，急性出血	多い
悪性腫瘍	癌の骨髄転移・浸潤	稀
血液疾患	急性白血病*，慢性骨髄増殖性疾患，溶血性貧血	少ない
組織壊死	心筋梗塞，肺塞栓，壊疽，腫瘍壊死，熱傷，手術	多い
慢性炎症	関節炎	中程度
薬物，中毒	G-CSF，ステロイド，エピネフリンなど	中程度
代謝性疾患	尿毒症，アシドーシス，痛風発作	中程度
その他	脾臓摘出後，類白血病反応	稀

＊芽球の増加

- 感染症と生理的原因が最も多い．
- よく白血球（好中球）増加は細菌感染症を示すと言われるが，好中球増加は，いろいろな原因で出現し非特異的である．好中球増加のみで細菌感染症と短絡的に診断できない（❸鑑別疾患に対する検査特性も参照）．全体の病像をみながらの評価が必要である．

point **つまり，最初に白血球数（好中球数）を測定して，増加があれば（重症）細菌感染症，なければウイルス感染症と判断するアプローチは，見落としが多く危険である．**

3）リンパ球増加へのアプローチ

定義　リンパ球＞3,500/μL

リンパ球増加の鑑別診断

カテゴリー	原因疾患	頻度
感染症	ウイルス感染症（伝染性単核球症，ウイルス性肝炎，急性耳下腺炎，麻疹，風疹など），百日咳，結核，梅毒，トキソプラズマ	多い

血液疾患	慢性リンパ性白血病，急性リンパ性白血病，マクログロブリン血症，多発性骨髄腫，悪性リンパ腫	少ない
その他	副腎不全，甲状腺機能亢進症，クローン病，潰瘍性大腸炎	少ない

▶ 原因としてはウイルス感染症が最も多い．

4）好酸球増加へのアプローチ

定義　好酸球＞700/μL

好酸球増加の鑑別診断

カテゴリー	原因疾患	頻度
アレルギー疾患	花粉症，アトピー性皮膚炎，気管支喘息，蕁麻疹，薬剤アレルギー，アレルギー性鼻炎，湿疹，好酸球性血管浮腫	多い
寄生虫疾患	施毛虫症，条虫症，回虫症，日本住血吸虫症，肺吸虫症，ジストマ症，アニサキス症，フィラリア症	少ない
皮膚疾患	天疱瘡，類天疱瘡，乾癬，好酸球性膿疱	稀
膠原病・血管炎	多発性動脈炎，Wegener肉芽腫症，Churg-Strauss症候群，関節リウマチ，好酸球性筋膜炎，サルコイドーシス，好酸球性肉芽腫症	少ない
呼吸器疾患	好酸球性肺浸潤症候群（PIE）	少ない
消化器疾患	好酸球性胃腸炎，潰瘍性大腸炎，クローン病，膵炎	少ない
内分泌疾患	副腎不全，甲状腺機能亢進症	少ない
感染症	猩紅熱，結核，ニューモシスチス肺炎	稀
血液疾患	慢性骨髄性白血病，真性赤血球増多症，悪性リンパ腫，慢性好酸球性白血病	少ない
その他・原因不明	特発性好酸球増加症候群，脾摘後，放射線照射，血液透析	稀

文献1より一部改変して転載

▶ コモンな原因疾患は，アトピー性皮膚炎を代表とするアレルギー疾患である．

▶ 高度の好酸球増加症の鑑別診断には，好酸球性血管浮腫，Churg-Strauss症候群，特発性好酸球増加症候群がある．

5）単球増加へのアプローチ

定義　単球＞1,000/μL

単球増加の鑑別診断

カテゴリー	原因疾患	頻度
感染症	結核，感染性心内膜炎	中程度
血液疾患	慢性骨髄単球性白血病，骨髄異形成症候群	稀
膠原病	SLE，関節リウマチ	少ない
その他	急性感染症や好中球減少症からの回復期，サルコイドーシス，潰瘍性大腸炎	多い

▶比較的頻度が高い原因は，結核，感染性心内膜炎である．

6）好塩基球増加へのアプローチ

定義　好塩基球＞100/μL

好塩基球増加の鑑別診断

カテゴリー	原因疾患	頻度
血液疾患	慢性骨髄性白血病，真性赤血球増多症，骨髄線維症，骨髄異形成症候群，Hodgkinリンパ腫，マクログロブリン血症，急性好塩基球白血病	稀
アレルギー疾患	蕁麻疹	稀
その他	甲状腺機能低下症，潰瘍性大腸炎，水痘	稀

▶上記の疾患でみられるが臨床的に重要な問題となることは少ない．

3 鑑別疾患に対する検査特性

● 白血球増加と小児の重症感染症

▶小児科領域では，末梢血の白血球（好中球）増加は，重症感染症の有無を見分けるマーカーとして有用であるとされてきたが，最近は感染の指標として信頼できないとする報告が多い（文献2-第11章より）．

▶小児の重症細菌感染症に対する白血球（好中球）増加の検査特性は感度・特異度とも高くない[3)]．

白血球（＞15,000/μL）　感度64～82％　特異度67～75％

好中球（＞10,000/μL）　感度64～76％　特異度76～81％

白血球増加と感染症

▶ 脊椎硬膜外膿瘍や化膿性脊椎炎など脊椎感染症の患者で白血球が12,000/μL以上になる者は40％にすぎず，左方移動もあてにならない．深頸部感染症，急性喉頭蓋炎でも同様のデータがある（文献2 - 第4，6章より）．

参考文献

1）「誰も教えてくれなかった血算の読み方・考え方」（岡田 定／著），医学書院，2011
2）「救急診療のピットフォール」（野口善令／監訳），健康医療評価研究機構，2012
3）Zakaria S et al：Can you differentiate bacterial from viral pediatric infections based on the CBC? J Family Practice, 56：390, 2007
4）「臨床検査ガイド 2013～2014」（Medical Practice編集委員会／編），文光堂，2013

3 血液検査 血小板

野口善令

1 基準値

Plt（× 10^4/ μL）	12～40

基準値は施設により異なる（第1部-3参照）

2 何を測定しているのか

- Plt（個/mm^3またはμL）：血液単位体積中の血小板の個数．
  全血球数算定（complete blood counting：CBC）検査では，採血後に血液が凝固するのを防ぐために抗凝固薬入りの採血管に採取する．血球計算板で計数する．臨床現場では，ほとんど自動血球計数器が使用される．

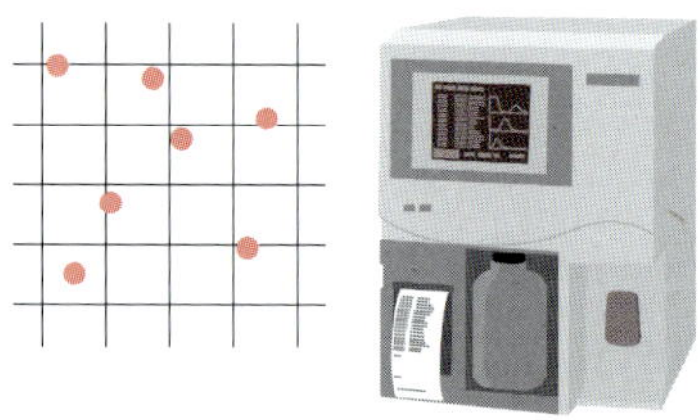

図1　血球計算板（左）と自動血球計数器（右）

3 どのようなときに行われるか

止血機能の評価，肝疾患，血液疾患の診断．

4 異常値に対する代表的な鑑別疾患

病態	頻度
血小板減少	多い
血小板増加	多い

1 病態生理からわかる鑑別疾患

1）血小板系の細胞（図2）

- 骨髄で，造血幹細胞から前巨核球を経て巨核球に分化する．
- GM-CSF（顆粒球単球コロニー刺激因子）：骨髄系造血幹細胞の分化を促すサイトカイン．
- トロンボポエチン：巨核球の成熟・増殖を刺激する造血因子．

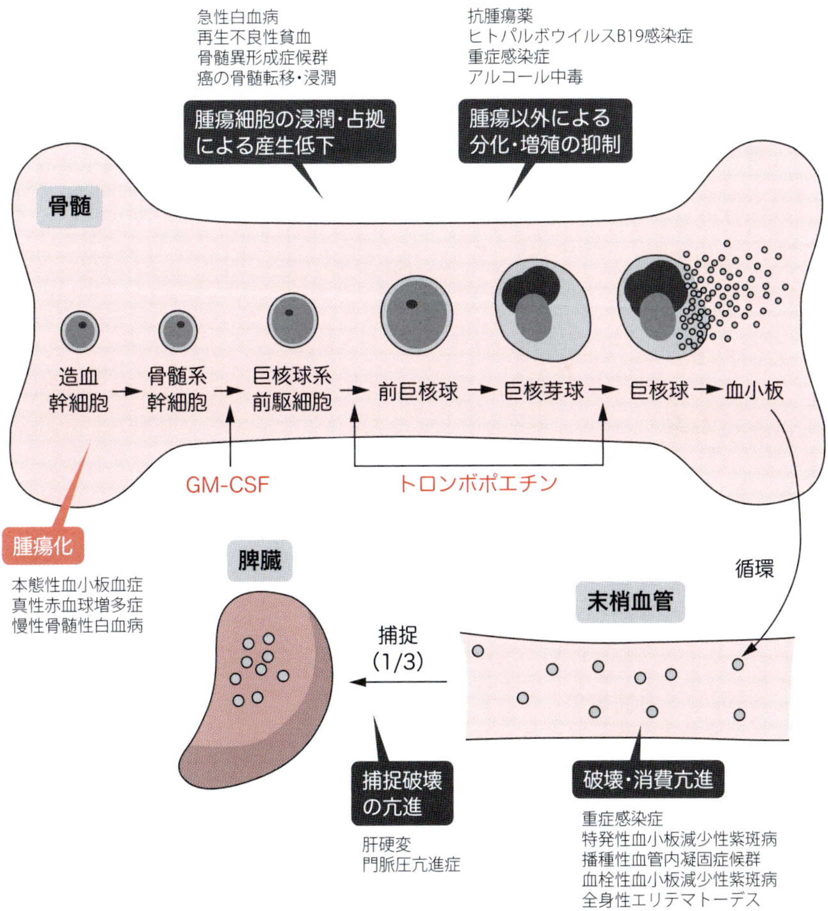

図2 血小板の正常形成と病態
■血小板減少，■血小板増加

- 巨核球・血小板の分化・形成にはエリスロポエチンも関与する.
- 成熟した巨核球の細胞質が細かくちぎれてできた血小板が末梢循環へ放出される.
- 末梢血液中を循環する成熟血小板の1/3は脾臓で捕捉され破壊される.
- 循環している血小板の寿命は7～10日である.

2）血小板減少のメカニズム

1 骨髄での産生低下

- 腫瘍細胞による骨髄の浸潤・占拠（血液腫瘍，癌の骨髄浸潤）.
- 薬物や感染症による造血細胞の分化増殖の抑制.

2 末梢での破壊，消費亢進

- 微小血栓の形成，線溶のくり返しによる消費亢進（DIC，TTP）.
- 免疫グロブリン結合血小板の破壊亢進（ITP，SLE）.

3 脾臓での捕捉の亢進

- 脾機能亢進（脾腫）による正常血小板の捕捉破壊亢進（肝硬変，門脈圧亢進症）.
- 免疫グロブリン結合血小板の捕捉破壊亢進（ITP，SLE）.

4 偽性

- 通常のCBC検査用の採血管には抗凝固薬としてEDTAが使用されているが，ETDA採血管では，血小板凝集が起こることがある．自動血球計数器は，凝集血小板を血小板とは認識しないため，実際の血小板数よりも少なくカウントされる．この見かけ上の低値を偽性血小板減少という．EDTA凝集を起こす患者はかなり多いが病的意義はない.

〈代表的な疾患，覚えておきたい疾患〉

● 急性白血病

- 詳しくは第2部-2参照.

● 再生不良性貧血

- 詳しくは第2部-1参照.

● 骨髄異形成症候群（myelodysplastic syndromes：MDS）

- 詳しくは第2部-1参照.

● 癌の骨髄転移・浸潤

- 詳しくは第2部-1参照.

● 抗腫瘍薬

- 造血細胞が障害され，正常造血が抑制される.

▸末梢血で，1系統以上の血球減少がみられることが多い．

ヒトパルボウイルスB19

▸小児では伝染性紅斑の病型となるが，成人では，皮疹，関節痛，汎血球減少が出現する．

▸溶血性貧血などの基礎疾患に感染が合併すると赤芽球癆になることがあるが，基礎疾患のない人では，網赤血球は減少しても顕性の貧血となることは少なく軽度の白血球，血小板減少が目立つ．

▸その他のウイルスでも，軽度の白血球，血小板減少をきたすことは多い．

重症感染症

▸重症感染症では，骨髄抑制による血小板減少がみられることがある．また，敗血症にDICを合併すると消費により血小板が減少する．

アルコール中毒

▸骨髄抑制作用による血小板減少が起こることがある．肝硬変を合併すれば脾機能亢進により汎血球減少が起こる．

特発性血小板減少性紫斑病 (idiopathic thrombocytopenic purpura：ITP)

▸血小板に対する自己抗体が産生され，末梢，脾臓での血小板の破壊が亢進する．免疫性血小板減少性紫斑病（immune thrombocytopenic purpura）とも言われる．

▸急性型は小児に，慢性型は成人女性に多い．

▸末梢血は，血小板減少を示す．

▸赤血球，白血球，凝固系は正常．

▸血小板関連免疫グロブリンG（PAIgG）がみられることがある．

▸骨髄では，巨核球増加（または正常）がみられる．

播種性血管内凝固症候群 (disseminated intravascular coagulation：DIC)

▸基礎疾患に合併して凝固系が亢進し，全身の微小血管内に微小血栓が多発して臓器障害を起こす病態．

▸基礎疾患は白血病，固形癌，敗血症が多い．

▸血小板減少を示す．

▸aPTT，PT延長を示す．

▸フィブリノゲン減少，血沈遅延，破砕赤血球がみられる．

▸FDP増加，Dダイマー増加を示す．

▸循環不全，出血症状，中枢神経症状，多臓器不全の出現がみられる．

▸凝固優位型は敗血症などに多い．血栓による臓器不全症状が出現しやすい．TATが上昇する（第2部-5参照）．

▸線溶優位型は白血病（APL）などに多い．出血症状が出現しやすい．PICが上昇する（第2部-5参照）．

● **血栓性血小板減少性紫斑病 (thrombotic thrombocytopenic purpura：TTP)**

▸von Willebrand因子切断酵素（ADAMTS13）の活性低下により，von Willebrand因子（VWF）多量体が形成され血小板血栓が多発する．TTPの5徴を示す．

①血小板減少

②破砕赤血球を伴う溶血性貧血（第2部-4の「❷-4）赤血球破砕症候群へのアプローチ」を参照）

③精神神経症状

④腎機能障害

⑤発熱

● **肝硬変，門脈圧亢進症**

▸肝硬変，門脈圧亢進症，その他の原因で脾腫が起こると二次的に脾機能が亢進する．赤血球，白血球，血小板の捕捉と破壊が亢進し，汎血球減少をきたす．血小板減少が目立つことが多い．

● **偽性血小板減少症**

▸「❶-2）血小板減少のメカニズム，4偽性」参照．

3）血小板増加のメカニズム

1 骨髄での産生増加

▸造血幹細胞のクローン性増殖

1つ以上の造血幹細胞のクローンが腫瘍性に異常増殖する．骨髄増殖性腫瘍（myeloproliferative neoplasma）と同義．

▸反応性（二次性）増加

何らかの原因により骨髄での血小板産生にドライブがかかった病態．

〈代表的な疾患，覚えておきたい疾患〉

● **慢性骨髄増殖性疾患**

▸骨髄の造血幹細胞がクローン性に増殖する疾患群で，主に増殖する細胞により7つに分類されるが相互の区別は難しいことがある（第2部-2

参照).

本態性血小板血症

本態性血小板血症の診断基準（2008年WHO分類）

①血小板数が45×10⁴/μL以上
②大きく成熟した巨核芽球の増生がある一方，骨髄球系，赤芽球系の増生はほとんど認めない
③除外基準
　1）真性多血症の所見がない
　　循環赤血球量正常．あるいはHb＜18.5 g/dL（男性），Hb＜16.5 g/dL（女性）．骨髄鉄染色標本で鉄を認める．あるいは血清フェリチン正常またはMCV正常．
　2）慢性骨髄性白血病の所見がない
　　フィラデルフィア染色体陰性．BCR-ABL融合遺伝子陰性．
　3）骨髄線維症の所見がない
　　骨髄生検で骨髄線維化を認めない．
　4）骨髄異形成症候群の所見がない
　　染色体異常を認めない（5q－，t（3;3），inv（3））．
④JAL2V617Fか他のクローナル異常が示されている，もしくは二次性血小板血症の根拠を認めない．

- 上記慢性骨髄増殖性疾患の１つ．
- 巨核球（血小板）系の細胞がクローン性増殖する．
- 出血症状，血栓症状がみられる．
- 末梢血は，血小板増加，白血球増加を示す．
- 骨髄は，過形成で巨核球数の増加を示す．

真性赤血球増多症

- 上記慢性骨髄増殖性疾患の１つ．詳しくは第２部-１参照．

慢性骨髄性白血病

- 上記慢性骨髄増殖性疾患の１つ．
- フィラデルフィア染色体をもつ造血幹細胞がクローン性増殖する．
- 末梢血は，白血球著増（好中球，好酸球，好塩基球増加），血小板増加を示す．
- 赤血球は正常または減少，白血病裂孔はみられない．
- ビタミンB_{12}増加を示す．
- 骨髄は，過形成で各成熟段階の顆粒球がみられる．
- 急性転化すると芽球が出現する．

2 実践での使いこなしポイント

1）血小板減少へのアプローチ

定義　血小板減少：10 × 10^4/μL以下

血小板減少の鑑別診断

カテゴリー	原因疾患	頻度
骨髄での産生低下	**骨髄抑制** 急性白血病，再生不良性貧血，骨髄異形成症候群，癌の骨髄転移，抗腫瘍薬	中程度
	感染症 ウイルス感染症（HIV，ヒトパルボウイルスB19など），重症感染症（敗血症など）	多い
	栄養性（鉄，葉酸，ビタミンB_{12}不足）	少ない
	アルコール中毒	多い
末梢での破壊亢進	**免疫性** ITP，SLE	中程度
	非免疫性 DIC，TTP	中程度
脾臓での捕捉亢進	肝硬変，門脈圧亢進症	多い
その他	偽性血小板減少症	多い

1 緊急病態のチェック

①血小板数をチェック ⇒ ≦5 × 10^4/μL ⇒ 出血傾向はあるか

血小板数と出血傾向

血小板数（/μL）	症状
5 × 10^4～10 × 10^4	止血機能はほぼ正常
＜5 × 10^4	外傷後の長引く出血，粘膜出血（歯肉，消化管），月経過多
＜2 × 10^4	点状出血，出血斑，
＜1 × 10^4	頭蓋内出血など生命を脅かす出血

②バイタルサインをチェック ⇒ 血圧低下，頻脈，頻呼吸，発熱はあるか

③病歴をチェック ⇒ 紫斑・点状出血，歯肉出血，関節内出血，月経過多など出血傾向はあるか

④身体所見をチェック ⇒ 点状出血・紫斑など出血傾向の所見はあるか（医師が確認）

⇓

▶出血傾向あり or 発熱あり or バイタルサインの異常あり

⇒緊急性のある疾患（重症感染症，敗血症，DIC）の評価・治療，血小板輸血の考慮

point **発熱＋意識障害＋腎不全＋微小血管性溶血性貧血＋血小板減少の組合せ ⇒ TTPを疑う**

2 緊急病態なし

● さらに病歴をチェック

①薬物歴，アルコール ⇒ 薬物性，アルコール性？

②倦怠感，体重減少，寝汗 ⇒ 悪性腫瘍？

③血液疾患の既往歴 ⇒ 血液疾患？

● さらに身体所見をチェック

脾腫 ⇒ 肝硬変，門脈圧亢進症，SLE，感染症，血液疾患？

● その他の検査をチェック

▶血液学的検査（CBC）

・赤血球，白血球の減少を伴う ⇒ 血液疾患？

・ヘパリン採血管を用いて採血，再検

⇒血小板数が正常化すれば偽性血小板減少症

▶末梢血塗抹標本（第2部-4参照）

・血小板凝集 ⇒ 偽性血小板減少症

・破砕赤血球 ⇒ DIC，TTP

・芽球 ⇒ 白血病

▶肝硬変の所見をチェック（低アルブミン血症，コリンエステラーゼ低値，PT延長，画像上不整な肝表面，脾腫など） ⇒ 肝硬変

▶原因不明，または，ITP，血液疾患，骨髄浸潤を疑う

⇒骨髄穿刺，生検，血液内科コンサルト

2）血小板増加へのアプローチ

定義　血小板増加：45 × 10^4/μL以上

血小板増加の鑑別診断

カテゴリー	原因疾患	頻度
血液疾患（造血幹細胞のクローン性増殖）	**慢性骨髄増殖性疾患** 本態性血小板血症 慢性骨髄性白血病 真性赤血球増多症 原発性骨髄線維症	少ない
	骨髄異形成症候群	少ない
反応性（二次性）増加	鉄欠乏（貧血に合併） 脾臓摘出後 外傷・手術後 （慢性）感染症 慢性炎症 リウマチ・膠原病 悪性腫瘍 原因不明（一過性）	多い

point

- **頻度は反応性（二次性）血小板増加が大半を占める．**
- **反応性血小板増加では，血小板数が増加していても出血，血栓を起こすことは稀である．**
- **原因不明の一過性血小板増加も多い．**
- **血小板増加をみた場合，反応性血小板増加と慢性骨髄増殖性疾患である本態性血小板血症を鑑別することが最も重要になる．**
- **慢性骨髄性白血病，真性赤血球増多症も血小板数が増加する．**

▸異常高値（血小板数100 × 10^4/μL以上）の場合，本態性血小板血症など血液疾患が多い．

▸他系統の血球異常（赤血球増加，白血球増加，白赤芽球症など），脾腫があれば，慢性骨髄増殖性疾患を示唆する異常．

▸中等度の血小板増加（血小板数45～60 × 10^4/μL）の場合，反応性血小板増加の鑑別のため病歴をチェックする（図3）．

▸反応性血小板増加の原因となる基礎疾患が見つからず，2～3カ月後の血液検査（CBC）でも中等度以上の血小板増加が持続する場合は，慢性骨髄増殖性疾患が疑われるため血液内科へコンサルトする．

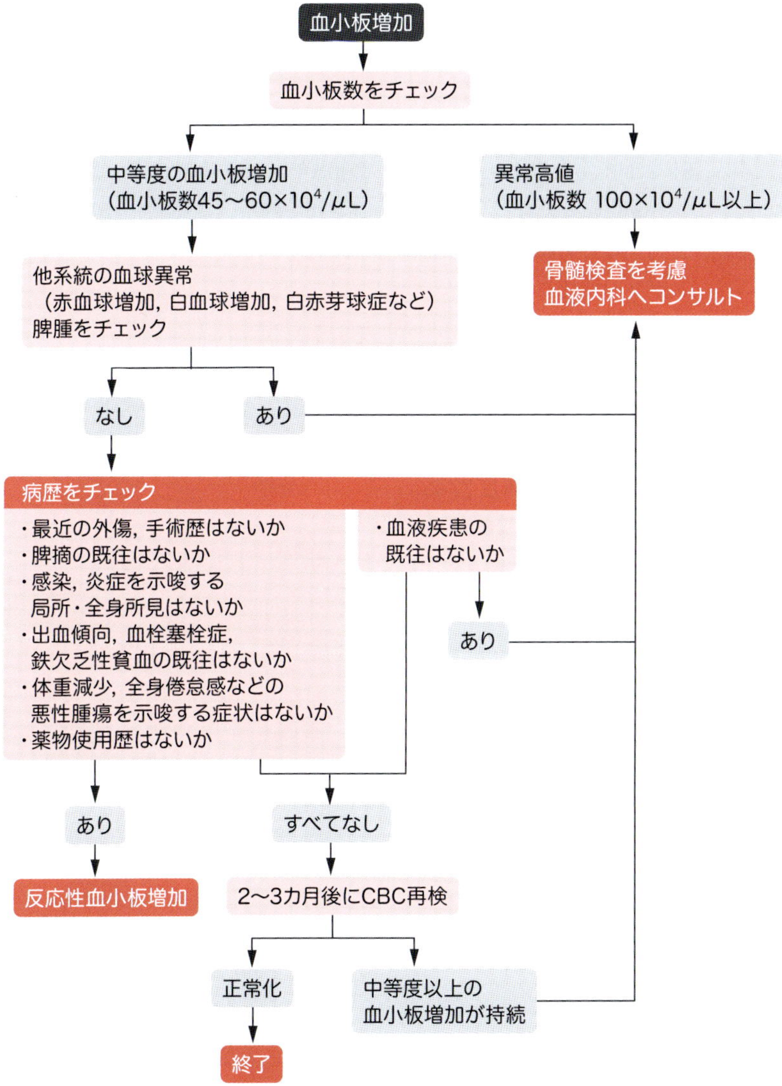
血小板増加
血小板数をチェック
中等度の血小板増加
(血小板数45～60×10⁴/μL)
異常高値
(血小板数 100×10⁴/μL以上)
骨髄検査を考慮
血液内科へコンサルト
他系統の血球異常
(赤血球増加，白血球増加，白赤芽球症など)
脾腫をチェック
なし
あり
病歴をチェック
・最近の外傷，手術歴はないか
・脾摘の既往はないか
・感染，炎症を示唆する
局所・全身所見はないか
・出血傾向，血栓塞栓症，
鉄欠乏性貧血の既往はないか
・体重減少，全身倦怠感などの
悪性腫瘍を示唆する症状はないか
・薬物使用歴はないか
・血液疾患の
既往はないか
あり
あり
すべてなし
反応性血小板増加
2～3カ月後にCBC再検
正常化
中等度以上の
血小板増加が持続
終了

図3 血小板増加のフローチャート

3 鑑別疾患に対する検査特性

● 血小板増加のカットオフ

本態性血小板血症の診断基準（2001年WHO分類）では，血小板数が $60 \times 10^4/\mu L$ 以上であったが，2008年WHO分類では，血小板数が $45 \times 10^4/\mu L$ 以上とカットオフが引き下げられた．本態性血小板血症を早期に発見するために感度を上げたことになる．ただし，感度と特異度はトレードオフの関係になるため，特異度は下がり，本態性血小板血症を見逃しにくくはなるが，反応性血小板増加を拾いやすくもなったといえる．

● PAIgGとITP

- 感度は比較的高いとされてきたが，最近の報告では感度・特異度とも高くないようである[1]．

感度60％，特異度77％

● 血小板増加と側頭動脈炎

- 血小板増加はさまざまな疾患で出現し，非特異的であるが，特定の疾患が疑われる状況では有用なことがある．
- 側頭動脈炎が疑われる患者で，血小板数＞ $37.5 \times 10^4/\mu L$ であれば，さらに側頭動脈炎の可能性が高くなる．

LR＋（陽性尤度比）6.0，LR－（陰性尤度比）0.6

参考文献

1）Fabris F, et al：Attempt to improve the diagnosis of immune thrombocytopenia by combined use of two different platelet autoantibodies assays（PAIgG and MACE）. Haematologica, 87：1046-1052, 2002

4 血液検査 末梢血塗抹検査

野口善令

1 基準値

形態的検査であるため明確な基準値はない.

2 何を測定しているのか

赤血球系, 白血球系, 血小板系, リンパ球系細胞の形態異常.

3 どのようなときに行われるか

貧血, 血小板減少の原因検索, 骨髄・リンパ球増殖性疾患の評価, DIC, 伝染性単核球症の診断.

4 異常値に対する代表的な鑑別疾患

赤血球形態の異常

所見	代表的な疾患	頻度
破砕赤血球（断片化赤血球）	血栓性血小板減少性紫斑病（TTP), 溶血性尿毒症症候群（HUS), 播種性血管内凝固症候群（DIC), 人工弁, 癌の骨髄転移 ⇒ 赤血球破砕症候群と総称する	中程度
球状赤血球	遺伝性球状赤血球症	稀
涙滴赤血球	骨髄線維症, 癌の骨髄転移	少ない
標的赤血球	サラセミア, 閉塞性黄疸, 脾摘後	少ない
Howell-Jolly小体	脾摘後, 脾機能低下症, 溶血性貧血, 巨赤芽球性貧血	多い
有核赤血球（赤芽球）	急性白血病, 慢性骨髄増殖性疾患, 骨髄異形成症候群（MDS), 溶血性貧血, 類白血病反応, 重症感染症, 癌の骨髄転移	多い
マラリア原虫	マラリア感染	少ない

白血球形態の異常

所見	代表的な疾患	頻度
好中球中毒性顆粒	重症感染症，妊娠	多い
好中球Auer小体	急性骨髄性白血病，骨髄異形成症候群（MDS）	少ない
好中球過分葉	巨赤芽球性貧血，骨髄異形成症候群（MDS），尿毒症	少ない
異型リンパ球	伝染性単核球症（EBV，CMV，HIV，麻疹，風疹などウイルス感染症），輸血後，薬剤過敏性症候群	多い
芽球（白血病細胞）	急性白血病，骨髄異形成症候群（MDS）	少ない

血小板形態の異常

所見	代表的な疾患	頻度
巨大血小板	慢性骨髄増殖性疾患，脾摘，再生不良性貧血，急性白血病，Bernard-Soulier症候群，May-Hegglin異常症，特発性血小板減少性紫斑病（ITP）	稀
血小板凝集	偽性血小板減少症	多い

1 病態生理からわかる鑑別疾患

1）赤血球

● 正常赤血球

▸中央部が陥凹した円盤状形態を示す．中央の陥凹部分は淡く見える（中央淡明）．

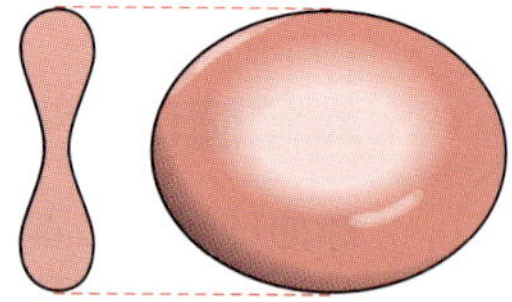

● 破砕赤血球

▸赤血球破砕症候群で出現する引き裂かれて断片化した赤血球．健常人で出現することもある（3‰未満）．

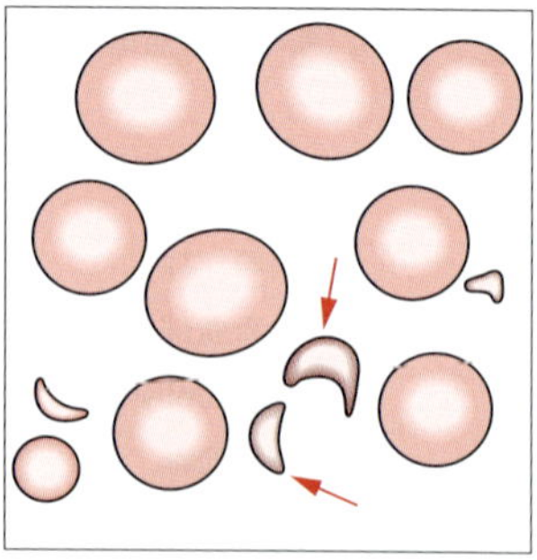

球状赤血球

▶ 正常赤血球に見られる中央淡明部分が減少ないし消失する．遺伝性球状赤血球症で見られる．

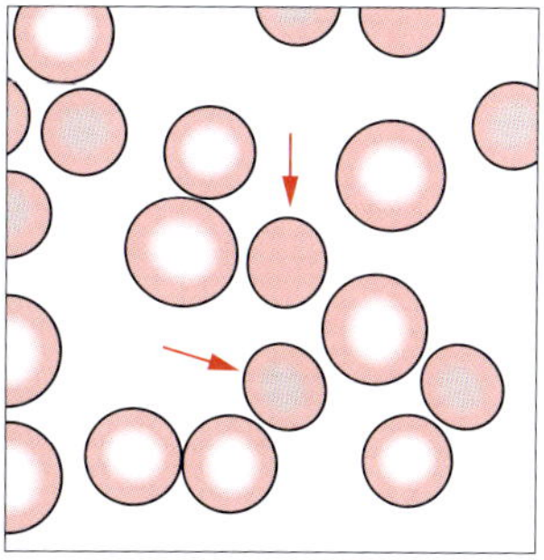

涙滴赤血球

▶ 西洋梨形，涙滴形を呈する．骨髄線維症，癌の骨髄転移などで見られる．

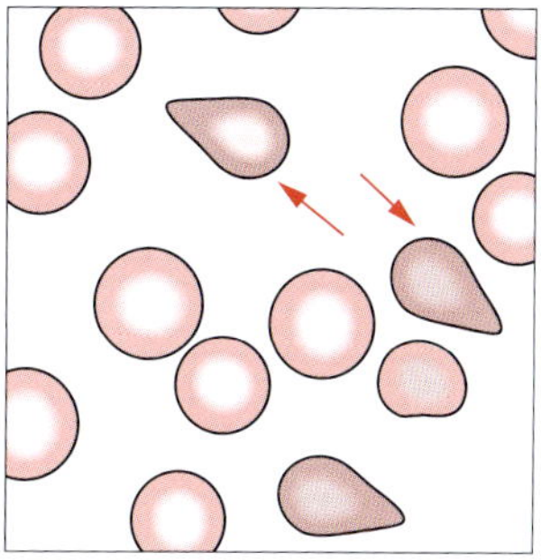

標的赤血球

▶ 赤血球中心部が厚く標的様に見える．サラセミア，脾摘後などで見られる．

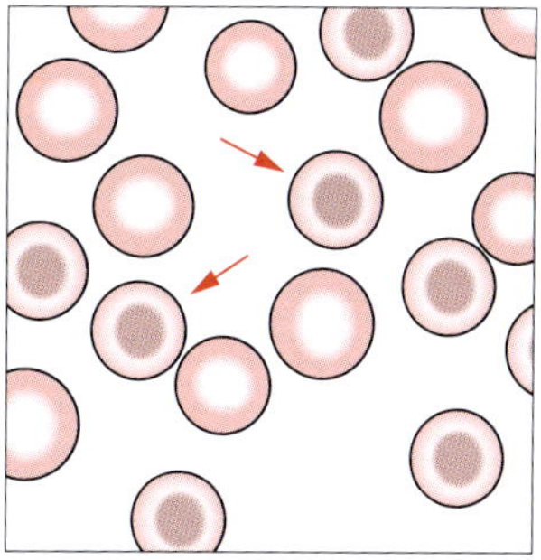

Howell-Jolly 小体

▶ 赤血球内で円形赤紫色に染まる1～2 μm の小体．核の遺残物．脾摘後，脾機能低下，溶血性貧血などで見られる．

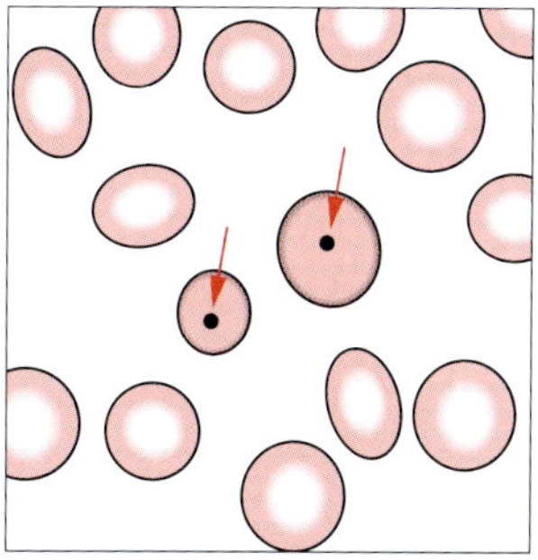

有核赤血球（赤芽球）

- 未成熟な赤芽球（有核赤血球）が末梢血に出現する．
- 急性の溶血・出血による急激な赤血球の需要増大，感染症，骨髄癌転移，骨髄線維症，脾摘後など骨髄への刺激が増加した病態で見られる．
- 赤芽球とともに幼若好中球が末梢血に認められる場合は，特に重篤な疾患の可能性が高い．

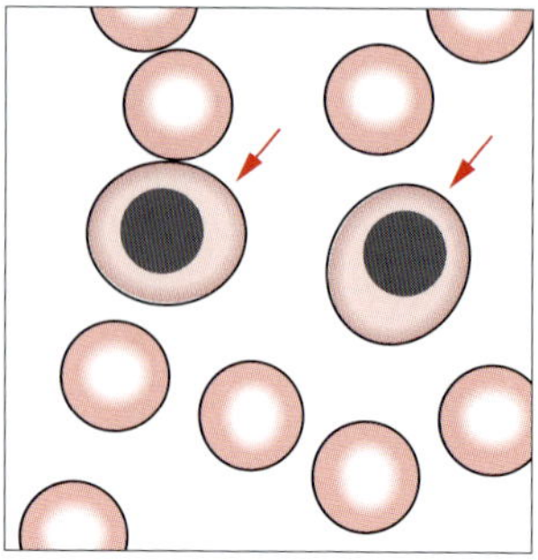

マラリア原虫

- 赤血球内に寄生する原虫が見られる．

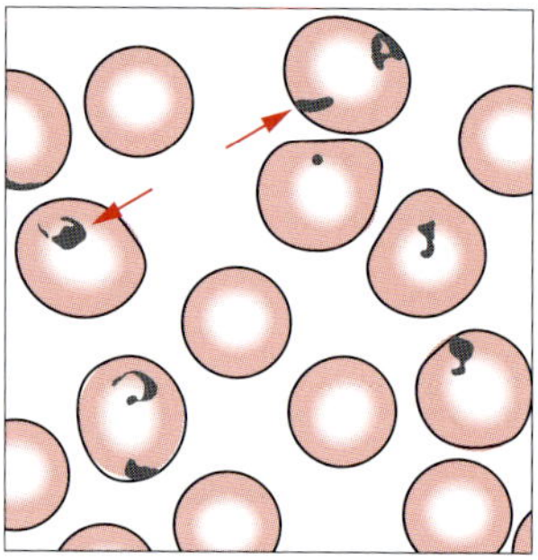

2）白血球

正常白血球形態

好中球：細胞質にピンク色の顆粒をもつ．核は4分葉までで，幼若な白血球は核の分葉が少ない．

好酸球：細胞質に赤色（好酸性）の顆粒をもつ．核は2～3分葉が普通．

好塩基球：細胞質に青色（好塩基性）の顆粒をもつ．

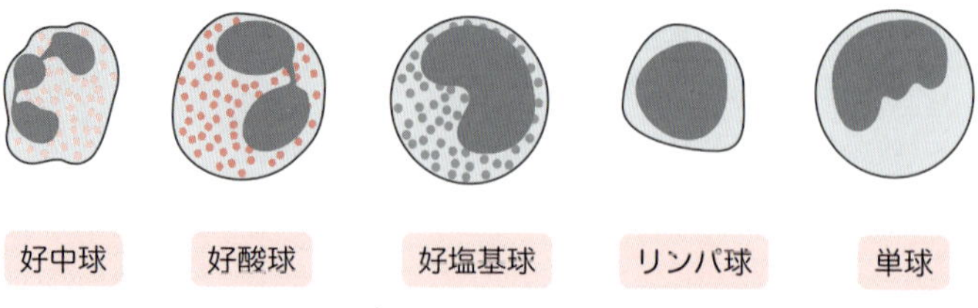

● 好中球中毒性顆粒

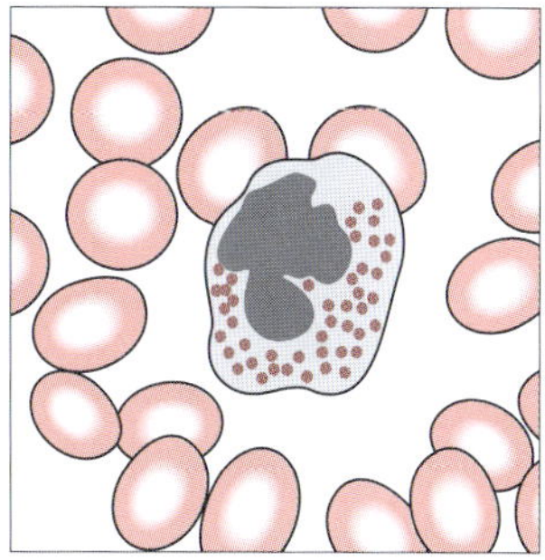

▶ 好中球の顆粒が大きく，濃く赤紫色に染まる．細胞質の成熟不完全を示し，重症感染症など好中球の需要が高まった状態で骨髄から早期に末梢血へ放出される．

● Auer小体

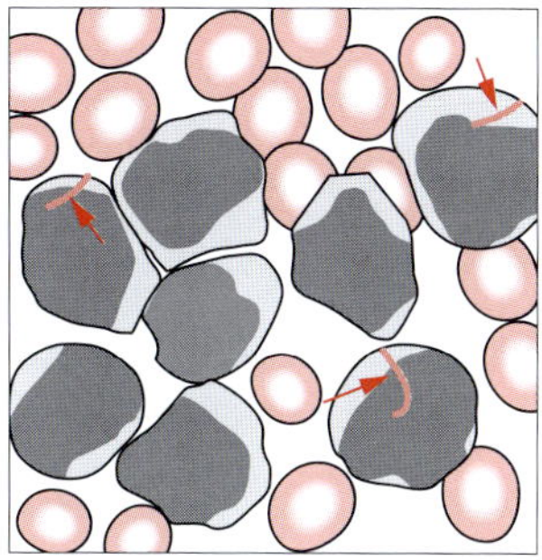

▶ 骨髄性白血病細胞の細胞質に見られる赤色に染まる針状構造物．顆粒が変性したもの．

● 好中球過分葉

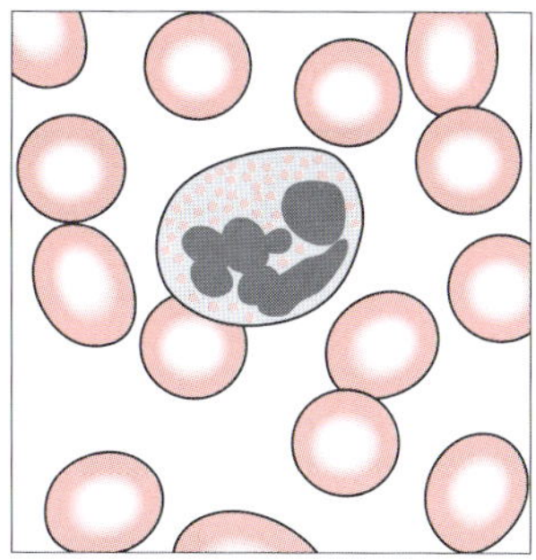

▶ 好中球の核は正常では4分葉以下である．過分葉では，6分葉以上になる．巨赤芽球性貧血，MDSなどで見られる．

● 異型リンパ球

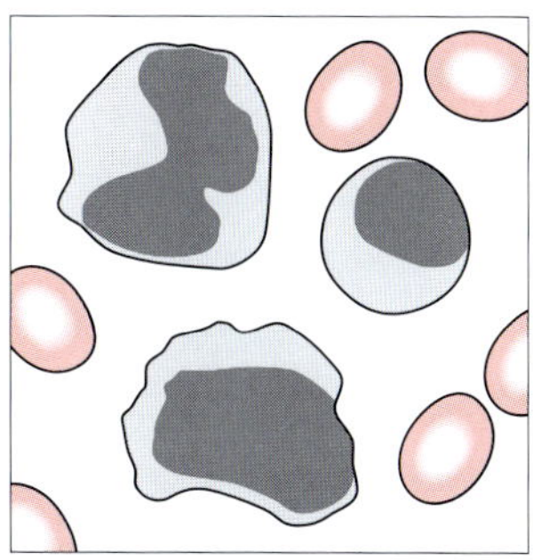

▶ 抗原刺激によって活性化され幼若化した反応性のリンパ球であり，腫瘍細胞ではない．健康小児で10％未満，成人でも3％未満程度は見られることがある．

▶ 正常リンパ球に比較して，大型で細胞質は比較的広く色調は好塩基性（青色）が強い．核は類円形，時に変形を呈する．

▶ 原則的に自動血球計数器では，異型リンパ球を認識できないため，塗抹標本の目視で診断する必要がある．

- **芽球（白血病細胞）**

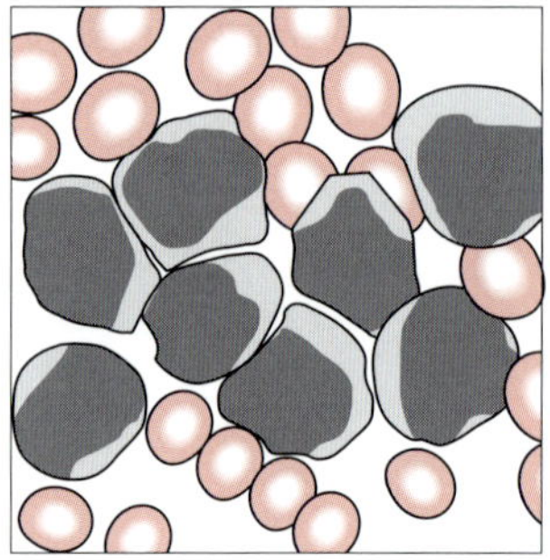

▸芽球とは広義には，幼若な血液細胞を指すが，実際には「白血病細胞である可能性が高い細胞」の意味で使用されることが多い．形態のみで区別するのは困難なことがある．

〈代表的な疾患，覚えておくとよい疾患〉

- **伝染性単核球症（症候群）**

▸以下の臨床像を呈する．

①発熱，咽頭炎（白苔を伴う扁桃腫大），全身のリンパ節腫脹（特に頸部），肝脾腫，皮疹

②白血球総数増加，リンパ球増加，異型リンパ球の出現

③AST/ALT，γGTP/ALP上昇

▸原因は単一ではなく，ウイルス感染症，薬剤性などさまざまな原因で起こる．

▸EBウイルス，サイトメガロウイルスが伝染性単核球症の原因ウイルスの代表であり，これらでは異型リンパ球が10％以上になることが多い．

- **薬剤過敏性症候群（Drug-induced hypersensitivity syndrome：DIHS）**

▸特定の薬剤の使用中，使用後に出現する重症薬疹．

▸発熱，リンパ節腫脹，皮疹，肝機能障害，腎障害がみられる．

▸末梢血で，異型リンパ球，白血球増多，好酸球増多がみられる．

▸抗HHV-6 IgG抗体上昇がみられる．

3）血小板

- **血小板凝集**

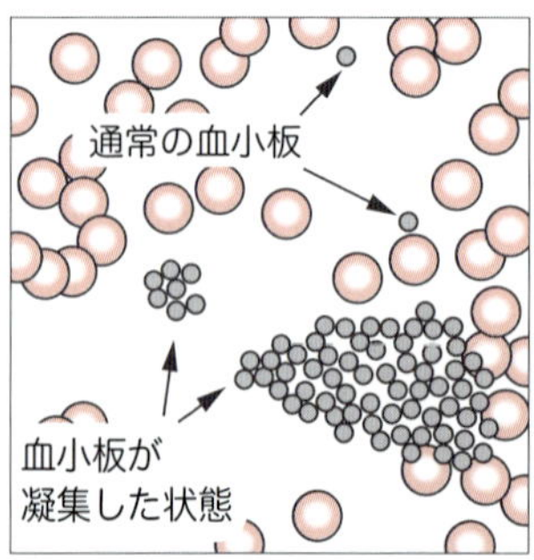

▸抗凝固薬としてEDTAを使用した採血管では，血小板凝集が起こることがある．自動血球計数器は，凝集血小板を血小板とは認識しないため，実際の血小板数よりも少なくカウントされる．この見かけ上の低値を偽性血小板減少という．

EDTA凝集を起こす患者はかなり多いが病的意義はない（第2部-3血小板「❶-2）血小板減少のメカニズム」参照）.

2 実践での使いこなしポイント

1）伝染性単核球症へのアプローチ

- 伝染性単核球症の臨床像を呈する患者には，EBV抗体（VCA，EBNA）の組み合わせで診断する（詳細は第2部-21参照）.

2）薬剤過敏性症候群へのアプローチ

薬剤過敏性症候群（DIHS）診断基準

主要所見
①限られた薬剤*投与後に遅発性に生じ，急速に拡大する紅斑．しばしば紅皮症に移行する
②原因薬剤中止後も2週間以上遷延する
③38℃以上の発熱
④肝機能障害
⑤血液学的異常：a，b，cのうち1つ以上 a）白血球増多（11,000/μL以上） b）異型リンパ球の出現（5％以上） c）好酸球増多（1,500/μL以上）
⑥リンパ節腫脹
⑦HHV-6の再活性化
典型DIHS：①～⑦すべて 非典型DIHS：①～⑤すべて，ただし④に関しては，その他の重篤な臓器障害をもって代えることができる．

*フェニトイン，カルバマゼピン，フェノバルビタール，ゾニサミド，アロプリノール，サラゾスルファピリジン，ジアフェニルスルホン，メキシレチン，ミノサイクリン

3）マラリアへのアプローチ

- 熱帯，亜熱帯（流行地域）からの帰国後の発熱ではマラリアを見逃さない.
- 潜伏期は約2週間で，間欠熱，貧血，脾腫がみられる.
- 末梢血塗抹標本でマラリア原虫がみられる（確定診断）.

4）赤血球破砕症候群へのアプローチ

- 血管内で赤血球が物理的な力で引き裂かれ，破壊，断片化されることによる後天性溶血性貧血である．
- 機序から３つのグループに分類される．

1 心臓・大血管の異常

- 異物や血管の構造的異常により乱流が発生し赤血球が破壊される．
- 弁置換後，弁膜症，感染性心内膜炎，大動脈縮窄症，大動脈瘤などでみられる．

2 微小血管の内皮損傷（微小血管症性溶血性貧血）

- フィブリンの血管内腔沈着，高度な高血圧，血管攣縮などによる微小血管の内皮が障害され赤血球が損傷する．
- このグループには，緊急性のある重症な疾患が多く迅速な対処が必要になる．
- 溶血性尿毒症症候群（HUS），血栓性血小板減少性紫斑病（TTP），播種性血管内凝固症候群（DIC），悪性高血圧など．

3 赤血球への過度の物理的破壊力

- 過度の運動により足底の血管内で赤血球がつぶされる．
- 行軍ヘモグロビン尿症．

- 原疾患により病像は異なるが，以下は共通してみられる．
  - 末梢血で，破砕赤血球が見られる．
  - 溶血の所見（間接ビリルビン高値，ハプトグロビン低下，LDH高値）がみられる．
  - ヘモグロビン尿，ヘモジデリン尿がみられることがある．
  - 網赤血球数は通常増加する．
  - 骨髄は赤芽球過形成を呈する．

❸ 鑑別疾患に対する検査特性

EBV抗体と伝染性単核球症

▶伝染性単核球症の臨床症状をもつ患者を対象にEBV急性感染の診断をする場合，EBV抗体（VCA，EBNA）は，感度，特異度が高い．感度97％，特異度94％と報告されている．

異型リンパ球数と伝染性単核球症

▶異型リンパ球数は増加するほど特異度が高くなる．

異型リンパ球数	感度　%	特異度　%
＞10％	75	92
＞20％	56	98
＞40％	25	100

文献1より引用

参考文献

1）Bell AT, et al：Clinical inquiries. What test is the best for diagnosing infectious mononucleosis? J Fam Pract, 55：799-802, 2006

5 血液検査 凝固系検査

野口善令

1 基準値

凝固系検査	
PT（秒）	用いる試薬，機器により異なるが，10～12秒程度
aPTT（秒）	用いる試薬，機器により異なるが，25～40秒程度
TAT（ng/mL）	≦3.2
線溶系検査	
FDP（μg/mL）	5未満
Dダイマー（μg/mL）	0.5～1.0未満
PIC（μg/mL）	＜0.8

基準値は施設により異なる（第1部-3参照）

2 何を測定しているのか

- **PT（プロトロンビン時間）**：外因系（第Ⅶ因子）＋共通系（第Ⅰ，Ⅱ，Ⅴ，Ⅹ因子）が働いて血液が凝固するまでの時間（図1）
- **PT（%，プロトロンビン活性表示）**：正常対照血漿を100％として希釈検量線から求められた値．80～130％を基準範囲とすることが多いが施設間で差が大きい．活性(％)が低いほどプロトロンビン時間の秒数が長い(凝固しにくい)ことを意味する．
- **PT-INR（PT国際標準比）**：PTの試薬による差異を標準化するため，国際標準化された試薬を用いて指数化したPTの表記法．PTが延長するほどPT-INR値は大きくなる．
  ワルファリン使用時のモニターとしてPTを利用する場合，PT-INR 2.0～3.0程度にコントロールするのが適正な治療域とされている．
- **トロンボテスト**：ワルファリン使用時のモニターとして用いられる．10～20％が治療域とされる．最近ではPT-INRが広く用いられトロンボテストはあ

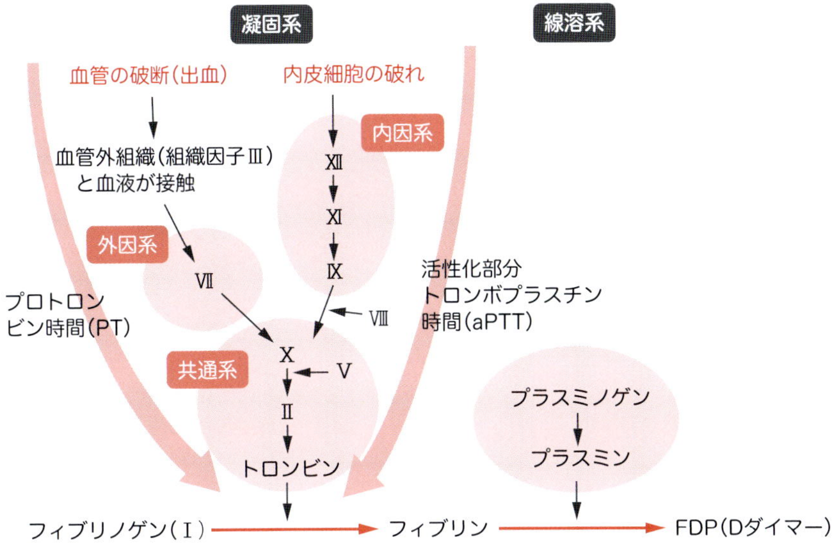

図1 ● 凝固と線溶の生理

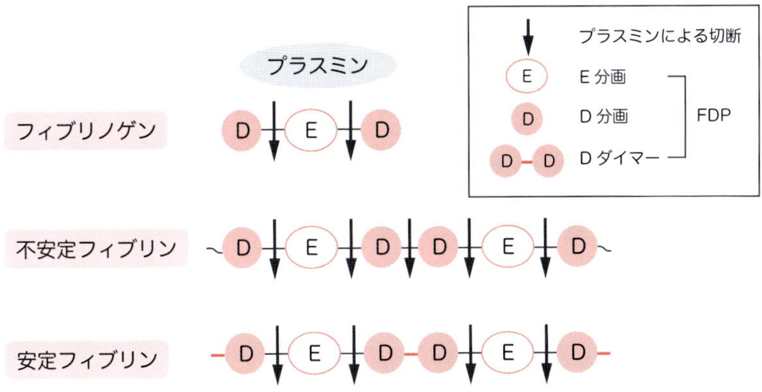

図2 ● フィブリノゲン，フィブリンのプラスミンによる分解

まり使用されない．

- **aPTT（活性化部分トロンボプラスチン時間）**：内因系（第Ⅻ，Ⅺ，Ⅸ，Ⅷ因子）＋共通系（第Ⅰ，Ⅱ，Ⅴ，Ⅹ因子）が働いて血液が凝固するまでの時間（図1）
- **FDP（フィブリン/フィブリノゲン分解産物）**：フィブリノゲン，不安定フィブリン，安定フィブリン分解から生成するE分画，D分画，Dダイマーのすべての分画を測定する（図2）．

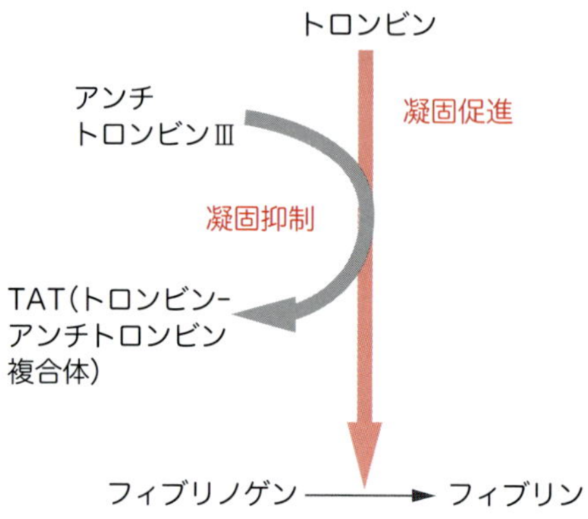

図3 凝固抑制の生理

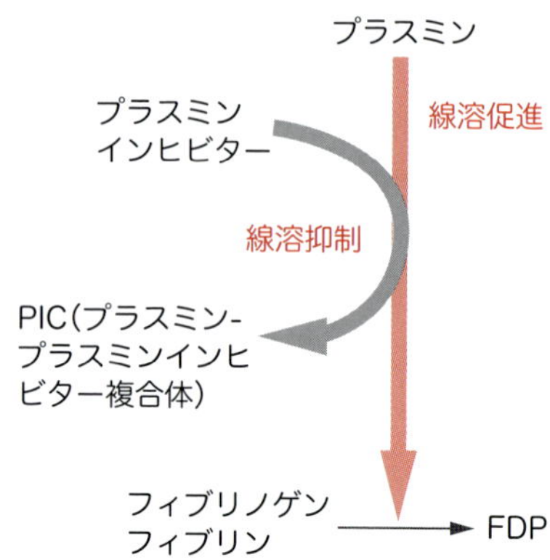

図4 線溶抑制の生理

- **Dダイマー**：安定フィブリン分解で生成するDダイマー分画のみを測定する．体内に安定フィブリン（血栓）が存在することを示す．ラテックス凝集法による測定が広く用いられる（図2）．
- **TAT（トロンビン-アンチトロンビン複合体）**：凝固系亢進で上昇する（図3）．
- **PIC（プラスミン-プラスミンインヒビター複合体）**：線溶系亢進で上昇する（図4）．

3 どのようなときに行われるか

凝固系検査：出血傾向の評価，抗凝固治療のモニター（PT-INR，トロンボテスト），血友病の診断（aPTT），肝機能の評価

線溶系検査：肺塞栓症，深部静脈血栓症の診断

4 異常値に対する代表的な鑑別疾患

「❷ 実践での使いこなしポイント」参照

1 病態生理からわかる鑑別疾患

▸大きな血管損傷（血管の破断）が起こると，血管外組織が血液に接触し外因系が活性化される（図1）．

- 小さな血管損傷（内皮細胞の破れ，綻び）が起こると内因系が活性化される（図1）.
- どちらの系も最終的にトロンビンがフィブリノゲン（第Ⅰ因子）をフィブリンに変化させ，フィブリン塊が血球，血小板を巻き込んで血栓が完成する.
- 凝固した血栓は，組織の修復にともなって線溶系により分解・除去される．血漿中のプラスミノゲンが活性化されるとプラスミンになる．プラスミンは凝固した安定・不安定フィブリン（一部フィブリノゲンも）を分解し，FDP（E分画，D分画，Dダイマー）に変化させる（図2）.
- トロンビンは凝固亢進させるが，アンチトロンビンⅢが凝固抑制因子として働きTATが生成する．凝固亢進状態ではTATが増加する（図3）.
- プラスミンは線溶亢進させるが，プラスミンインヒビターが線溶抑制因子として働きPICが生成する．線溶亢進状態ではPICが増加する（図4）.
- 正常状態では凝固系と線溶系がバランスをとりながらフィブリンの生成と分解が調節されている.

〈代表的な疾患，覚えておきたい疾患〉

● ビタミンK欠乏

- 第Ⅱ，Ⅶ，Ⅸ，Ⅹ因子の産生にはビタミンKが必要なため，ビタミンK欠乏では凝固時間が延長する.
- 通常はPT延長，重度の欠乏ではaPTTも延長.

● ワルファリン投与

- ワルファリンはビタミンK拮抗薬で凝固時間を延長させる．血栓塞栓症の治療に用いられる.
- 通常はPT延長，過量ではaPTTも延長.

● 肝疾患

- 第Ⅰ，Ⅱ，Ⅴ，Ⅶ，Ⅷ，Ⅸ，Ⅹ，Ⅺ，Ⅻ因子は肝で合成されるため，肝硬変，劇症肝炎などの肝疾患ではこれらが欠乏し，凝固能が障害される.
- PT延長，時にaPTT延長を示す.

● von Willebrand病

- 先天性なvon Willebrand因子の異常により，出血傾向をきたす.
- von Willebrand因子は凝固因子の１つ．血小板と結合し血小板血栓を形成し，また第Ⅷ因子と結合し内因系凝固因子として働く.

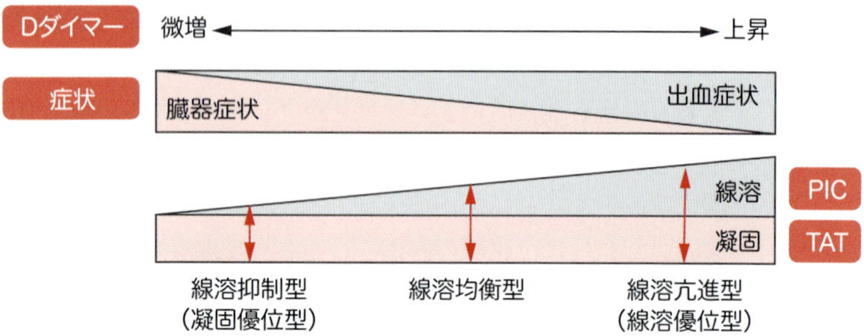

図5 DICの病型分類
文献1より転載

- 血小板数は正常だが，血小板の凝集粘着が異常（止血の異常）．
- 第Ⅷ因子活性低下によりaPTT延長，PT正常を示す（凝固の異常）．

播種性血管内凝固症候群 (disseminated intravascular coagulation：DIC)

- 基礎疾患に合併して凝固系が亢進し，全身の微小血管内に微小血栓が多発して臓器障害を起こす病態．
- 線溶抑制型（臓器症状≫出血症状，敗血症など），線溶亢進型（臓器症状≪出血症状，急性前骨髄球性白血病，腹部大動脈瘤など），線溶均衡型（臓器症状，出血症状とも軽度，固形癌など）の3病型に分類される（図5）．
- 基礎疾患は白血病，固形癌，敗血症が多い．
- 血小板減少．
- aPTT，PT延長．
- フィブリノゲン減少，血沈遅延，破砕赤血球．
- FDP増加，Dダイマー増加．
- 循環不全，出血症状，中枢神経症状，多臓器不全の出現．

血友病

- 伴性劣性遺伝の先天性疾患．血友病Aでは第Ⅷ因子，血友病Bでは第Ⅸ因子が欠乏して出血傾向を呈する．
- 関節内出血，筋肉内出血など深部出血をきたす．
- 血小板数正常，aPTT延長，PT正常を示す．

抗リン脂質抗体症候群

- 自己免疫機序により抗リン脂質抗体（抗カルジオリピン抗体，ループスアンチコアグラント）が産生される．正確な機序は不明だが凝固亢進する．
- 脳梗塞，心筋梗塞，肺塞栓，深部静脈血栓症などの反復，習慣性流産がみられる.

- aPTT延長，時にPT延長を示すが，出血傾向でなく凝固亢進する.
- 梅毒血清反応生物学的偽陽性，抗リン脂質抗体陽性を示す.

2 実践での使いこなしポイント

1）PT，aPTT延長へのアプローチ

PT，aPTT延長の鑑別疾患

凝固系検査	代表的な疾患
PTのみ延長	第Ⅶ因子欠乏，ビタミンK欠乏，ワルファリン投与，肝疾患
aPTTのみ延長	von Willebrand病，抗リン脂質抗体症候群，血友病A（第Ⅷ因子欠乏），血友病B（第Ⅸ因子欠乏）
PT/aPTTとも延長	DIC，ヘパリン投与，重度のビタミンK欠乏，ワルファリン過量，重度の肝疾患

2）FDP，Dダイマー上昇へのアプローチ

FDP，Dダイマー上昇の鑑別疾患

線溶系検査	代表的な疾患
FDP上昇	DIC，血栓性血小板減少性紫斑病/溶血性尿毒症症候群（TTP/HUS），血栓症，肝硬変，線溶療法（ウロキナーゼ，t-PAなど），血腫
Dダイマー上昇	血栓塞栓症（肺塞栓，深部静脈血栓症など）*

＊ただし上昇しているからといって確定診断はできない

3 鑑別疾患に対する検査特性

Dダイマーと血栓症

- Dダイマー（ラテックス凝集法）の検査特性はメーカーによって異なるが，血栓症に対して感度が高く特異度は低い傾向は同じである.
- これは，深部静脈血栓症，肺塞栓症ではDダイマーは陽性になるが，術後，担癌患者，微少な病的意義の少ない血栓でも陽性になるので深部静脈血栓症，肺塞栓症の確定診断はできないが，陰性であればこれらの疾

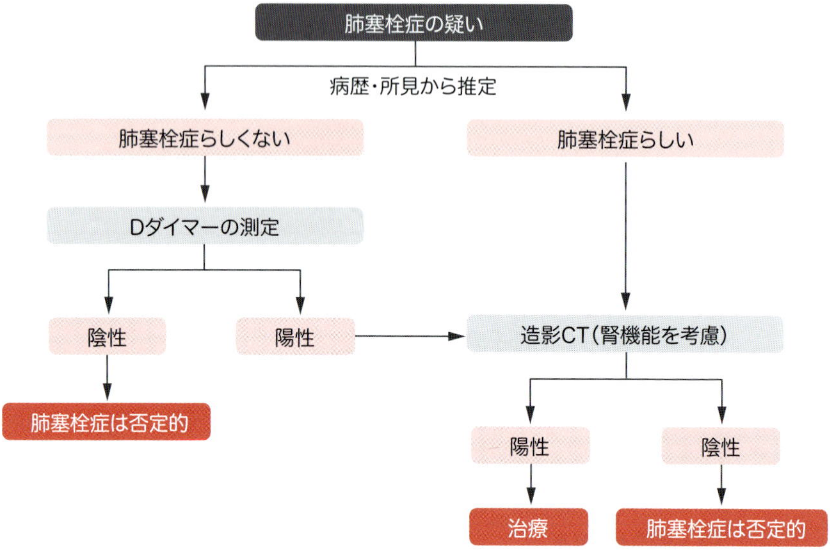

図6 肺塞栓症の診断ストラテジー

肺塞栓症の診断にDダイマーを利用するときには，まずWells criteriaなどの臨床スコアで検査前確率（肺塞栓症らしさ）を評価し，肺塞栓症らしければ造影CTで確定診断を，肺塞栓症らしくなければDダイマーで除外診断をすることが推奨されている．文献2を参考に作成

患の可能性は低くなることを意味する．つまり，Dダイマーは陰性のときにより有用な検査である（図6）．

- 深部静脈血栓症に対するDダイマーの検査特性[3)]

感度 97％（89 to 100），特異度 47％（40 to 53），LR＋（陽性尤度比）1.8，LR－（陰性尤度比）0.06

- 肺塞栓症に対するDダイマーの検査特性[3)]

感度 94％（83 to 99），特異度 42％（36 to 40），LR＋ 1.6，LR－ 0.14

参考文献

1）樋口敬和：DIC（disseminated intravascular coagulation：播種性血管内凝固）．日本内科学会雑誌，101：3256-3260，2012

2）Christopher Study Investigators：Effectiveness of Managing Suspected Pulmonary Embolism Using an Algorithm Combining Clinical Probability, D-Dimer Testing, and Computed Tomography. JAMA, 295：172-179, 2006

3）Bates SM, et al：A latex D-dimer reliably excludes venous thromboembolism. Arch Intern Med, 161：447-453, 2001

生化学検査
6 肝機能
(AST/ALT, ALP/γGTP, ビリルビン, 蛋白合成能)

横江正道，野口善令

1 基準値

肝細胞逸脱酵素	AST（GOT）（IU/L）	13～33
	ALT（GPT）（IU/L）	男：8～42，女：16～27
胆道系酵素	ALP（IU/L）	100～325
	γGTP（IU/L）	男：0～50，女：0～30
T-Bil（mg/dL）		0.2～1.2
PT（%）		80～130
Alb（g/dL）		3.7～4.9
ChE（IU/L）		男：200～465，女：180～355（p-HBC基質）
TP（g/dL）		6.3～7.8

基準値は施設により異なる（第1部-3参照）

2 何を測定しているのか

- **AST**：肝細胞に含まれるアミノ酸を代謝する酵素．以前はGOTと呼ばれた．肝細胞をはじめ赤血球，心筋，骨格筋など生体内に広く分布する．
- **ALT**：ASTと同様の性格をもつ酵素．以前はGPTと呼ばれた．比較的肝細胞に特異的に存在する．
- **ALP（アルカリホスファターゼ）**：リン酸モノエステルを加水分解する酵素．胆管細胞，骨に分布する．
- **γGTP（γグルタミルトランスペプチダーゼ）**：生体内のγグルタミルペプチドのγグルタミル基を他のペプチド，アミノ酸に転移する酵素．細胆管，毛細胆管細胞の細胞膜に存在する．
- **ビリルビン**：総ビリルビン（T-Bil）は，間接型ビリルビン（I-Bil）と直接型ビリルビン（D-Bil）の総和．ビリルビンは，赤血球中のヘモグロビンが分解されてできる色素である．主に脾臓で間接型（非抱合型）ビリルビンが生成され，肝に運搬されて肝細胞内でグルクロン酸抱合され直接型（抱合型）ビリルビンとなって，毛細胆管に排泄され胆汁の成分になる．

- **PT（プロトロンビン時間）**：凝固因子の多くは肝細胞で産生されるため肝細胞の蛋白合成能障害で延長する．プロトロンビンは半減期が5時間と短く急性期肝機能障害の指標となる．
- **Alb（アルブミン）**：肝で産生される生体内の蛋白の成分．半減期が約7日間と長く，主に慢性肝障害（肝硬変など）の蛋白合成能障害の指標となる．
- **ChE（コリンエステラーゼ）**：肝で産生される酵素．半減期が約10日間と長く，主に慢性肝障害（肝硬変など）の蛋白合成能障害の指標となる．測定法により基準値が大幅に異なるので注意が必要．
- **TP（総蛋白）**：体内で合成される総蛋白の約50％が肝臓で合成されるため，蛋白合成能障害の指標となる．

3 どのようなときに行われるか

肝臓の障害の有無，病態の区別（どの部位，機能が障害されているか），重症度の評価などの目的で行われる．

①肝細胞障害（肝細胞の破壊）：AST/ALT，ビリルビン
②胆道系障害（胆管細胞，胆道の異常）：ALP/γGTP，ビリルビン
③蛋白合成能障害：PT，Alb，ChE，TP

4 異常値に対する代表的な鑑別疾患

疾患名	頻度
ウイルス性肝炎	中程度
伝染性単核球症	多い
アルコール性肝炎（肝障害）	多い
脂肪肝	多い
NASH	不明
肝硬変	中程度
肝細胞癌，胆管癌，転移性肝癌	少ない
薬剤性肝障害	不明（実際には中程度～多いと思われる）
急性胆管炎	中程度
血流障害（うっ血肝・ショック肝）	稀（病態による）
自己免疫関連肝疾患〔原発性胆汁性肝硬変（PBC），原発性硬化性胆管炎（PSC），自己免疫性肝炎〕	少ない

1 病態生理からわかる鑑別疾患

● AST/ALT

- 肝細胞に含まれ肝細胞が破壊されると血液中に流出する．血中濃度の上昇で肝細胞障害の程度を推定できる（逸脱酵素，図1）．
- 肝硬変，劇症肝炎などのように肝細胞の破壊が進行した状態では枯渇し

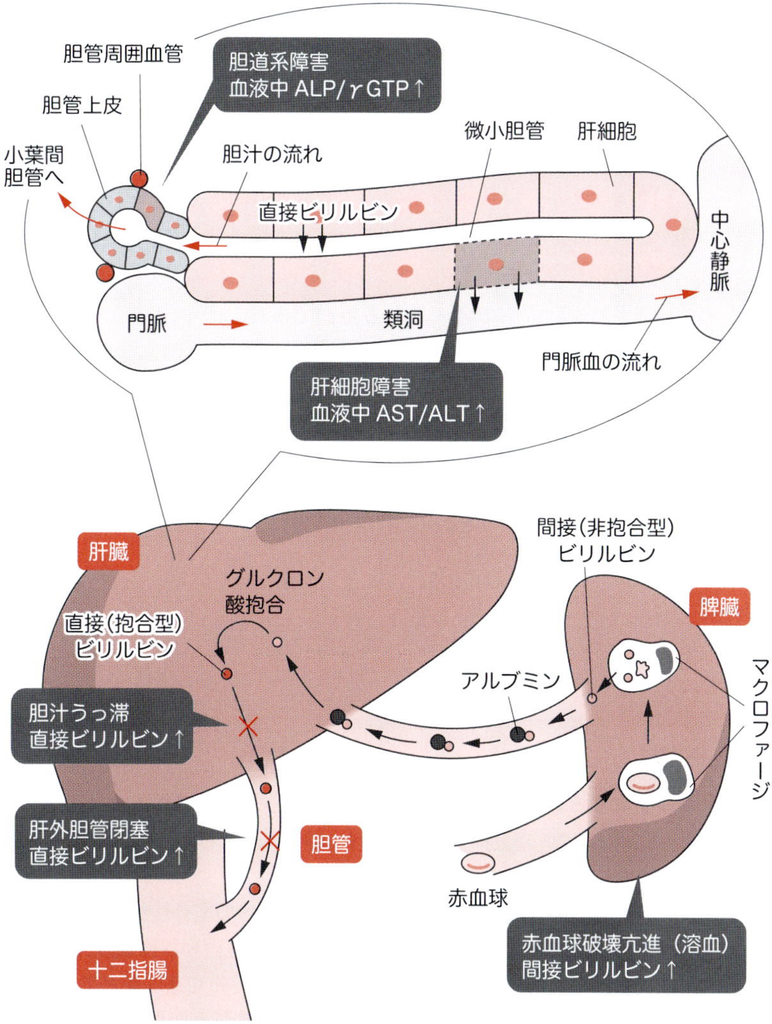

図1 肝の正常と病態の生理

て上昇しないことがある.

- びまん性肝障害を起こす急性ウイルス肝炎，ショック肝，うっ血肝，一部の薬剤性肝障害などで著明に上昇する
- ASTは，赤血球，心筋，骨格筋にも多く含まれるので溶血，急性心筋梗塞，横紋筋融解などでも上昇する

● ALP/γGTP

- 胆管上皮細胞の細胞膜に分布し，胆管障害，胆汁分泌障害，胆道閉塞により血液中に逆流する．血中濃度の上昇は胆道系の障害を意味する（胆道系酵素，図1）.

● ビリルビン（図1）

- 直接ビリルビン：肝細胞障害（胆管への分泌障害），胆汁うっ滞，胆管閉塞により，直接ビリルビンが血液中に漏出し血中濃度が上昇する.
- 間接ビリルビン：通常溶血により上昇する．先天的に非抱合型（間接）ビリルビンを抱合する酵素が少ない人でも上昇する（体質性黄疸).

● PT，Alb，ChE，TP

- いずれも肝細胞で合成される蛋白である．血中濃度の低下は肝の蛋白合成能の障害を意味する.
- 急性肝炎，劇症肝炎，慢性肝炎，肝硬変など広範に肝細胞が障害される病態で低化する.
- PTは急性障害（急性肝炎，劇症肝炎など），Alb，ChE，TPは慢性障害（慢性肝炎，肝硬変など）の指標に利用される.

memo

ALP上昇

- ALPが上昇する場合，大半は①肝型，または，②骨型である.
- 大まかにはγGTPの上昇を伴っていれば肝型，伴わなければ骨型と判断してよい.
- 骨型ALP上昇は，骨疾患（くる病・骨軟化症，癌の造骨性骨転移，骨折の治癒期，副甲状腺機能亢進症，慢性腎不全による二次性副甲状腺機能亢進症），甲状腺機能亢進症（骨代謝速度の亢進），小児（骨成長の亢進）などでみられる.
- 肝型・骨型以外では妊娠後期に，胎盤型ALP上昇がみられる.

2 実践での使いこなしポイント

- AST/ALT, ALP/γGTP, ビリルビンの3つの組合せから，表1の5分類のどのパターンに当てはまるか大まかに推定する．必ずしも厳密に分類できるわけではないが，どのパターンに近いかをみることが病態の理解と診断の助けになる．
- 蛋白合成能障害があれば，疾患によらず広汎で重症であることが示唆される．

1）診断のためのフローチャート

- 肝障害のパターンを分類したら，疾患に対する特異度の高い検査を行って鑑別診断を絞っていく（図2）．ただし，これらの検査を手当たり次第行う前に病歴や身体所見に戻って検査前確率を評価しなければならない．
- NASHのように特異度の高い非侵襲性検査が存在しない疾患では肝生検による病理診断が必要になる．

表1 ● 肝障害の5分類パターン

びまん性肝細胞障害	腫瘤性病変	浸潤性病変	肝内胆管障害，胆汁うっ滞	肝外胆管閉塞
AST/ALT ↑～↑↑ ALP/γGTP ↑ 直接ビリルビン ↑～↑↑	AST/ALT →または↑ ALP/γGTP ↑↑ 直接ビリルビン →	AST/ALT →または↑ ALP/γGTP ↑↑ 直接ビリルビン →	AST/ALT →または↑ ALP/γGTP ↑↑ 直接ビリルビン ↑↑	AST/ALT →または↑ ALP/γGTP ↑↑ 直接ビリルビン ↑↑
急性ウイルス性肝炎（A，B，C，D，E），伝染性単核球症，急性アルコール性肝炎，脂肪肝，ショック肝・うっ血肝，門脈閉塞，Budd-Chiari症候群，肝細胞型薬剤性肝障害	肝細胞癌，胆管癌，転移性肝腫瘍	サルコイドーシス，結核，非定型抗酸菌症，薬剤性肝障害	慢性肝炎・肝硬変の一部，胆汁うっ滞型薬剤性肝障害，原発性胆汁性肝硬変	胆管炎，総胆管結石症，肝外胆管閉塞，胆管癌，術後胆管狭窄，カロリ病，硬化性胆管炎
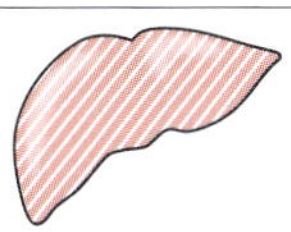	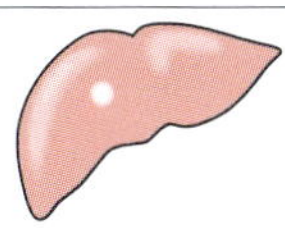	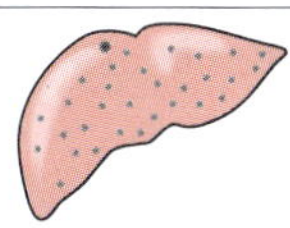	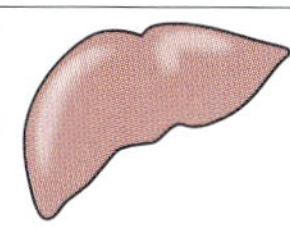	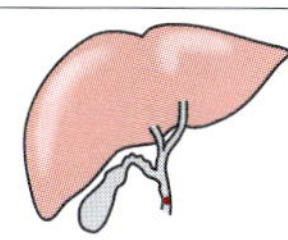

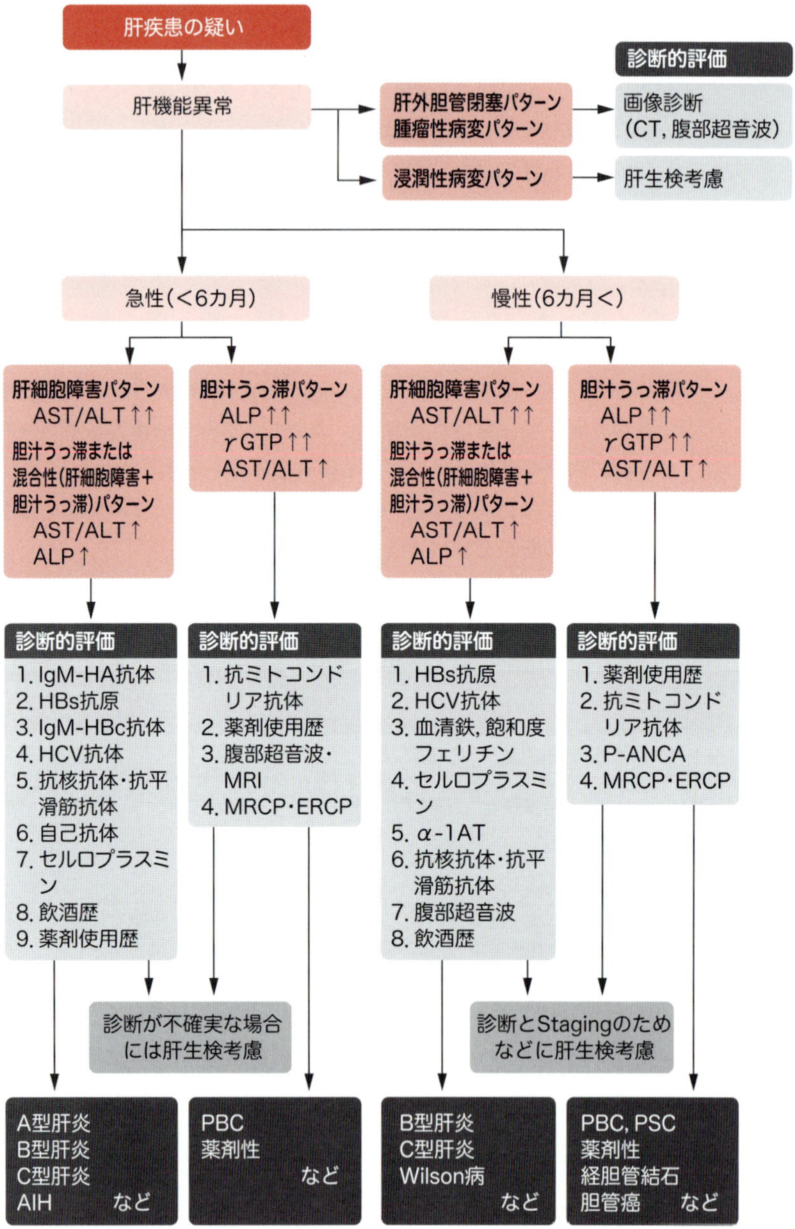
肝疾患の疑い
肝機能異常
肝外胆管閉塞パターン
腫瘤性病変パターン
浸潤性病変パターン
診断的評価
画像診断
(CT, 腹部超音波)
肝生検考慮
急性(<6カ月)
慢性(6カ月<)
肝細胞障害パターン
AST/ALT↑↑
胆汁うっ滞または
混合性(肝細胞障害+
胆汁うっ滞)パターン
AST/ALT↑
ALP↑
胆汁うっ滞パターン
ALP↑↑
γGTP↑↑
AST/ALT↑
肝細胞障害パターン
AST/ALT↑↑
胆汁うっ滞または
混合性(肝細胞障害+
胆汁うっ滞)パターン
AST/ALT↑
ALP↑
胆汁うっ滞パターン
ALP↑↑
γGTP↑↑
AST/ALT↑
診断的評価
1. IgM-HA抗体
2. HBs抗原
3. IgM-HBc抗体
4. HCV抗体
5. 抗核抗体・抗平滑筋抗体
6. 自己抗体
7. セルロプラスミン
8. 飲酒歴
9. 薬剤使用歴
診断的評価
1. 抗ミトコンドリア抗体
2. 薬剤使用歴
3. 腹部超音波・MRI
4. MRCP・ERCP
診断的評価
1. HBs抗原
2. HCV抗体
3. 血清鉄, 飽和度フェリチン
4. セルロプラスミン
5. α-1AT
6. 抗核抗体・抗平滑筋抗体
7. 腹部超音波
8. 飲酒歴
診断的評価
1. 薬剤使用歴
2. 抗ミトコンドリア抗体
3. P-ANCA
4. MRCP・ERCP
診断が不確実な場合には肝生検考慮
診断とStagingのためなどに肝生検考慮
A型肝炎
B型肝炎
C型肝炎
AIH など
PBC
薬剤性
など
B型肝炎
C型肝炎
Wilson病
など
PBC, PSC
薬剤性
経胆管結石
胆管癌 など

図2 ● 診断のためのフローチャート
文献1を参考に作成

- 患者の状態，予想される予後，検査の侵襲性を勘案して肝生検を行うかどうかを判断しなければならない.

2）A型肝炎へのアプローチ

- 詳細は第2部-20参照.
- AST・ALTは基準値の5～10倍になる.

3）B型肝炎へのアプローチ

- 詳細は第2部-20参照.
- AST・ALTは基準値の5～10倍になる.

4）C型肝炎へのアプローチ

- 詳細は第2部-20参照.
- AST・ALTは多くは基準値の5倍以内であることが多い.

5）アルコール性肝炎へのアプローチ

- 大酒家（＝日本酒換算1日5合×10年以上継続）に多い.
- 長期大量飲酒であれば，すでに肝硬変に進展していることもある〔8）肝硬変へのアプローチ参照〕. その際はASTもALTも高値にならない.
- 低栄養になっている場合も多い.

point **AST優位かつ通常は300 IU/L以下とする意見もあるが，必ずしもそうではない場合もある.**

6）脂肪肝へのアプローチ

- アルコール飲酒による脂肪肝では，常習飲酒家（＝日本酒換算1日3合×5年以上継続）に多い.
- 飲酒以外の原因には高カロリー食がある.
- ALTが軽度上昇していることが多いと言われる. 高脂血症を伴うこともあるので，TG, T-Cholなども参考にする.
- 超音波検査でBright Liverや肝腎コントラストを評価する（図3）.

point **基本的には健常者での肝機能障害で最も多いのが脂肪肝である.**

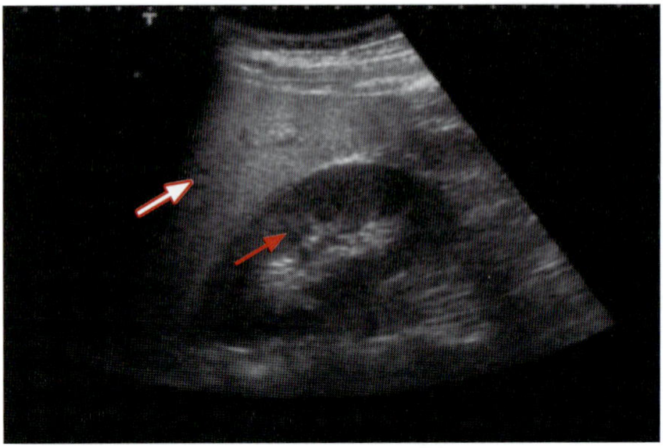

図3 ● 肝腎コントラスト陽性の超音波像
肝腎コントラスト：肝が白く（⇨）腎が黒い（➞）

7）NASH（non-alcoholic steato-hepatitis）へのアプローチ

- 飲酒歴のない脂肪肝（正確には「脂肪肝炎」）である．
- ALTが軽度上昇していることが多い．
- NASHを確定診断するためには肝生検が必須．

8）肝硬変へのアプローチ

- 背景に慢性B型肝炎や慢性C型肝炎，アルコール性肝炎があることが多いので，病歴聴取や既往歴などで確認する．未確認の場合には，ウイルスマーカーなどを評価する．
- 蛋白合成能が低下し，アルブミン，ChEの低下，PT延長がみられることが多い．
- 血小板減少，画像所見（不整な肝表面，脾腫）と合わせて診断する．
- 腹水，くも状血管腫，Medusaの頭などの身体所見を認める場合には門脈圧亢進症を疑い食道静脈瘤の評価をする．

point☞ AST・ALTは100 IU/L以下で推移していることが多い．

9）肝細胞癌・転移性肝腫瘍へのアプローチ

- ほとんどの患者が，B型肝炎やC型肝炎，アルコール性肝炎などの基礎疾患をもち，肝硬変を経て肝細胞癌を発症する（memo参照）．
- 背景疾患がない患者の肝腫瘍は転移性肝腫瘍を疑う．

point☞ 肝細胞癌を疑うのであれば，超音波検査，造影CT，MRIなどの画像診断で評価する．

10）伝染性単核球症へのアプローチ

- 詳細は第2部-4，21参照．
- AST・ALTは5～10倍（300～500 IU/L）程度まで上がることがある．

11）急性胆管炎へのアプローチ

- 腹痛・発熱・黄疸のCharcot 3徴が全部そろっていれば，誰もが診断できるが，黄疸がない場合もあるし，腹痛がない場合も少なくない．
- ALPやγGTPが上昇していることが多い．
- 診断基準としては，Tokyo Guidelines 2013（TG13）[2)]が国際的に定められている．
- 総胆管結石や一部では胆管癌が原因になっていることが多い．

point☞ TG13の胆管炎診断基準の肝機能（ALP，γGTP，AST，ALT）は基準値の1.5倍以上を陽性と考えることになっている．

12）胆管癌へのアプローチ

- 腹痛を伴わずに，緩徐に進行する黄疸の場合に疑う．
- ASTやALTの上昇は正常から軽度上昇をきたし，ALPやγGTPも上昇していることが多い．
- 黄疸が目立つ場合と目立たない場合がある．
- 診断を進めるうえでMRCP，DIC-CTなどの画像診断を行う（場合によりERCP）．

memo

- 10年単位に慢性C型肝炎が徐々に進行し，肝線維化が進んで，組織像が悪化していくなかで，血小板数が減少し，かつ肝での発癌率が高くなっていくと言われている[3)]．

13）うっ血肝（passive congestion）と ショック肝（ischemic hepatitis）へのアプローチ

- いずれの状態もAST・ALTは10倍程度まで上がる．千単位や万単位に上がることもある．
- AST・ALT値だけでは，うっ血肝とショック肝は区別がつかないことも多いが，循環動態は大きく異なる．
- うっ血肝は右心不全で肝臓に血液が充満，ショック肝は循環不全から肝臓が虚血になって肝機能異常が現れる．

14）原発性胆汁性肝硬変（PBC）へのアプローチ

- PBC（primary biliary cirrhosis）は，女性に多く，典型例は中年女性における皮膚瘙痒感などを主訴とする原因不明の肝硬変である．
- 無症候性が多いため，多くは検査値（AST，ALT，ALP，γGTP）に異常をきたして受診する．
- 自己免疫により肝内の小さな胆管（特に小葉間胆管）が障害され，肝内胆汁うっ滞が起こる（図4）．
- 自己抗体として抗ミトコンドリア抗体のチェックを行う．

15）原発性硬化性胆管炎（PSC）へのアプローチ

- PSC（primary sclerosing cholangitis）は，男性に多く，成人男性が発熱や黄疸，肝機能異常を伴う場合では鑑別疾患の1つとしてPSCを考える．
- 炎症性腸疾患（多くは潰瘍性大腸炎）を伴っている場合もある．

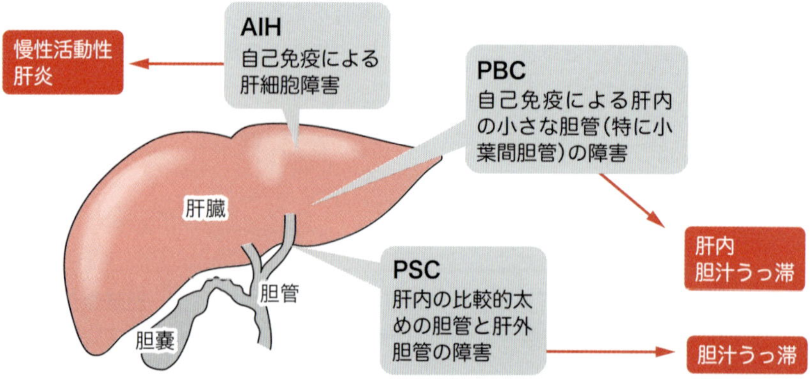

図4 PBC，PSC，AIHと肝障害

- 肝内の比較的太めの胆管と肝外胆管の障害により胆汁うっ滞をきたす（図4）.
- P-ANCA陽性例があるため，自己抗体としてP-ANCAのチェックを行う.

16）自己免疫性肝炎（AIH）へのアプローチ

- 中年女性に多く，発熱・関節痛などを訴える場合もある.
- 自己免疫による肝細胞障害で慢性活動性肝炎をきたす（図4）.
- 関節リウマチやSjögren症候群との合併例もみられるため，既往歴や治療歴などを病歴聴取で確認すべきである.
- Type 1とType 2に大別されるが，日本ではType 1が多い.
- 自己抗体としてAIHのType 1に出現率が高い抗核抗体・抗平滑筋抗体をチェックする.

3 鑑別疾患に対する検査特性

1）肝生検と原因不明の肝機能障害

原因不明の肝機能障害では，フローチャート（図2）にも記載したように最終的には肝生検をして診断をつけることが教科書レベルでは記載されている. 原因のよくわからない肝機能異常に肝生検を行って確定診断をつけた2つの研究では，66～84％が脂肪変性や脂肪肝，脂肪肝炎であったと報告されている（表2）[4)5)].

これらの研究の対象は正常上限2倍までの肝機能異常である. 軽度AST・ALTの異常の多くは，その多くがアルコール関連の脂肪変性・脂肪肝，もしくはNASH（non-alcoholic steato-hepatitis：非アルコール性脂肪肝炎）と考えてもよさそうである.

2）AST・ALTと肝機能障害

図5にアミノトランスフェラーゼ（AST/ALT）のレベルと各疾患の関係を示す. 大まかではあるが，AST・ALTのレベルからあたりをつけることはできるようである.

しかし，100前後の数字などは，どの状況でも当てはまる感じであり，疾患特異性が高くはない. あくまでも参考値として捉えるべきと考える.

表2 ● 原因不明の肝機能障害に対する肝生検による診断

最終診断	n	%
NASH	120	34
NAFLD	115	32
原因不明の肝炎	32	9
薬剤性肝障害	27	7.6
正常肝	21	5.9
アルコール	10	2.8
自己免疫性肝炎	7	1.9
肉芽腫/サルコイドーシス	6	1.7
原発性胆汁性肝硬変（PBC）	5	1.4
原発性硬化性胆管炎（PSC）	4	1.1
ヘモクロマトーシス	3	0.9
その他	4	1.1

文献4より引用

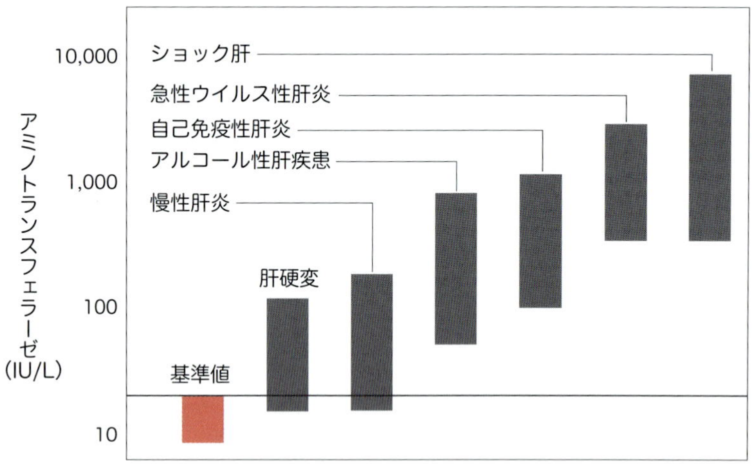

図5 ● アミノトランスフェラーゼのレベルと各疾患の関係
文献6より引用

参考文献

1） Ghany M & Hoofnagle JH：Approach to the patient with Liver Disease.「Harrison's Principles of Internal Medicine 17th ed」（Fauci A, et al, eds）, pp1918-1923, McGraw-Hill Professional, 2008
2） Kiriyama S, et al：New diagnostic criteria and severity assessment of acute cholangitis in revised Tokyo Guidelines. J Hepatobiliary Pancreat Sci, 19：548-556, 2012
3）「慢性肝炎の治療ガイド」（日本肝臓学会／編），文光堂，2004
4） Skelly MM, et al：Findings on liver biopsy to investigate abnormal liver function tests in the absence of diagnostic serology. J Hepatol, 35：195–199, 2001
5） Daniel S, et al：Prospective evaluation of unexplained chronic liver transaminase abnormalities in asymptomatic and symptomatic patients. Am J Gastroenterol, 94：3010-3014, 1999
6） Giannini EG, et al：Liver enzyme alteration: a guide for clinicians. CMAJ, 172：367-379, 2005
7） 平成17年「最新の科学的知見に基づいた保健事業に関わる調査研究：基本的健康診査の健診項目のエビデンスに基づく評価に関わる研究」（分担研究者：福井次矢）
8） Wolf DM, et al：Lymphocyte-White Blood Cell Count Ratio: A Quickly Available Screening Tool to Differentiate Acute Purulent Tonsillitis From Glandular Fever.
9）「異常値の出るメカニズム 第6版」，（河合 忠 ほか／編），pp237-239「アミノトランスフェラーゼ（トランスアミナーゼ）（ASTとALT）」，医学書院，2013
10） 横江正道：肝機能の読み方を教えてください．レジデントノート，12：2414-2423, 2011
11）「科学的根拠に基づく急性胆管炎・胆嚢炎の診療ガイドライン 第1版」（急性胆道炎の診療ガイドライン作成出版委員会／編），医学図書出版，2005
12）「主治医として診る救急からの入院治療」（岩田充永／編），羊土社，2010
13）「病気がみえる vol. 1 消化器 第4版」（福本陽平 ほか／監），メディックメディア，2010

memo

CQ：無症候の健常成人を対象に，脂肪肝，アルコール性肝障害，ウイルス性肝疾患を発見する目的で「肝機能検査」を行うことは推奨されるか？

というClinical Questionに対して，平成17年の「最新の科学的知見に基づいた保健事業に関わる調査研究：基本的健康診査の健診項目のエビデンスに基づく評価に関わる研究（分担研究者：福井次矢先生）」[7]では次のように答えている．

A：「そのような健診項目を実施することが推奨できるともできないともいえない．このような検査の有効性を示唆する証拠は不十分である（推奨レベルIns）」．

● 解説

この報告書のなかで，AST，ALT，γGTPの検査特性に関して，報告されている．特異度はおおむね良好であったものの，感度はかなり低く，脂肪肝についての感度は最も高いALTで35.8％（BMIと同等），肥満のないアルコール多飲については最も高いγGTPで20.5％，HCV感染症については最も高いALTで45.5％，HBV感染症については最も高いALTで31.3％であった．

このように健診でAST，ALT，γGTPなどは必ずと言ってよいほど測定されているが，脂肪肝症例を検出していることが多く，予後不良な疾患ではないため，健診を行ったとしても予後不良疾患を多く拾い上げることにはつながっていないと思われる．

7 生化学検査 腎機能（BUN/Cre）

横江正道，野口善令

1 基準値

BUN（mg/dL）	8～20
Cre（mg/dL）	男：0.8～1.3，女：0.7～1.0（Jaffe法）

基準値は施設により異なる（第1部-3参照）

2 何を測定しているのか

- **BUN（血中尿素窒素）**：血液中の尿素に含まれている窒素を測定している．腎機能低下で上昇する．
- **Cre（クレアチニン）**：クレアチンの最終産物で，腎臓の糸球体で濾過されたあと，尿細管で再吸収はなく分泌もわずかであるため，糸球体濾過量（GFR）の指標として用いられる．腎機能低下で上昇する．

3 どのようなときに行われるか

- 腎臓に異常があるかどうかを評価するために検査する．
（例：健康診断，人間ドックなどでも行われるし，一般採血項目の多くに採用されている）
- 腎機能の低下によりBUN上昇，Cre上昇を示す（すなわち腎臓で濾過されずに循環に戻るため）．

4 異常値に対する代表的な鑑別疾患

疾患名	頻度
急性腎障害（腎前性）	多い
急性腎障害（腎性）	少ない

急性腎障害（腎後性）	少ない
慢性腎臓病	多い

1 病態生理からわかる鑑別疾患

- BUN（血中尿素窒素）は肝臓でアンモニアから合成される．
- Cre（クレアチニン）は，筋肉内のクレアチンから産生される．
- いずれも，血流により腎臓に運ばれ，腎臓の糸球体でろ過され尿細管から尿中に排泄される（図1）．
- BUNは尿細管で分泌・再吸収が行われるが，Creはほとんど分泌・再吸収されずに排泄される．
- したがって，Creの方が糸球体濾過量GFR（≒腎機能）をより正確に反映する指標である．

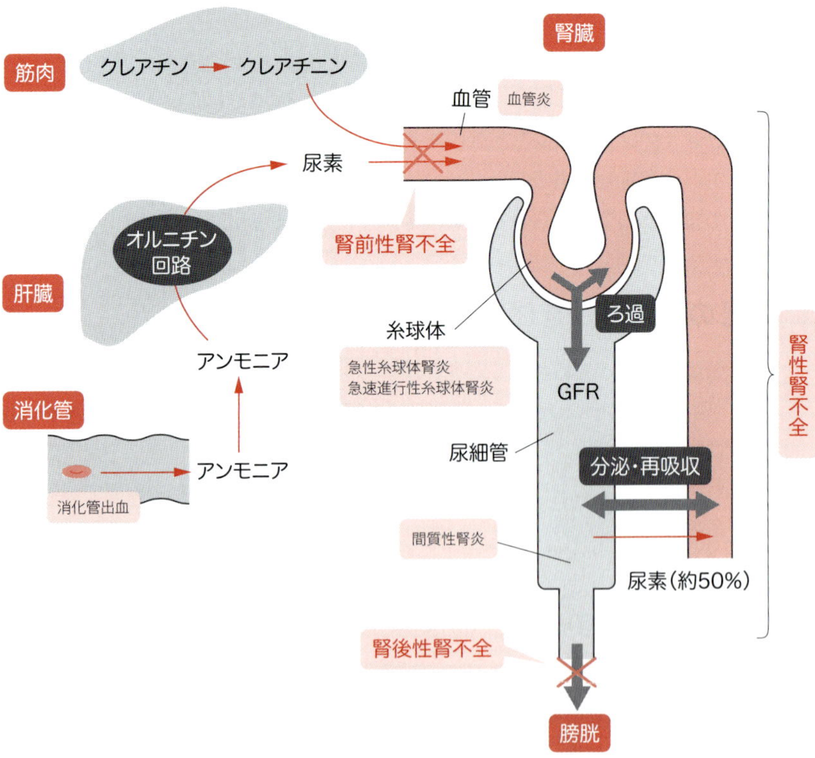

図1 腎の正常と病態の生理

1）BUN/Cre上昇の原因

▶産生の増加（BUN上昇に影響）
食事の影響（高蛋白食など），消化管出血（腸管内で分解された赤血球からのアンモニア産生が高まる，図1参照）

▶排泄の減少（BUN/Cre上昇に影響）
腎血流の減少（腎前性）
腎実質の障害（腎性）
尿路の閉塞（腎後性）

▶BUN産生は食事，消化管出血など体内での産生の影響で増減するが，Cre産生は筋肉量のみに依存し産生量はほぼ一定である．なお，男性は，女性よりも筋肉量が多いのでCreも高めとなる．

▶この理由からもCreはBUNよりも腎機能の指標として優れている．

2）BUN/Cre比

▶BUNは腎機能以外の要因で変動するが，Creは変動しない．このため，BUN/Cre比をみることで腎疾患以外の病態の推定ができる．健常者では，BUN/Cre比は10前後である．

▶BUN/Cre比＜10：低蛋白食の可能性．

▶BUN/Cre比＞10：蛋白過剰摂取，消化管出血，脱水症，蛋白異化亢進（熱傷，高熱，大量ステロイド投与，手術，消耗性疾患など）の可能性．

3）急性腎障害（急性腎不全）

▶急激に腎機能が低下し，体液の恒常性が維持できなくなった状態．

▶血清Cre値が2.0～2.5 mg/dL以上（または前値の50％以上）へ急速に上昇し，尿量が減少する．

▶診断，ステージングの基準を統一するためAKIN分類（表1），RIFLE分類（図2）が発表されている．

▶急性腎障害は以下の3つに分類される（図3）．

・**腎前性腎障害（腎不全）**：細胞外液量減少，心臓のポンプ作用の低下，薬物などによって腎血流量が減少することが原因である．

・**腎性腎障害（腎不全）**：糸球体病変，急性間質性腎炎，急性尿細管壊死など腎実質の病変による．

・**腎後性腎障害（腎不全）**：後腹膜線維症，後腹膜への悪性腫瘍の浸潤，前立腺肥大/前立腺癌による腎以降の尿流障害が原因となる．

▶腎前性や腎後性の急性腎障害は治療されなければ腎性に移行する．

表1 ● AKIN分類

Stage	血清Cre	尿量
1	血清Creが0.3 mg/dL上昇 あるいはベースラインの1.5～2倍に上昇	＜0.5 mL/kg/時が6時間以上
2	血清Creがベースラインの2～3倍に上昇	＜0.5 mL/kg/時が12時間以上
3	血清Creがベースラインの3倍以上に上昇	＜0.3 mL/kg/時が24時間以上 あるいは，無尿が12時間以上

血清Creと尿量のより進行したStageを採用する．
透析患者はStage 3とする．
血清Cre≧4.0 mg/dLで急激に0.5 mg/dL以上増加しているものをStage 3とする．
文献1より転載

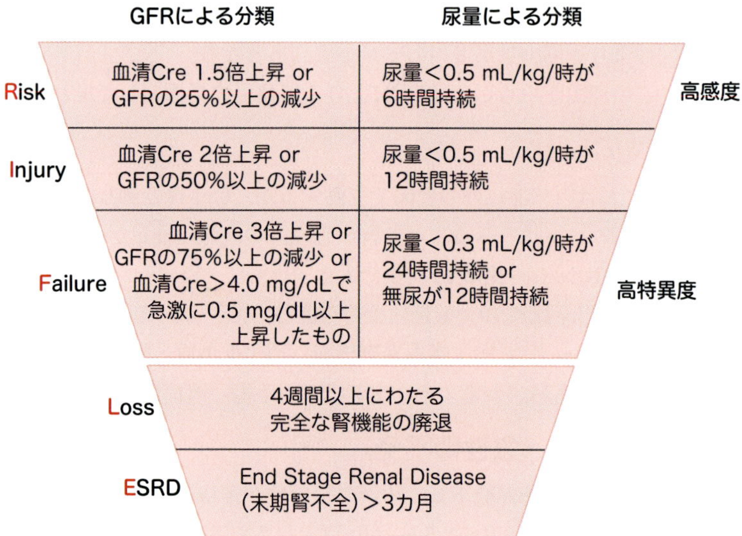

GFRによる分類
尿量による分類
Risk
血清Cre 1.5倍上昇 or
GFRの25%以上の減少
尿量<0.5 mL/kg/時が
6時間持続
高感度
Injury
血清Cre 2倍上昇 or
GFRの50%以上の減少
尿量<0.5 mL/kg/時が
12時間持続
Failure
血清Cre 3倍上昇 or
GFRの75%以上の減少 or
血清Cre>4.0 mg/dLで
急激に0.5 mg/dL以上
上昇したもの
尿量<0.3 mL/kg/時が
24時間持続 or
無尿が12時間持続
高特異度
Loss
4週間以上にわたる
完全な腎機能の廃退
ESRD
End Stage Renal Disease
(末期腎不全)>3カ月

図2 ● RIFLE分類
文献2より転載

4）間質性腎炎

- 尿細管と間質（ネフロンと血管の周囲の組織）の炎症により腎機能が障害される．

5）慢性腎臓病（CKD）

- さまざまな原因によって慢性に腎機能が低下した病態である．
- 糸球体濾過量（GFR）の低下（＝血清Creの上昇）がみられる．
- 尿検査（特に蛋白尿），画像，病理所見，身体所見などに，腎障害の所見がみられる．

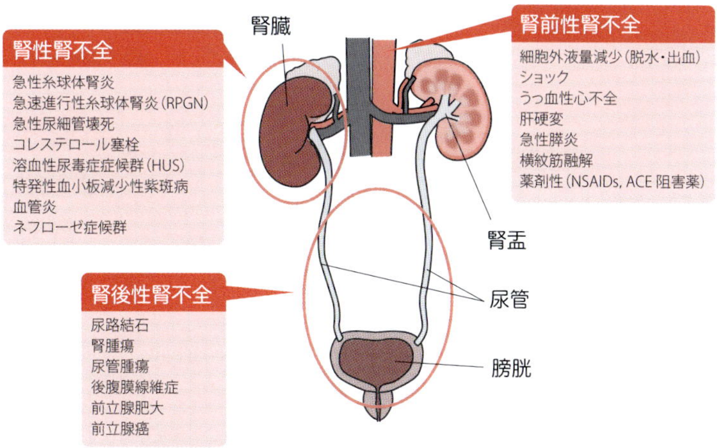

図3 ● 急性腎障害の分類

2 実践での使いこなしポイント

- 血清BUN/Creの上昇は，糸球体濾過量GFR（≒腎機能）の低下を意味する．
- 血清BUN/Creの上昇からは，腎機能低下の病態があることがわかるだけで，特定の原因疾患に結びつけることはできない．
- 腎障害の原因疾患の鑑別には，尿検査，他の特殊検査が必要になる（図4，5）．
- BUN/Cre比をみることで腎疾患以外の病態の推定がある程度できる．

1）急性尿細管壊死へのアプローチ

- 腎性急性腎障害の原因としては最も多い．
- 抗菌薬や造影剤などの薬剤性，横紋筋融解症，毒物などによる腎毒性と虚血性がある．
- 尿沈渣で，剥離した尿細管上皮細胞や，上皮円柱，顆粒円柱がみられることがある．
- 尿中β2ミクログロブリン（β2MG），尿中NAG（N-acetyl-β-D-glucosamine）をチェックする．

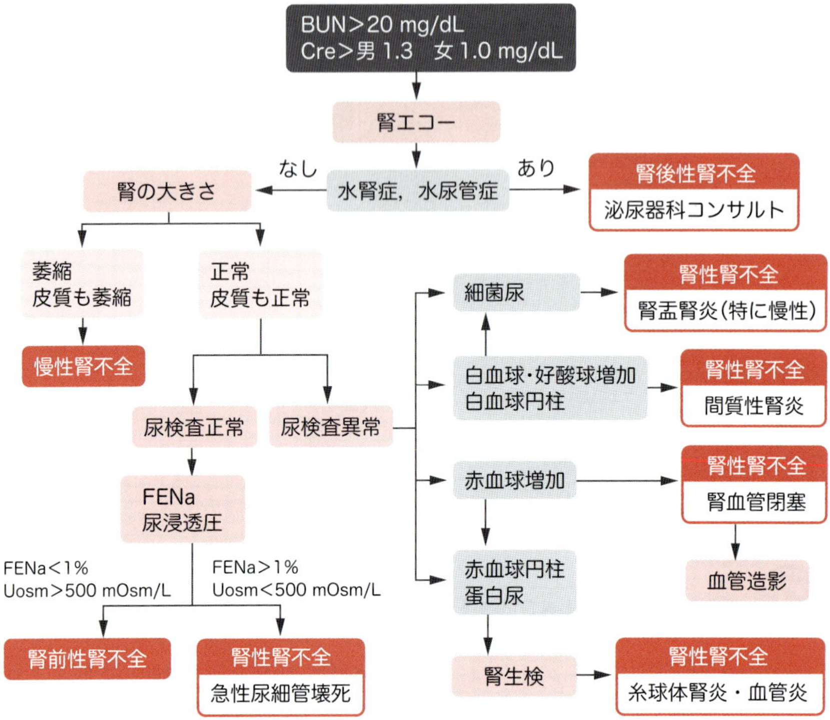

図4 ● BUN，Cre上昇をみたときの診断フローチャート

point FENaと尿浸透圧をチェックして腎前性腎不全と急性尿細管壊死を鑑別する（表2，図4）．

2）糸球体腎炎へのアプローチ

- 糸球体腎炎の鑑別を進めるためには，尿検査で血尿がメインなのか，蛋白尿がメインなのか，それとも両方なのかを考える．
- 血尿がメインならば腎炎症候群，蛋白尿がメインならばネフローゼ症候群，血尿も蛋白尿も出ていて急速に腎機能が低下しているときには急速進行性糸球体腎炎（RPGN）を考える．

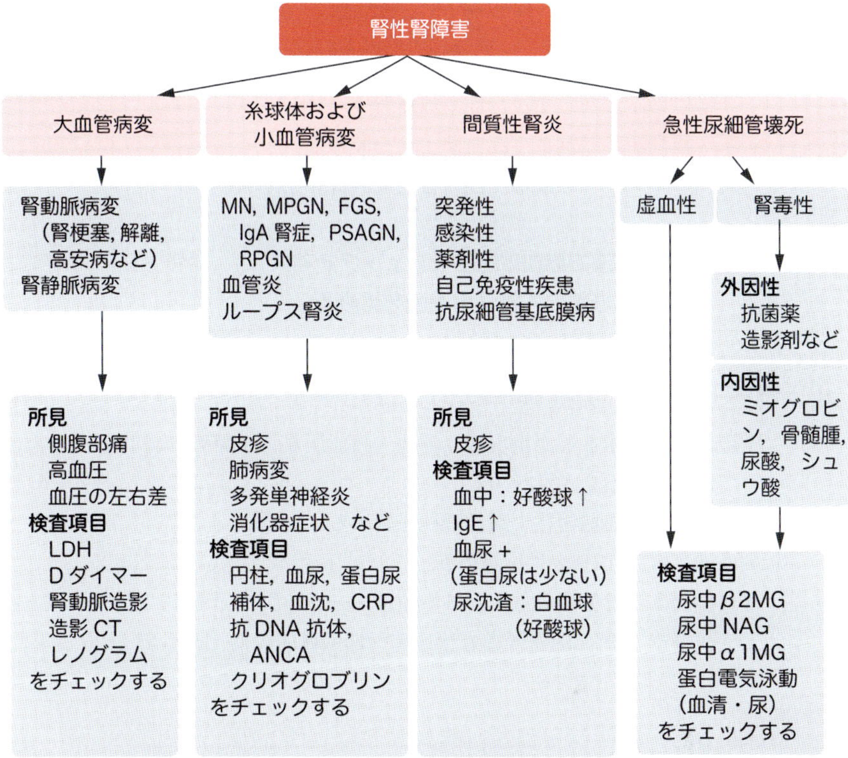

図5 腎性腎障害の鑑別フローチャートと検査項目

MN：膜性腎症，MPGN：膜性増殖性糸球体腎炎，FGS：巣状糸球体硬化症，PSAGN：溶連菌感染後急性糸球体腎炎，RPGN：急速進行性糸球体腎炎

表2 腎前性腎不全と急性尿細管壊死の鑑別

診断	BUN/Cre	FENa（%）	尿浸透圧（mOsm/kg）	尿中Na（mEq/L）	尿比重	尿沈渣
腎前性高窒素血症	＞20	＜1％	＞500	＜20	＞1.020	なし
虚血性急性尿細管壊死	＜20	＞1％	＜350	＞40	さまざま	顆粒円柱

3）急性腎炎症候群へのアプローチ

- 蛋白尿・血尿・乏尿・高血圧・浮腫などが出現し，日単位で経過する．
- 典型例は溶連菌感染後急性糸球体腎炎（PSAGN）であり，尿所見で血尿・蛋白尿，尿沈渣で赤血球円柱を認める．
- 時にネフローゼ症候群や慢性腎炎症候群を呈する．

point **尿沈渣で赤血球円柱をチェックする．**
咽頭培養でA群β溶連菌を認める．

4）急速進行性腎炎症候群へのアプローチ

- 蛋白尿・血尿などが出現し，浮腫，高血圧などを認め，週単位〜月単位で急速に腎不全が進行する．
- 尿沈渣で赤血球円柱・顆粒円柱を認める．
- 血沈高値，CRP上昇を認める．
- 典型例は半月体形成性（管外増殖性）糸球体腎炎である．Goodpasture症候群やANCA関連腎炎も急速進行性糸球体腎炎（RPGN）となる場合

memo

FENa：fractional excretion of sodium

- 定義：FENa（%）＝ CNa/Ccr × 100（%）
  ＝〔尿中Na濃度（mEq/L）×血清Cr濃度（mg/dL）〕/
  〔血清Na濃度（mEq/L）×尿中Cr濃度（mg/dL）〕×100（%）
- Naを保持できているかどうかを判別する検査である．
- 腎前性，腎性腎障害の鑑別に用いられる．
- 腎前性腎障害では腎血流減少に対してNaの排泄を少なくして保持しようとするためFENa＜1%となる．
- 腎性腎障害では尿細管障害によりNaを保持できなくなるためFENa＞1%となる．

尿浸透圧（Uosm）

- FENaと同様に腎前性，腎性腎障害の鑑別に用いられる．
- Naやその他の溶質を保持し濃縮尿を産生できているかどうかを判別する．
- 腎前性では濃縮尿（尿浸透圧高値）となる．
- 腎性（急性尿細管壊死）では等張尿となる．

がある.

- C-ANCA, P-ANCA, 抗GBM（糸球体基底膜）抗体などをチェック. ANCA↑などがあれば生検などを考慮する.

5）慢性腎炎症候群へのアプローチ

- 蛋白尿・血尿などが長期間（年単位）で持続し，徐々に腎不全が進行する.
- 1年以上の蛋白尿・血尿・円柱尿などの尿所見異常がある.
- 巣状糸球体硬化症（FGS），膜性腎症（MN），IgA腎症，糖尿病性腎症，ループス腎炎などがある.
- IgA腎症では感冒時に肉眼的血尿がみられるが，基本的には持続的顕微鏡的血尿である.
- IgA腎症を疑う場合は，血清IgAの上昇をチェックする.

6）ネフローゼ症候群へのアプローチ

- 原因疾患には巣状糸球体硬化症（FGS），膜性腎症（MN），膜性増殖性糸球体腎炎（MPGN），IgA腎症，ループス腎炎，糖尿病性腎症，微小変化群などがある.
- 浮腫・乏尿・体重増加などが突然発症する場合と，発症時期が明確でないまま蛋白尿や浮腫が徐々に増悪する場合がある.
- 急性発症する代表的な疾患は微小変化型ネフローゼ症候群（MCNS）があり，慢性経過で発症する疾患には膜性腎症などが多い.

表3 ● 成人ネフローゼ症候群の診断基準
（平成22年度厚生労働省難治性疾患対策進行性腎障害に関する調査研究班）

1）蛋白尿：3.5 g/日以上が持続する（随時尿において尿蛋白/尿クレアチニンが3.5 g/gCre以上の場合もこれに準ずる）.
2）低アルブミン血症：血清アルブミン値3.0 g/dL以下. 血清総蛋白量6.0 g/dL以下も参考になる.
3）浮腫
4）脂質異常症（高LDLコレステロール血症）

（注）
①上記の尿蛋白量，低アルブミン血症（低蛋白血症）の両所見を認めることが本症候群の診断の必須条件である.
②浮腫は本症候群診断の必須条件ではないが，重要な所見である.
③脂質異常症は本症候群の必須条件ではない.
④卵円形脂肪体は本症候群の診断の参考となる.
文献3より引用

▸蛋白尿が3.5 g/日以上であるかどうかをチェックする（表3）.
▸原因疾患の特定には腎生検を行う.

7）間質性腎炎（尿細管間質性腎炎）へのアプローチ

▸尿細管と間質に炎症をきたす病態である.
▸急性と慢性に分類される.
▸急性尿細管間質性腎炎の原因は，薬物（抗菌薬，NSAIDsなど）が多い.
▸慢性尿細管間質性腎炎の原因には尿路閉塞，膀胱尿管逆流，慢性腎盂腎炎，膠原病，毒物などがある.
▸血液検査で，BUN/Cre，好酸球，IgE上昇がみられる.
▸尿検査で，尿細管性蛋白尿，顕微鏡的血尿，白血球尿がみられる.
▸慢性尿細管間質性腎炎では，尿濃縮力低下による多尿がみられることがある.

3 鑑別疾患に対する検査特性

● 尿中β2ミクログロブリン・尿中NAGと急性尿細管壊死

β2ミクログロブリン，NAGは尿細管上皮に分布する酵素で，急性尿細管壊死や間質性腎炎で尿中に逸脱し高値となるが，診断に関する感度・特異度の報告は見つけられなかった.

● FENa，FEUNと腎前性急性腎障害

▸FENa＜1％を腎前性急性腎障害診断に用いた場合：
感度77％，特異度96％，LR＋（陽性尤度比）19.1，LR－（陰性尤度比）0.2
▸FEUN＜35％を腎前性急性腎障害診断に用いた場合：
感度90％，特異度96％，LR＋22.4，LR－0.1
（利尿薬の投与を受けた腎前性急性腎障害における感度の差：FEUNは利尿薬の影響を受けにくい）

● BUN/Cre比と消化管出血

▸BUN/Cre比≧30を消化管出血の診断に用いた場合：LR＋6.4，LR－0.65[4)]

参考文献

1）Mehta RL, et al：Acute Kidney Injury Network：report of an initiative to improve outcomes in acute kidney injury. Crit Care, 11：R31, 2007
2）Bellomo R, et al：Acute renal failure-definition, outcome measures, animal models, fluid therapy and information technology needs：The Second International Consensus Conference of the Acute Dialysis Quality Initiative（ADQI）Group. Crit Care, 8：R204-212, 2004
3）厚生労働省難治性疾患克服研究事業進行性腎障害に関する調査研究班難治性ネフローゼ症候群分科会：ネフローゼ症候群診療指針．日腎会誌，53：78-122，2011
4）Witting MD, et al：ED predictors of upper gastrointestinal tract bleeding in patients without hematemesis. Am J Emerg Med, 24：280-285, 2006
5）Carvounis CP, et al：Significance of the fractional excretion of urea in the differential diagnosis of acute renal failure. Kidney Int, 62：2223-2229, 2002
6）Pépin MN, et al：Diagnostic performance of fractional excretion of urea and fractional excretion of sodium in the evaluations of patients with acute kidney injury with or without diuretic treatment. Am J Kidney Dis, 50：566-573, 2007
7）Ghany M & Hoofnagle JH：Approach to the patient with Liver Disease.「Harrison's Principles of Internal Medicine 17th ed」（Fauci A, et al, eds）, pp1918-1923, McGraw-Hill Professional, 2008
8）「ワシントンマニュアル 第12版」（高久史麿，和田 攻／監訳），メディカル・サイエンス・インターナショナル，2011
9）藤田芳郎：急性腎不全．「主治医として診る救急からの入院治療」（岩田充永／編），pp198-205，羊土社，2010
10）「デキレジ step1」（岡田 定／編），pp164-177，医学出版，2011
11）「病気がみえる vol.8 腎・泌尿器」〔池森（上條）敦子 ほか／監〕，メディックメディア，2012
12）小松康宏：「Generalist Masters 2 腎臓病診療に自信がつく本」，カイ書林，2010
13）特集：急性腎不全．日本内科学会雑誌，99（5）：1-92，2010

8 生化学検査 膵機能（Amy，Lipase）

横江正道

1 基準値

Amy（IU/L）	60～190
Lipase（IU/L）	8～25

基準値は施設により異なる（第 1 部 - 3 参照）

2 何を測定しているのか

- Amy（アミラーゼ）：デンプンを加水分解する酵素を測定している．アミラーゼは，膵臓と唾液腺に主に存在するが，肺，肝，腎，小腸，卵巣にも少量であるが存在している．正常血清では，膵型アミラーゼが約 40 %，唾液腺型アミラーゼが約 60 %の割合で含まれているという．膵型アミラーゼの方が分子量が小さく尿中に排泄されやすい．
- Lipase（リパーゼ）：膵腺房細胞で合成され膵液中に分泌される酵素で，中性脂肪をグリセロールと脂肪酸に加水分解する酵素である．アミラーゼよりも膵臓に特異的である．測定法により基準値は大幅に異なるので注意が必要．

3 どのようなときに行われるか

- 膵炎を起こしているかどうかを評価するために検査する．
- 膵外分泌の異常を評価するために検査する．
  （※ただし，急性膵炎の重症度を評価するために用いるのは適切ではない）

4 異常値に対する代表的な鑑別疾患

疾患名	頻度
急性膵炎	中程度
慢性膵炎	少ない
自己免疫性膵炎	稀
膵癌	少ない
膵管内乳頭粘液性腫瘍（IPMN）	少ない

1 病態生理からわかる鑑別疾患

- アミラーゼ，リパーゼとも膵細胞で産生され膵管から膵液中に分泌される．膵実質の破壊，膵管閉塞があると血液中に流出し血中濃度が上昇する（図）．
- 血中アミラーゼは腎から尿中へ排泄されるため，腎障害では血中濃度が上昇する．
- アミラーゼは唾液腺でも産生されるため，唾液腺の疾患（流行性耳下腺炎など）でも上昇する．
- このため，リパーゼの方が膵疾患に対して特異性が高い．

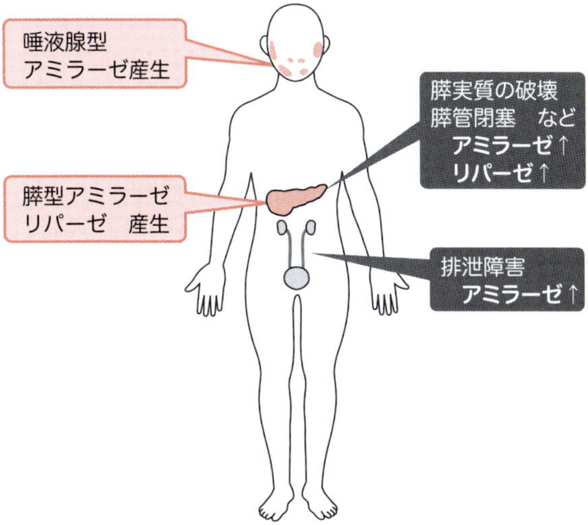

図 膵の正常と病態の生理

2 実践での使いこなしポイント

1）急性膵炎へのアプローチ

- 急に発症した強い上腹部痛の患者では急性膵炎を考慮する．
- アルコール性，胆石性，特発性がある．
- いずれもアミラーゼ・リパーゼともに上昇することで診断される（表）．

表 急性膵炎の診断基準
（厚生労働省難治性膵疾患に関する調査研究班2008年）

①上腹部に急性腹痛発作と圧痛がある． ②血中または尿中に膵酵素の上昇がある． ③超音波，CTまたはMRIで膵に急性膵炎に伴う異常所見がある．
上記3項目中2項目以上を満たし，他の膵疾患および急性腹症を除外したものを急性膵炎と診断する．ただし，慢性膵炎の急性増悪は急性膵炎に含める．

注：膵酵素は膵特異性の高いもの（膵アミラーゼ，リパーゼなど）を測定することが望ましい．
文献1より引用

2）慢性膵炎へのアプローチ

- 慢性膵炎では膵外分泌組織の破壊が進行すると，アミラーゼやリパーゼの血液検査値が低下傾向を示す．
- 軽症の慢性膵炎ではアミラーゼとリパーゼの異常が認められない．
- 画像上，膵石を認める場合も含まれる．
- 慢性膵炎の診断は，画像所見（膵石，膵管拡張など），組織所見（膵の線維化）と，症状，飲酒歴，アミラーゼ・リパーゼ異常を組合せて診断する（慢性膵炎臨床診断基準2009）[2]．

point 診断のためには画像所見のウエイトが高い．

3）自己免疫性膵炎へのアプローチ[3]

- 自己免疫機序の関与が疑われる膵炎であり，高γグロブリン血症や高IgG血症，高IgG 4血症，自己抗体などの所見を伴う．
- 症状としては上腹部痛，不快感，黄疸を認める．
- アミラーゼ・リパーゼは必ずしも上昇しないことがある．
- 画像検査で膵管狭窄，膵腫大を認める．
- 病理組織所見として膵へのリンパ球・形質細胞浸潤と線維化を認める．

▶癌との鑑別が重要になる.

4）原因不明の高アミラーゼ血症へのアプローチ

▶自覚症状，膵炎のリスク，画像検査で異常所見がなく高アミラーゼ血症が認められる場合，マクロアミラーゼ血症であることが多い.

▶マクロアミラーゼとはアミラーゼに免疫グロブリン（IgAやIgG）が結合して巨大分子化しものである．腎糸球体を通過しにくくなり，血中アミラーゼが高値になる.

▶健常者にもみられ，臨床的意義はないとされている.

3 鑑別疾患に対する検査特性

● アミラーゼ・リパーゼと急性膵炎

	感度	特異度	陽性的中率	陰性的中率
総アミラーゼ	95～100％	70％	15～72％	97～100％
膵アミラーゼ	84～100％	40～97％	50～96％	70～100％
リパーゼ	90～100％	99％	90％	95～100％

参考文献

1）「厚生労働科学研究補助金難治性疾患克服研究事業『難治性膵疾患に関する調査研究』平成17年度総括・分担研究報告書」（主任研究者／大槻 眞），2006
2）厚生労働省難治性膵疾患に関する調査研究班，日本膵臓学会，日本消化器病学会：慢性膵炎臨床診断基準 2009．膵臓，24：645-646，2009
3）厚生労働省難治性膵疾患調査研究班・日本膵臓学会：自己免疫性膵炎臨床診断基準 2006．膵臓，21：395-397，2006
4）横江正道：急性膵炎．「主治医として診る救急からの入院治療」（岩田充永／編），pp90-103，羊土社，2010

9 生化学検査 CK

横江正道，野口善令

1 基準値

CK（IU/L）	男：50～200，女：40～170

基準値は施設により異なる（第1部-3参照）

2 何を測定しているのか

- CK（クレアチンキナーゼ）：クレアチンリン酸の合成・分解を触媒する酵素であり，筋型（M）と脳型（B）の2種のサブユニットからなる．アイソザイムとしては，BB型，MB型，MM型の3つがある．

3 どのようなときに行われるか

- 筋障害の評価のために行われる（運動後，横紋筋融解症，甲状腺機能低下症，皮膚筋炎，多発性筋炎，重症筋無力症，筋ジストロフィーなど）．
- 急性心筋梗塞の評価のために行われる．

4 異常値に対する代表的な鑑別疾患

疾患名	頻度
横紋筋融解症	多い
炎症性筋疾患（皮膚筋炎，多発性筋炎など）	少ない
筋ジストロフィー	稀
心筋梗塞	少ない
甲状腺機能低下症	中程度

1 病態生理からわかる鑑別疾患

- 正常血清では骨格筋に由来するCK-MMが95％，心筋に由来するCK-MBが5％，CK-BBが1％くらいの割合で存在している．
- 筋細胞の障害により，細胞内のCKが血液中に流出し，血中濃度が上昇する．
- 筋疾患（横紋筋融解症，皮膚筋炎/多発性筋炎，筋ジストロフィー），甲状腺機能低下症では，CK（CK-MM）が上昇する．筋肉の圧迫，打撲などでも容易に上昇する．
- 急性心筋梗塞では，CK（CK-MMとCK-MB）が上昇する．
- CK-BBは神経組織に分布するが，神経疾患でCKが上昇することはほとんどない．

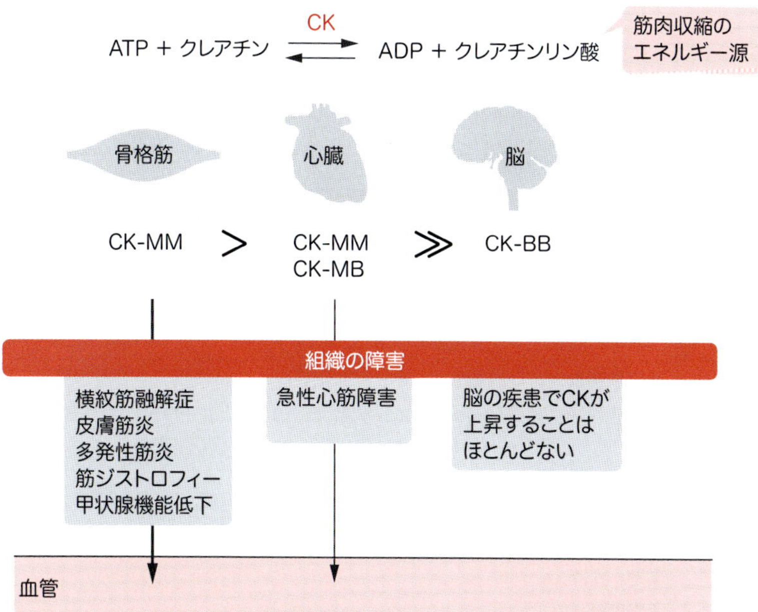

図1 CKの正常と病態の生理

2 実践での使いこなしポイント

1）頻度の高いCK上昇の原因

- 無症状でCKが上昇している場合，薬剤性（特にスタチン），甲状腺機能低下症，運動の影響，筋肉注射などを考える．
- 筋痛を伴うCK上昇では，過度の運動，薬剤性（特にスタチン）などを考える．

2）横紋筋融解症へのアプローチ（表1）

- 横紋筋細胞が融解（壊死）し，筋細胞内の成分が血中に流出する病態である．
- 血中CKが上昇する（1,500～100,000 IU/L）
- CK 20,000 IU/L以上では急性腎不全合併のリスクが高くなる．
- 尿所見では，ミオグロビン尿を認める．

3）急性心筋梗塞へのアプローチ

- CKは，心筋壊死のマーカーであるが特異性が低い．
- CKの上昇は心筋梗塞発症後3～8時間から認められ，10～24時間で最大となり，3～4日間みられる．
- CK-MBは，CKよりも心筋細胞に特異性が高く，より早期から検出される．

表1 ● 横紋筋融解症の主な原因

カテゴリー	代表的疾患
外傷	挫滅症候群
運動	過激な運動，けいれん後，アルコール離脱症候群
筋組織の低酸素	動脈閉塞，コンパートメント症候群，長時間の筋肉圧迫（寝たきり，意識障害など）
遺伝性疾患	糖原病など
感染症	インフルエンザA，B，コクサッキーウイルス，EBウイルス，HIV，*Streptococcus pyogenes*，Clostridiumなど
高体温/低体温	熱中症，悪性過高熱，低体温症
代謝性疾患	低K血症，低P血症，低Ca血症，糖尿病性ケトアシドーシス，非ケトン性高浸透圧性高血糖，甲状腺機能亢進症
薬物/毒物	スタチン，アルコール，ヘロイン，コカイン
原因不明	

文献1を参考に作成

- トロポニンT，トロポニンIは心筋マーカーとして用いられる．心筋梗塞におけるトロポニンの上昇は，発症後4時間から検出され，約14時間でピークとなる．CK-MBの上昇がみられない，ごく軽度の微小心筋障害を検出できる（図2）．
- 血清マーカーは原則として心筋壊死を検出する．虚血が一定時間以上持続しないと陽性にならないため，上昇していなくても超急性期の心筋梗塞や不安定狭心症を除外できない．

4）炎症性筋疾患へのアプローチ

- 皮膚筋炎，多発性筋炎，その他の膠原病に伴う筋炎が含まれる．
- 筋症状，CK上昇，炎症所見がみられる．

point **CKの上昇は診断のきっかけにしかならないので，特有の皮膚・筋所見をチェックする（表2）．**

3 鑑別疾患に対する検査特性

● CK-MBと急性心筋梗塞

CK-MBの特異度は96～97％と高いが感度は発症4時間以内では28％，4～8時間では56％，8時間以上で73％と低い．よって，除外診断に用いることができない．

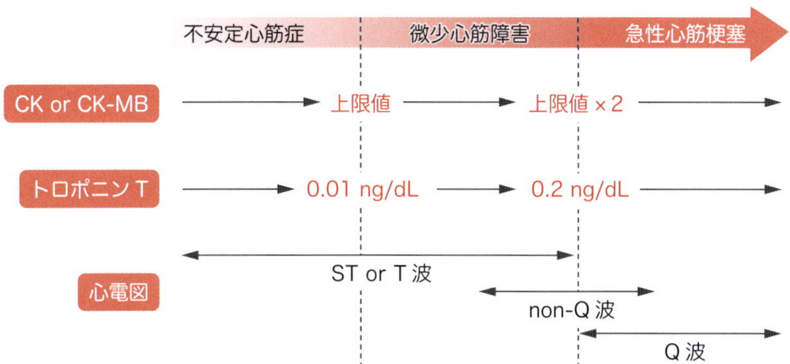

図2 ● 急性心筋梗塞と検査値
文献2を参考に作成

表2 皮膚筋炎および多発性筋炎　診断基準

診断基準項目
①皮膚症状 　a）ヘリオトロープ疹：両側または片側の眼瞼部の紫紅色浮腫性紅斑 　b）ゴットロンの徴候：手指関節背面の角質増殖や皮膚萎縮を伴う紫紅色紅斑 　c）四肢伸側の紅斑：肘，膝関節などの背面の軽度隆起性の紫紅色紅斑 ②上肢または下肢の近位筋の筋力低下 ③筋肉の自発痛または把握痛 ④血清中筋原性酵素（クレアチンキナーゼまたはアルドラーゼ）の上昇 ⑤筋電図の筋原性変化 ⑥骨破壊を伴わない関節炎または関節痛 ⑦全身性炎症所見（発熱，CRP上昇，または血沈亢進） ⑧抗Jo-1抗体陽性 ⑨筋生検で筋炎の病理所見：筋線維の編成および細胞浸潤
診断基準
皮膚筋炎　：①の皮膚症状のa）～c）の1項目以上を満たし，かつ経過中に②～⑨の項目中4項目以上を満たすもの **多発性筋炎**：②～⑨の項目中4項目以上を満たすもの

厚生省自己免疫疾患調査研究班，1992年より

参考文献

1）Bosch X, et al：Rhabdomyolysis and acute kidney injury. N Engl J Med, 361：62-72, 2009

2）Fox KA：Coronary disease. Acute coronary syndromes: presentation--clinical spectrum and management. Heart, 84：93-100, 2000

3）「異常値の出るメカニズム 第6版」（河合 忠 ほか/編），pp253-257「クレアチンキナーゼ」，医学書院，2013

10 電解質

渡邉剛史

1 基準値

Na（mEq/L）	136～144
K（mEq/L）	3.6～4.9
Cl（mEq/L）	98～109
Ca（mg/dL）	8.5～10.4
P（mg/dL）	2.5～4.5
Mg（mg/dL）	1.8～2.6

基準値は施設により異なる（第1部-3参照）

2 何を測定しているのか

- 血清単位体積あたりの電解質（Na，K，Cl，Ca，P，Mg）濃度を測定している（memo参照）．

3 どのようなときに行われるか

電解質異常の評価．

memo

血清（serum）

- 血液（全血）を抗凝固剤を添加せずに血球を凝固させ，血小板や凝固因子を除いた液性成分．
- 生化学検査の大部分は血清を用いる．

4 異常値に対する代表的な鑑別疾患

病態	頻度	病態	頻度
高Na血症	多い	低Na血症	多い
高K血症	中程度	低K血症	中程度
高Ca血症	少ない	低Ca血症	少ない
高P血症	少ない	低P血症	少ない
高Mg血症	稀	低Mg血症	少ない

注）疾患の頻度は臨床の場によって異なる．本書では，救急外来や一般外来での頻度を目安にした

memo

電解質の濃度の単位

- 電解質の濃度の単位は3種類の表記が用いられる．

①パーセント（%）濃度：mg/dL

溶液 100 mL 中に溶けている溶質のグラム（g）数．

②モル（mol）濃度：mol/L

モルは，物質の粒子数を表わす単位．

ある物質の1モルの重さは，その物質の原子量または分子量のグラム数を表わす．

mol/L は，溶液1 L 中に溶けている溶質のモル数を表わす．

例：グルコース 1 mol = 180 g，グルコース 1 mmol/L = 18 mg/dL

③ミリ当量濃度：mEq/L

メック（mEq）は，1/1,000 Eq（当量）．

当量は，物質の電荷の数を表わす単位．

1価のイオン（Na，K，Cl）は mmol と mEq は同じ．

2価（Ca，Mg）イオンは1/2 mmol．

mEq/L は溶液1 L 中に溶けている溶質のミリ当量数を表わす．

例：Na 1 mol = 1 Eq = 23 g

1 病態生理からわかる鑑別疾患

1）電解質の基本

- 血液中の陽イオンの大部分はNaが，陰イオンの多くをClが占める（図1）．
- 水・電解質の流れや分布の大枠は図2に示したとおりである．
- Naに関しては，細胞外液量とNa総量の2つに分けて考える．細胞外で浸透圧を形成する主なイオンがNaであるため，NaのIN-OUTだけを追っても，細胞外液量（水）の動きが起こって修飾されるためである．細胞外液量とNa量の増減により，分類するのが，理解しやすい．

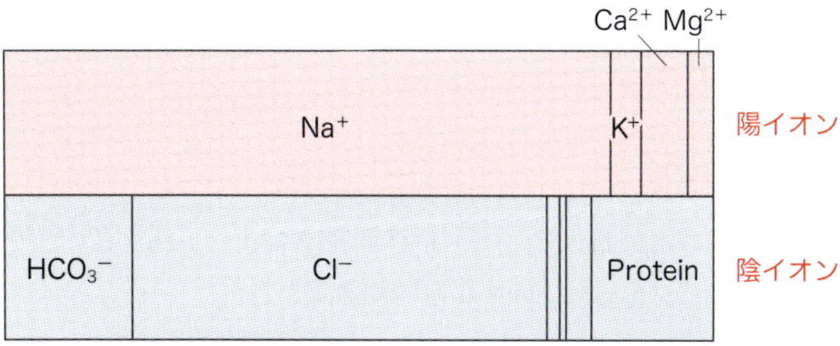

図1 血漿の電解質濃度

割合 Na：142，K：4，Ca：5，Mg：3
Cl：103，HCO_3：26，PO_4：2，SO_4：1，有機酸：6，蛋白：16

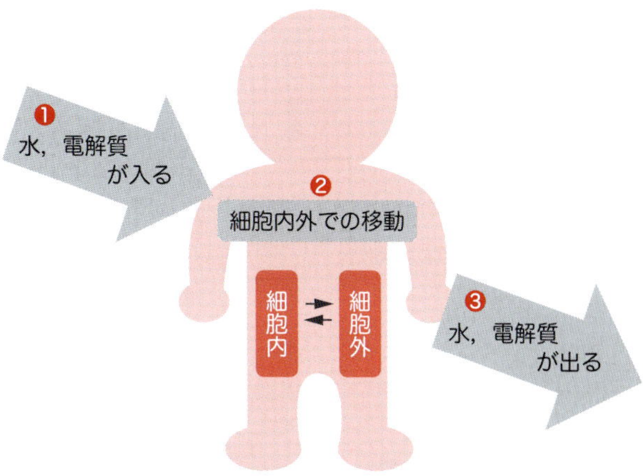

図2 水・電解質の出納と分布

- Clは通常Naと並行して変化する．両者の比率が崩れているときには酸・塩基平衡の異常を疑う．
- Kに関しては，図2に示したKの出納と細胞内外の分布に分類して考えるとわかりやすい．
- Ca，P，Mgに関してはまずは鑑別疾患とその頻度を理解することが重要である．

2）高Na血症

- 高Na血症には，図3の4パターンがある．
- 高Na血症の原因はNa以上に水を喪失する❶のパターンが多い．
- 内科疾患である尿崩症（❷）やメイロン®による過剰なNa投与（❹）によるものが混ざっている．

❶ 細胞外液量が著明に減少する病態

● 水分喪失

- 腎性からの水分の喪失または腎外からの水分の喪失を考える．
- 腎性の水分喪失として過剰な利尿薬や高血糖などに伴い生じる浸透圧利尿がある．
- 腎外での水分喪失として，不感蒸発や嘔吐や下痢などの消化管からの喪失があり，最も common な原因である．

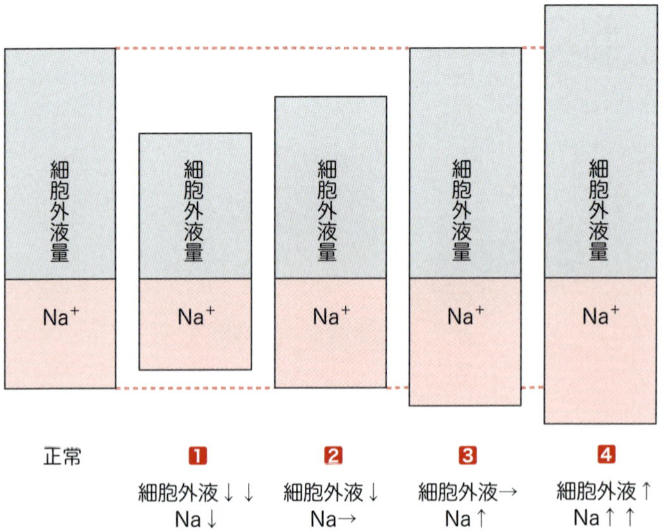

図3 ● 高Na血症の状態
↓は減少，↓↓は大幅な減少，↑は増加，↑↑は大幅な増加を表わす

2 細胞外液量が減少する病態（正常である場合も多い）

● 尿崩症

- 抗利尿ホルモンであるバソプレシンの分泌障害（中枢性）やバソプレシンに対する反応性低下（腎性）により多尿となり，細胞外液量が減少する．
- ただし口渇中枢が刺激され十分飲水できることも多く，その場合は細胞外液量は正常である．図3の2や3パターンである．

3 細胞外液量が正常である病態

● けいれん，横紋筋融解

- 細胞外より細胞内へ水が移動し，Naが上昇することによる．

4 細胞外液量が増加する病態

● メイロン®の大量投与

- 不用意なメイロン®（$NaHCO_3$）の大量投与による細胞外液のNa増加．
- メイロン®を大量に使う機会が減っており，頻度は少ない．

※アルドステロン症やCushing症候群は，アルドステロンやコルチゾールによるNa再吸収亢進が起こるが，摂水や尿排泄で代償されている場合が多い．

3）低Na血症

- 低Na血症のなかで，一番多いのは低張性低Na血症である（図4）．まず血清浸透圧を測定し，等張性，高張性Na血症を除外する．
- 血清浸透圧が等張または高張の場合，脂質異常症，高血糖，マンニトールの使用などが考えられる．
- 低張性低Na血症には，図4の4パターンがある．

1 細胞外液量が減少する病態

● 嘔吐，下痢

- 消化管からのNa喪失による．
- 低K血症も同時に伴うことが多く，細胞外液量も低下する．そのためバソプレシンの分泌は亢進し腎からの水の再吸収は促進される．

● 利尿薬

- 利尿薬投与により，尿中に水分とともにNaが排泄されることによる．
- Na排泄＞細胞外液減少となる．
- フルイトラン®（トリクロルメチアジド）などのサイアザイド系でよくみられる．

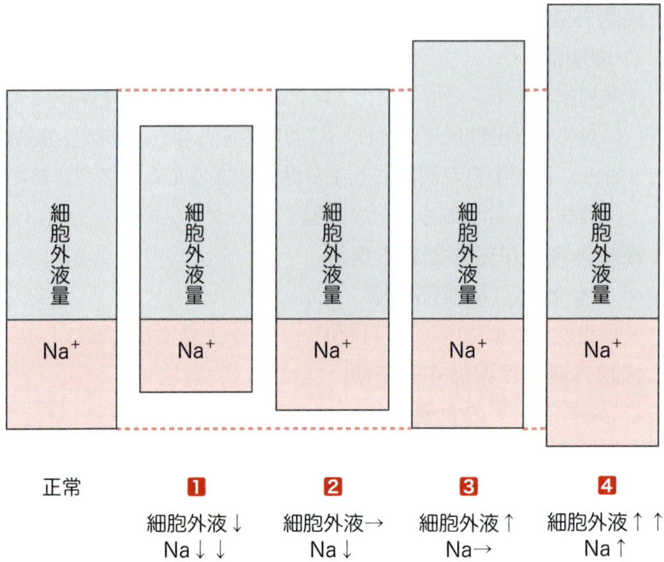

図4 低張性低Na血症の状態
↓は減少，↓↓は大幅な減少，↑は増加，↑↑は大幅な増加を表わす

2 細胞外液量が正常である病態

● 心因性多飲（水中毒）

- 腎は，尿浸透圧を50～100 mOsm/Lまで希釈できるが，その調節範囲を超える水分過剰摂取による．
- 尿中よりNaとともに，水も排泄されるため，細胞外液量は正常である．
- 統合失調症などの精神障害に起因する場合が多い．

● 抗利尿ホルモン不適合分泌症候群（SIADH）

- 抗利尿ホルモンであるバソプレシンの不適切な分泌により，一過性に細胞外液量が増加する．
- 糸球体濾過率は増加し，レニン・アンジオテンシン・アルドステロン系が抑制されるため，Naとともに水も尿中に排泄される．このため，細胞外液量正常の低Na血症となる．

● 老人性鉱質コルチコイド反応性低Na血症（MRHE）

- 加齢によるレニン・アンジオテンシン・アルドステロン系の反応性の低下により，Na保持性が低下し，代償として，抗利尿ホルモンであるバソプレシンの分泌が亢進する．
- レニン・アンジオテンシン・アルドステロン系の反応性低下のため，Na

とともに水も尿中に排泄される．このため，細胞外液量正常の低Na血症となる．

● 副腎不全

- 原発性（副腎性）と下垂体性がある．
- コルチゾールには，アルドステロン様作用もあるため，原発性，下垂体性問わず，副腎不全では，尿中にNaが排泄される．
- また，原発性（副腎性，アジソン病）では，コルチゾールだけでなく，アルドステロンの分泌も障害されるため，尿中にNaが排泄される．このため，細胞外液量正常の低Na血症となる．

● 低張輸液過多

- 上記と同じく腎の調節範囲を超える自由水の過剰投与による．
- 尿中よりNaとともに，水も排泄されるため，細胞外液量は正常である．
- 漫然と低張液輸液で管理されている場合に多い．

3 4 細胞外液量が過剰になる病態

● 浮腫性疾患（心不全／肝硬変／腎不全／ネフローゼ症候群）

- 浮腫や胸水・腹水貯留といった細胞外への水分貯留が起こり，細胞外液量が増加する．
- しかし，有効循環血漿量は減少し，腎血流も低下する．このため，抗利尿ホルモンであるバソプレシンの分泌が促進されたり，交感神経系やレニン・アンジオテンシン・アルドステロン系の賦活化が起こることもある．
- 最終的に，細胞外液増加＞Na貯留の状態となり，低Na血症が生じる．

5 その他の場合

● 高血糖

- Na濃度は，血糖値が100 mg/dL上昇するごとに1.4 mmol/L低下する．これは，グルコースが浸透圧物質として働き，細胞内から細胞外へ水が移動するためである．この場合は，高張性低Na血症となる．

● 高TG血症

- 中性脂肪のような非水成分を含めて，Na濃度を測定することにより，見かけ上，低Na血症にみえることによる．偽性低Na血症と呼ばれる．
- この場合，等張性低Na血症となる．

4）高K血症

- 高K血症は致死的な不整脈の原因となるため，原因検索と平行して迅速な対応が必要な場合がある．

- 原因検索にあたり，採血時の溶血および白血球や血小板著明増加時に起きる偽性の高K血症を除外する．次に図2のどの部分に異常が起こったかで考える．
- つまり❶Kの摂取過剰（図2の❶），❷細胞内から細胞外へのシフト（図2の❷），❸Kの排泄障害（図2の❸）に分けて考える．

❶ Kの摂取過剰

K摂取過多

- K摂取のみで高K血症をきたすことは稀である．
- K排泄の低下を伴っていることが多い．
- Kは，ドライフルーツ，ナッツ類，シリアル，アボカドなどに多く含まれている．

保存赤血球輸血

❷ 細胞内から細胞外へのシフト

高血糖

- グルコースが浸透圧物質として働き，細胞内から細胞外へKが移動することによる．

横紋筋融解症，細胞融解，消化管出血

- 細胞の破壊に伴い，細胞内から細胞外へKが移動することによる．
- 抗癌剤治療や外傷によるクラッシュ症候群が原因となる．
- 消化管出血では消化管へ出た血液中の赤血球が崩壊し，Kが放出され，さらにこれを吸収するため高K血症となる．

アシドーシス

- 急性の正アニオンギャップアシドーシスでは高K血症をきたしやすい．

❸ Kの排泄障害

腎不全

- Kが排出されにくいことによる．K制限されていない場合に起こりやすい．

薬剤性高K血症

- スピロノラクトン（K保持性利尿薬），アンジオテンシン変換酵素阻害薬（ACE-I），アンジオテンシン受容体拮抗薬（ARB），NSAIDsを始めとするさまざまな薬剤による．

5）低K血症

- 不整脈や横紋筋融解症の原因となることがある（心電図，CK値をチェッ

ク）．異常があれば速やかに点滴製剤による補正を行う．

- 高K血症を同様に**1** Kの摂取量低下，**2**細胞外から細胞内へのシフト，**3** Kの排泄亢進に分けて考える．

1 Kの摂取量低下

- Kの摂取不足の病歴がないかを調べる．食事量，偏食，体重変化，るいそうの有無などをチェックする．

2 細胞外から細胞内へのシフト

- 細胞外から細胞内へのシフトの原因となるβ刺激薬の頻用，インスリン使用，甲状腺機能亢進症，refeeding syndrome，アルカローシスや低体温がないかを調べる．

3 Kの排泄亢進

- 腎性のK喪失として，利尿薬，原発性および続発性アルドステロン症，尿細管性アシドーシス，Cushing症候群，低Mg血症を考える．
- 腎外へのK喪失の原因の多くは下痢・嘔吐による．

6）高Ca血症

- Caの基準値は前述した通りだが，血清アルブミン値が4 mg/dL以下の場合は補正血清Ca値として，「(4－血清アルブミン値)＋実測血清Ca濃度」を用いる．
- 副甲状腺ホルモン（PTH）とビタミンDが血清Ca濃度の調節に重要である．
- 高Ca血症の症状は，中枢神経，心，消化器，腎，筋など多岐にわたるが，症状を伴う高Ca血症は迅速な対応が必要であり，生理食塩液輸液や利尿薬で治療を開始しながら原因検索を行う必要がある．

● 悪性腫瘍

- 骨転移によるものと副甲状腺ホルモン関連蛋白（PTHrP）産生腫瘍によるものがある．
- 乳癌や肺癌などの固形腫瘍や多発性骨髄腫，悪性リンパ腫は骨溶解を介して高Ca血症をきたす．
- 一方，腎細胞癌，扁平上皮癌，ATLなどではPTHrPを産生することが知られている．

● ビタミンD過剰

- ビタミンDは骨吸収および腸管からのCa吸収を増加させる．

● **副甲状腺機能亢進症**

▶腺腫や多発性内分泌腺腫症などの原発性副甲状腺機能亢進症や，慢性腎不全における副甲状腺ホルモンの持続分泌刺激による二次性の副甲状腺機能亢進症により高Ca血症となる．

● **肉芽腫性疾患：サルコイドーシス，結核**

▶肉芽種性疾患では活性型ビタミンDの合成が促進されることがある．

● **長期臥床**

▶骨吸収が亢進することによる．

7）低Ca血症

▶まずは血清アルブミン値が4 mg/dL以下の場合は補正血清Ca値を計算する．

● **副甲状腺機能低下症**

▶甲状腺摘出術後，あるいは副甲状腺手術後に起こることが多い．

▶特発性（孤発性または遺伝性）副甲状腺機能低下症は稀である．

▶副甲状腺ホルモンの作用低下による低Ca血症を引き起こす．

● **高P血症，急性膵炎**

▶Caの分布が変化することによる低Ca血症．

▶Caの析出や軟部組織へのCaの沈着が促進されるため．

● **腎不全，くる病，ビタミンD欠乏**

▶ビタミンDの活性化障害やビタミンDの摂取不足により，ビタミンDの作用低下が起こることで低Ca血症となる．

● **過換気症候群**

▶呼吸性アルカローシスになることで，陰性の電荷を帯びたアルブミンなど血中蛋白質とCaが結合し，イオン化したCaが減少するため．

● **低Mg血症**

▶副甲状腺ホルモンの作用に対する抵抗性を引き起こす．

8）高P血症

● **腎不全**

▶Pの腎からの排泄は1日0～4 gと幅が広く，高P血症はPの排泄障害をきたす腎機能障害がベースにあることがほとんどである．

● **副甲状腺機能低下症**

▶尿細管におけるPの再吸収が低下するため．

● **横紋筋融解症，腫瘍崩壊**

▸ 横紋筋融解や抗癌剤後の腫瘍崩壊は細胞内から細胞外へのＰの移行が起こるため．

● **Ｐ摂取過剰**

▸ Ｐ静注製剤や大腸内視鏡検査前のリン酸ナトリウムによる．

9）低Ｐ血症

● **Ｐ摂取不足および吸収低下**

▸ 長期かつ高度の低栄養や慢性アルコール中毒の場合，あるいは慢性下痢などＰの吸収不良の際に低Ｐ血症をきたす．

● **refeeding 症候群**

▸ 長期の低栄養状態の患者に急なブドウ糖負荷が起こった場合，ブドウ糖と共にＰの細胞内移行が起こる．

10）高Mg血症

● **腎不全＋Mg含有製剤の長期投与**

▸ 腎機能が低下している患者に漫然とMg製剤が投与された場合に起こりやすい．

▸ 腎機能が正常な場合，高Mg血症が起こることは稀である．

● **細胞外へのMgのシフト**

▸ 横紋筋融解症や腫瘍崩壊によって高Mg血症をきたすことがある．

11）低Mg血症

● **慢性アルコール中毒，低栄養**

▸ 頻度が多い．

▸ 低Mg血症は低K血症や低Ca血症を合併することがあるが，Mgを補正しなければKやCaの改善がないことが多い．

▸ 高度の低栄養の場合，血清Mg値が正常でも，実際はMg欠乏であるNormomagnesemic magnesium depletionという病態があり，補充を必要とする．

● **利尿薬**

▸ 長期の利尿薬（ループ，サイアザイド系）使用で低Mg血症となる．

2 実践での使いこなしポイント

1）Na異常へのアプローチ

1 高Na血症（図5）

高Na血症の鑑別診断	頻度
水分喪失（不感蒸発，大量発汗，下痢，嘔吐，浸透圧利尿）	多い
尿崩症（中枢性，腎性）	少ない
けいれんや横紋筋融解	少ない
高張Na輸液（メイロン®の大量投与）	稀

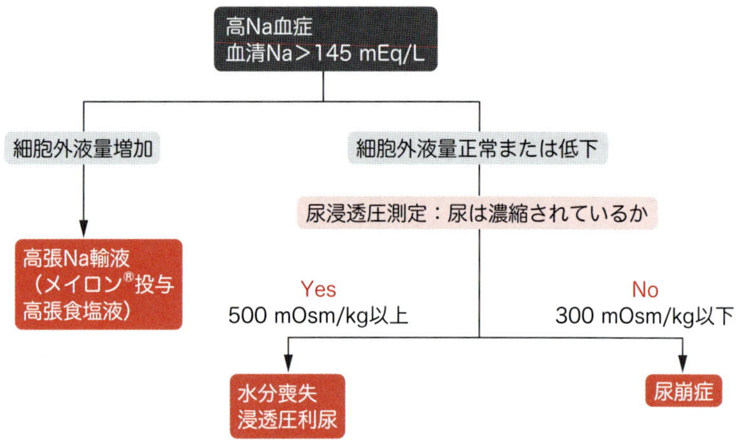

図5 ● 高Na血症へのアプローチ

2 低Na血症（図6）

低Na血症の鑑別診断	頻度
低張液輸液	多い
利尿薬過剰	多い
下痢・嘔吐	多い
浮腫性疾患（心不全・腎不全・肝不全）	多い
SIADH	多い
MRHE	多い
心因性多飲	少ない
副腎不全	少ない

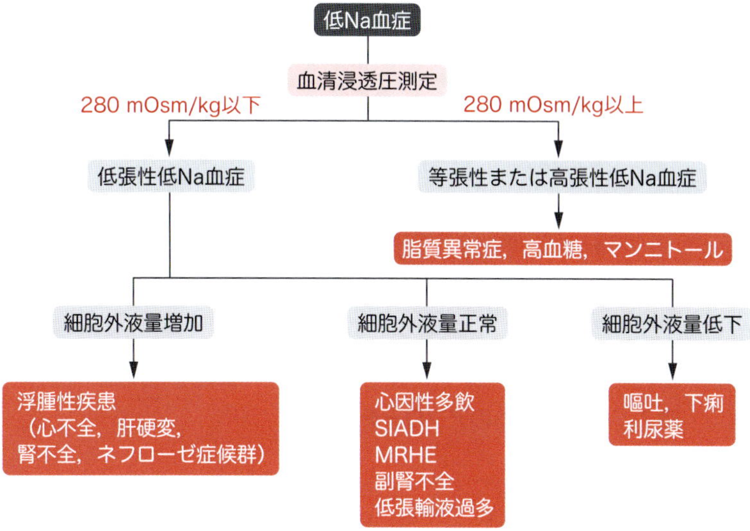

図6 ● 低Na血症へのアプローチ

2）K異常へのアプローチ

❶ 高K血症（図7）

高K血症の鑑別診断	頻度
Kの排泄障害（腎不全）	多い
Kの排泄障害（薬剤性：利尿薬，ACE-I，ARB，NSAIDsなど）	多い
偽性高K血症（採血時の溶血，白血球増多，血小板増多）	多い
Kの摂取過剰（食物，保存赤血球輸血）	少ない
Kの細胞外へのシフト（高血糖，横紋筋融解，細胞融解，消化管出血，アシドーシスなど）	少ない

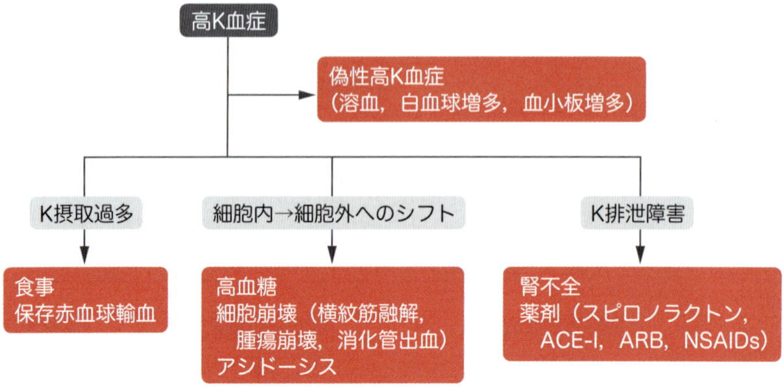

図7 ● 高K血症へのアプローチ

2 低K血症（図8）

低K血症の鑑別診断	頻度
腎性のK喪失（薬剤性：利尿薬や抗生物質）	多い
腎外へのK喪失（主に消化管から：嘔吐，下痢）	多い
Kの摂取不足	少ない
腎性のK喪失（利尿薬以外：原発性および続発性アルドステロン症，尿細管性アシドーシス，Cushing症候群，低Mg血症）	少ない
Kの細胞内へのシフト（β刺激薬の頻用，インスリン使用，甲状腺機能亢進症，refeeding syndrome，アルカローシスや低体温）	少ない

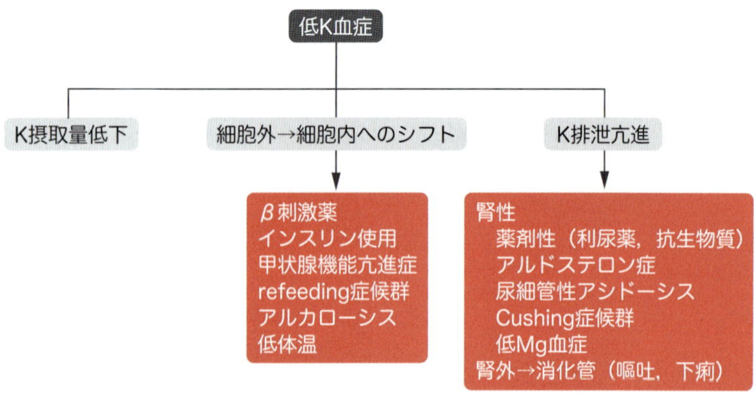

図8 ● 低K血症へのアプローチ

3）Ca異常へのアプローチ

1 高Ca血症

高Ca血症の鑑別診断	頻度
副甲状腺機能亢進症	多い
悪性腫瘍（骨融解性腫瘍，PTHrP産生腫瘍）	多い
ビタミンD過剰摂取	少ない
長期臥床	少ない
肉芽腫性疾患（サルコイドーシス，結核）	稀

2 低Ca血症

低Ca血症の鑑別診断	頻度
副甲状腺機能低下症	多い
Ca分布の変化（高P血症，急性膵炎）	少ない
ビタミンD不足や活性化障害（腎不全，くる病，ビタミンD欠乏）	少ない
過換気症候群	少ない
低Mg血症	少ない

4）P異常へのアプローチ

1 高P血症

高P血症の鑑別診断	頻度
腎不全	多い
細胞外へのPのシフト（横紋筋融解，腫瘍崩壊）	少ない
P摂取過剰	少ない

2 低P血症

低P血症の鑑別診断	頻度
P摂取不足および吸収低下	多い
refeeding症候群	稀

5）Mg異常へのアプローチ

1 高Mg血症

高Mg血症の鑑別診断	頻度
腎不全＋Mg含有製剤の長期投与	少ない
細胞外へのMgのシフト（横紋筋融解症，腫瘍崩壊）	少ない

2 低Mg血症

低Mg血症の鑑別診断	頻度
Mg摂取不足（低栄養，慢性アルコール中毒）	少ない
利尿薬（ループ，サイアザイド）	少ない

3 鑑別疾患に対する検査特性

● 尿浸透圧と尿崩症

- 高Na血症があるときに尿浸透圧＜血漿浸透圧は，尿崩症への特異度が高くなる．
- 一方，尿浸透圧＞800 mOsm/kg H_2Oの場合，水分喪失による高Na血症の可能性が高くなる．

● コルチゾールと副腎不全

- コルチゾール＜3 μg/dLは副腎不全への感度が高くなるので，副腎皮質刺激ホルモン（ACTH）の測定や迅速ACTH負荷試験を実施する．
- 一方，18 μg/dL以上の場合は副腎不全の可能性が非常に低くなる．
- 3～18 μg/dLはグレーゾーンであり他の臨床所見と合わせ，検査を追加するか決める．
- また，副腎不全の約90％で低Na血症を認める．

● TTKG（transtubular K gradient）と高K血症

- 高K血症の際にTTKG＝（尿中K値／尿浸透圧）/（血清K値／血清浸透圧）＜6のとき，腎からのKの排泄障害（＝アルドステロン作用の低下）を示唆する．

● 血清K値と原発性アルドステロン症（PA）

- PA患者で低K血症を示すのは約20％であり，低K血症のみではPAの診断における感度と特異度は低い．
- 一方，血漿アルドステロン／血漿レニン活性＝ARR＞200の場合はPA

への特異度が高い.

参考文献

1）「臨床検査ガイド 2013～2014」（Medical Pactice編集委員会/編），文光堂，2013
2）「ハリソン内科学 第4版」（福井次矢，黒川 清/監），メディカル・サイエンス・インターナショナル，2013
3）「より理解を深める！体液電解質異常と輸液 改訂3版」（深川雅史/監，柴垣有吾/著），中外医学社，2007

memo

TTKGとは？

- TTKGとはTranstubular K gradientの略であり，皮質尿細管からのK分泌の指標である．血清K濃度，尿中K濃度，血清浸透圧，尿浸透圧から求めることができる．
- TTKG＝（尿中K濃度×血清浸透圧）/（血清浸透圧×尿浸透圧）
- TTKGはアルドステロン作用と相関しており，腎性のK排泄亢進や排泄低下の評価に使用することができる．TTKG＞10で腎性K排泄亢進，TTKG＜2で腎性K排泄低下を意味する．
- TTKGは尿浸透圧＞血清浸透圧で尿中K濃度＞25 mEq/L以上のときに利用可能である．

11 炎症反応
CRP，血沈（赤血球沈降速度）

横江正道，野口善令

1 基準値

CRP（mg/dL）	＜0.3
血沈（mm/1時間）	男：2～10，女：3～15

基準値は施設により異なる（第1部-3参照）

2 何を測定しているのか

- **CRP**：炎症が起こった際にIL-6が肝細胞に作用して合成される急性期蛋白の1種である．
- **血沈（赤血球沈降速度）**：血液に抗凝固剤を加えて凝固しないように放置し，赤血球が沈降し，血漿の一部が上方に分離されてくる現象を計測したものである．

3 どのようなときに行われるか

- **CRP**：炎症反応の有無の評価，感染症・リウマチ膠原病の活動性のグローバルな指標として用いられる．
- **血沈**：炎症反応の有無の評価，リウマチ性多発筋痛症，側頭動脈炎の診断，ステロイド治療に対する反応の指標に用いられる．

4 異常値に対する代表的な鑑別疾患

CRPが上昇する代表的な疾患

疾患名	頻度
感染症（ウイルス，細菌，真菌，抗酸菌）	多い
リウマチ熱	少ない
結節性紅斑	少ない

リウマチ性疾患（関節リウマチ，若年性慢性関節炎，強直性関節炎，乾癬性関節炎，血管炎，リウマチ性多発筋痛症，反応性関節炎）	多い
クローン病	中程度
家族性地中海熱	稀
組織障害・壊死（大動脈解離，深部静脈血栓症，心筋梗塞，腫瘍塞栓，急性膵炎，手術後，熱傷後，骨折後）	中程度
悪性腫瘍（リンパ腫，癌，肉腫）	多い

血沈が亢進する代表的疾患・病態

疾患名	頻度
妊娠	多い
貧血	多い
感染症	多い
膠原病活動期	多い
悪性腫瘍	多い
組織障害・壊死（手術，外傷）	多い
肝疾患	多い
骨髄腫	少ない
マクログロブリン血症	少ない
良性M蛋白血症	少ない

血沈が遅延する代表的疾患・病態

疾患名	頻度
脱水	多い
多血症	少ない
DIC	多い
無γグロブリン血症	少ない

1 病態生理からわかる鑑別疾患

▸ CRP

・感染症を代表とする炎症により刺激されたマクロファージや間葉型細胞が分泌するサイトカイン（IL-6など）に反応して肝で産生される急性期反応性蛋白である（図1）．

・「CRP上昇＝細菌感染症」ではなく，組織の障害・壊死（心筋梗塞，熱傷，手術，外傷)，悪性疾患，出産，激しい運動，精神疾患などさまざまな原因で上昇する．また，CRP上昇の程度が重症度を表わすものでもない．

- 血沈
  - ・赤血球，アルブミンの減少，γグロブリン，フィブリノゲンの増加などが血沈を亢進させるとされている（図1）．
  - ・妊娠，貧血，脱水，など炎症以外の条件にも影響を受ける．
  - ・血沈は，CRPのない時代に炎症反応を総体として間接的にみていた検査法である．
- CRPは炎症の発生から数時間以内に上昇し，炎症の消失後は最大でも2日間で低下し始める．
- 血沈亢進は炎症の発生から約48時間後から認められ，炎症消失後7日間程度持続する．
- このため急性期の炎症反応の評価にはCRPが，慢性炎症性疾患の経過を示すパラメータとしては血沈が向いている．
- 両者とも特定の疾患に結びつけて除外，確定することはできない．

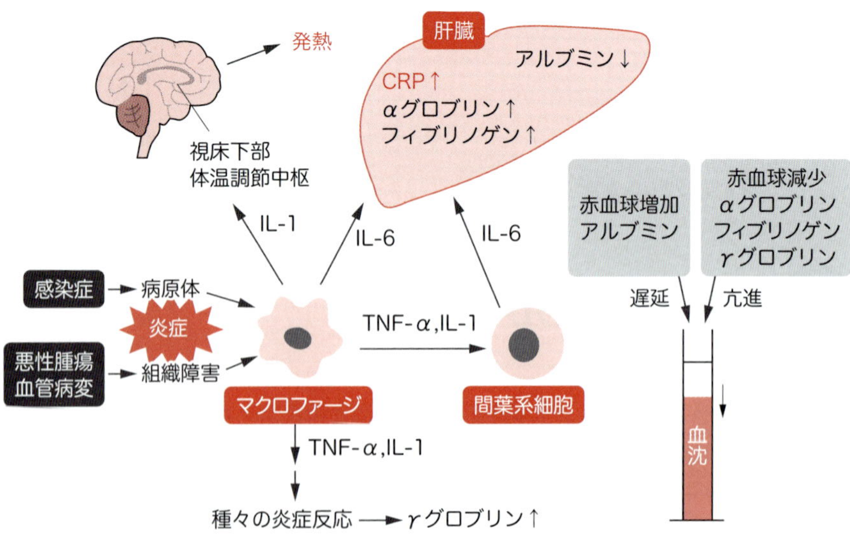

図1 ● 炎症の生理

2 実践での使いこなしポイント

1）原因不明のCRP上昇へのアプローチ

- CRP上昇，血沈亢進があり，原因がはっきりしないことはときどきある．
- その場合，まずバイタルサイン，全身状態から緊急性の有無を評価する．
- 緊急性があると判断すれば，重症感染症を想定して対処する．
- 緊急性がなければ，図2のフローにしたがって感染臓器がわかりにくい血流感染（感染性心内膜炎，菌血症・敗血症），深部膿瘍，感染性心内膜炎，深部膿瘍，悪性腫瘍，骨髄腫，リウマチ性多発筋痛症，側頭動脈炎などの検索を行う．

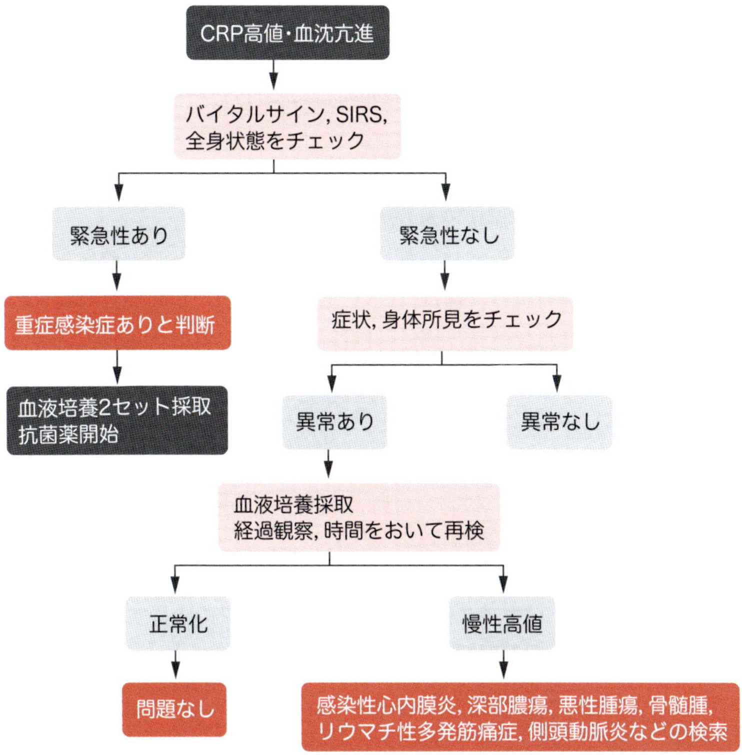

図2　CRP高値・血沈亢進のフローチャート

2）リウマチ性疾患へのアプローチ

- 関節リウマチやリウマチ性多発筋痛症，強直性脊椎炎などでCRPは高値を示すことが多い．
- 全身性エリテマトーデス（SLE）やSjögren症候群，強皮症などでCRPは上昇しない．
- 関節リウマチなどの膠原病の活動期には血沈が亢進し，治療に対する反応の指標として使用されるが，カットオフのエビデンスはない．

3）リウマチ性多発筋痛症

- 高齢者に好発し筋痛を特徴とする疾患である．
- 急性～亜急性に発症し，両肩，腰帯から四肢近位筋の疼痛が持続する．
- 血液検査では，血沈，CRP上昇を認める．CK上昇はみられず，抗核抗体，リウマトイド因子は陰性である．
- 低用量ステロイド（プレドニゾロン10～15 mg/日）が劇的に奏効する．
- 側頭動脈炎を合併すると，頭痛や視力障害などを伴う．

4）側頭動脈炎

- 高齢者に好発する側頭動脈の血管炎である．
- リウマチ性多発筋痛症を合併することが多い．
- 限局性・片側性の頭痛，頭皮部の疼痛，顎跛行（咀嚼時のあごの痛み）が特徴的な症状である．
- 側頭動脈の圧痛，怒張，脈拍消失がみられることがある．
- 血液検査では，血沈，CRP上昇を認める．CK上昇はみられず，抗核抗体，リウマトイド因子は陰性である．
- 側頭動脈生検による組織学的検査では巨細胞を含む肉芽腫が認められる．
- 治療には高用量ステロイド（プレドニゾロン40～60 mg/日）が必要である．
- 視力・視野障害は，虚血性視神経炎による失明の危険があり，速やかなステロイド治療が必要である．

point **リウマチ性疾患のなかでもCRPの上昇する疾患と上昇しない疾患を理解しておく．**

5）悪性腫瘍や血管病変へのアプローチ

- 胸部や腹部の大動脈瘤，大動脈解離でもCRPは上昇する．
- 悪性腫瘍でもCRPは上昇する．

point 原因のはっきりしないCRP上昇では解離や大動脈瘤，癌を見落とさない．

6）重症度判定

- 肺炎の重症度判定基準であるIDSA（アメリカ感染症学会）が採用しているPSI（Pneumonia Severity Index）も，BTS（イギリス胸部学会）が採用しているCURB-65もCRPを含んでいない．
- しかし，一方で，急性膵炎の重症度判定基準（日本・厚生労働省難治性膵疾患調査研究班2008）や急性胆管炎や急性胆嚢炎の診断基準（国際版ガイドライン：Tokyo Guidelines）ではCRPが採用されている．

3 鑑別疾患に対する検査特性

- あまり明確なデータはないが，血沈＞100 mm/時であれば，リウマチ性多発筋痛症，多発性骨髄腫に対する特異性が高くなると言われる．
- 側頭動脈炎に対しては，顎跛行や側頭動脈の身体所見の異常が特異性が高い．また，臨床的に側頭動脈炎が疑われる患者では，血小板増加は特異性の高い検査所見である（表）．

表 側頭動脈炎に対する尤度比

所見，検査所見	LR＋	LR－
側頭動脈のビーズ状腫脹[1]	4.6	0.93
側頭動脈の突出または拡張[1]	4.3	0.67
側頭動脈の圧痛[1]	2.6	0.82
顎跛行[2]	4.0	0.8
血沈＞100 mm/時[2]	2.5	0.8
血小板＞$37.5 \times 10^4/\mu L$[2]	6.0	0.6

参考文献

1）Smetana GW, Shmerling RH：Does this patient have temporal arteritis? JAMA. 287：92-101, 2002
2）Nusser JA, et al：Clinical inquiries. Which clinical features and lab findings increase the likelihood of temporal arteritis? J Fam Pract, 57：119-120, 2008
3）Gabay C & Kushner I：Acute-phase proteins and other systemic responses to inflammation. N Engl J Med, 340：448-454, 1999
4）大路 剛：CRPが感染症診療に役に立つとすれば，どんなときにどのように役立つのか？「臨床に直結する感染症診療のエビデンス」（青木 眞/監，岩田健太郎 ほか/編），pp33-35，文光堂，2008
5）Fine MJ, et al：A prediction rule to identify low-risk patients with community-acquired pneumonia. N Engl J Med, 336：243-250, 1997
6）British Thoracic Society Pneumonia Guidelines Committee：BTS guidelines for the management of community acquired pneumonia in adults-2004 update.（Published on BTS website）
7）「急性膵炎重症度判定基準最終改訂案の検証．厚生労働科学研究費補助金難治性疾患克服研究事業難治性膵疾患に関する調査研究平成19年度総括・分担研究報告書」（武田和憲 ほか），pp29-33，2008
8）「急性膵炎診療ガイドライン2010 第3版」（急性膵炎診療ガイドライン2010改訂出版委員会/編），pp75-100，金原出版，2009
9）横江正道：CRPが高値のときはどんな疾患を考えるのか？ レジデントノート，12：2521-2526，2011

12 酸塩基平衡・血液ガス

吉田心慈

1 基準値（動脈血液ガス分析）

pH	7.400 ± 0.050
PaO_2（Torr）	109 − 0.43 ×（年齢）
$PaCO_2$（Torr）	40 ± 5
HCO_3^-（mEq/L）	24 ± 2
乳酸（mg/dL）	3.7 ～ 16.3

血液ガス分析では，上記の他に電解質（Na, K, Cl, Ca）やHbも測定されるが，それらの解釈に関しては他稿を参照のこと．
基準値は施設により異なる（第1部-3参照）

2 何を測定しているのか

- **pH**：血清中の水素イオン濃度の対数表示．血液の酸性度を表す．
  $pH = -\log_{10}[H^+]$
- **PaO_2**：動脈血液中に溶解している酸素の分圧
- **$PaCO_2$**：動脈血液中に溶解している二酸化炭素の分圧．高くなると酸性に傾く．
- **HCO_3^-**：血清中の重炭酸イオン濃度．高くなると塩基性に傾く．
- **乳酸**：血清中の乳酸濃度

3 どのようなときに行われるか

- 呼吸状態の把握：酸素化，換気の障害の有無とその程度の評価，呼吸不全の原因の推定．
- 酸塩基平衡の評価．

4 異常値に対する代表的な鑑別疾患

病態名	頻度
代謝性アシドーシス（AG開大）	多い
代謝性アシドーシス（AG正常）	少ない
代謝性アルカローシス	少ない
呼吸性アシドーシス	多い
呼吸性アルカローシス	中程度

注）疾患の頻度は臨床の場によって異なる．本書では，救急外来や一般外来での頻度を目安にした．

1 病態生理からわかる鑑別疾患

- ヒトの細胞外液のpHは7.40 ± 0.02の狭い範囲に調節されている．
- 酸塩基平衡の調節は，主に肺（呼吸）と腎臓で行われている．

1）腎臓での調節

- 近位尿細管細胞刷子縁と細胞内にある炭酸脱水酵素の働きにより図1のようにHCO_3^-の再吸収が行われる．
- 多発性骨髄腫による近位尿細管細胞障害や，炭酸脱水酵素阻害薬（アセタゾラミド）の使用によりHCO_3^-再吸収が障害されると近位尿細管性アシドーシスを生じる．

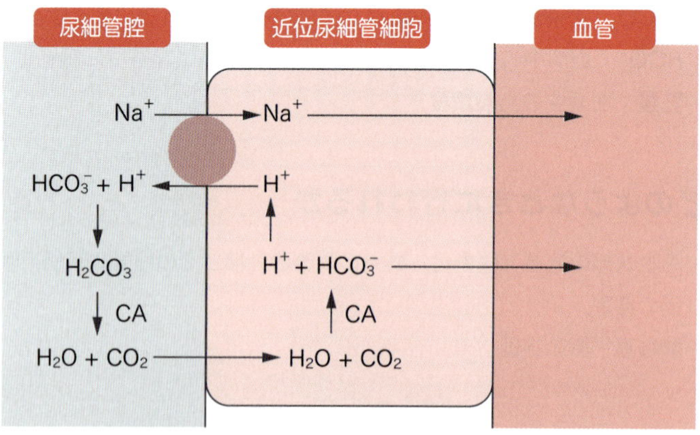

図1 近位尿細管でのHCO_3^-再吸収機構
CA：炭酸脱水酵素

- 集合管での酸排泄は，尿細管腔内に存在するリン酸やアンモニアがH^+の受け手となって行われる（図2）．
- この酸排泄機構のどこかに障害があると，尿中に排泄できないH^+が蓄積し，遠位尿細管性アシドーシスを生じる．原因疾患としてはSjögren症候群，関節リウマチ，SLEなどの膠原病が有名である．
- H^+排泄とK^+再吸収は一部共役して行われるので，遠位尿細管性アシドーシスでは低K血症をきたす．
- アルドステロンは集合管でのNa^+再吸収，K^+排泄とともにH^+排泄を促進するので，その作用の減弱により高K性尿細管性アシドーシスを生じる．アンジオテンシン変換酵素（ACE）阻害薬やアンジオテンシン受容体拮抗薬（ARB）の使用，糖尿病性腎症などが原因となる．
- 利尿薬使用や循環血漿量低下は，レニン・アンジオテンシン系亢進を介したアルドステロン作用亢進，近位尿細管でのHCO_3^-再吸収亢進により代謝性アルカローシスを生じる．

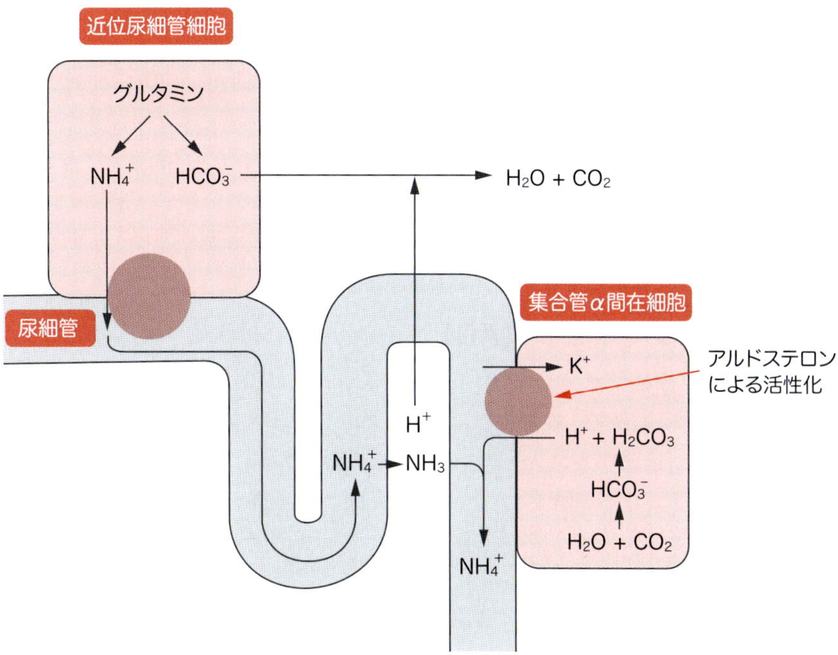

図2 ● 酸排泄機構

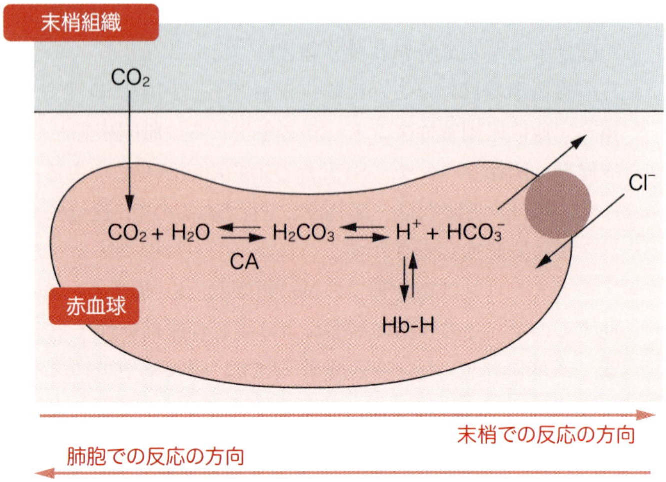

図3 赤血球緩衝系と呼吸による二酸化炭素排泄
CA：炭酸脱水酵素

2）肺での調節

- 組織での代謝によって発生したCO_2は赤血球の炭酸脱水酵素でHCO_3^-へと変換される（図3）.
- 肺毛細血管において逆反応が起こり，CO_2が肺胞内へ拡散し，呼吸により排泄される.
- 分時換気量の低下（肺胞低換気）により肺胞内のCO_2排泄が障害されると，蓄積したCO_2からH^+が産生され，呼吸性アシドーシスを呈する.
- 呼吸中枢が刺激され，分時換気量が増加すると肺胞へのCO_2拡散が亢進し，呼吸性アルカローシスを生じる.

3）アニオンギャップ（AG）

- アニオンギャップ（AG）とは$[Na^+] - ([Cl^-] + [HCO_3^-])$で計算される数値で，血清中の「測定されない陰イオン」の濃度を表わし（図4），代謝性アシドーシスの鑑別に重要である.
- 「測定されない陰イオン」とは，乳酸，ケト酸，硫酸などの内因性のもの，メタノール，エチレングリコール，サリチル酸などの外因性のものがある.
- これらの物質が蓄積する病態があると，AG開大性代謝性アシドーシスを呈する.

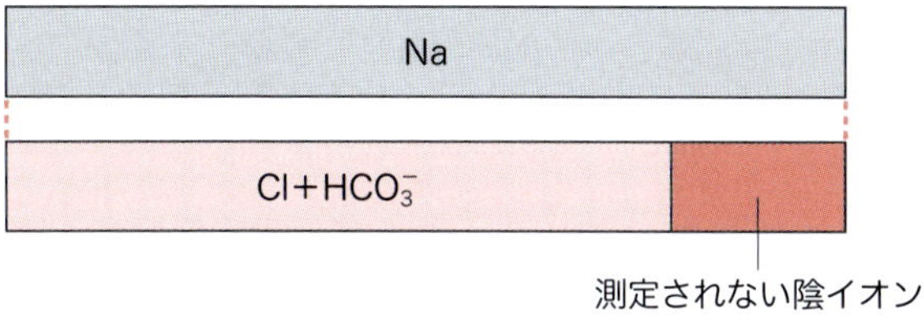

図4 ● アニオンギャップの概念
アニオンギャップ＝［Na］−（［Cl］＋［HCO_3^-］）≒測定されない陰イオン
アニオンギャップの正常値＝2.5×血清アルブミン±2 mEq/L
アニオンギャップの開大＝測定されない陰イオンの増加

▶ 上記の他に，消化管からのH^+喪失（嘔吐）やHCO_3^-喪失（下痢）により各々代謝性アルカローシス，AG正常の代謝性アシドーシスをきたす．

2 実践での使いこなしポイント

1）血液ガス所見の読み方

1 アシデミア（pH＜7.38）かアルカレミア（pH＞7.42）か

2 主となる異常は何か

▶ $PaCO_2$，HCO_3^-の値から主となる異常が代謝性アシドーシス，代謝性アルカローシス，呼吸性アシドーシス，呼吸性アルカローシスのいずれであるかを判断する．

3 代償性変化は適切か

▶ 表1に各酸塩基平衡異常に対する生理的な代償性変化の範囲を示す．代償性変化がこの範囲を逸脱していれば，合併する酸塩基平衡異常が存在する．

表1 ● 酸塩基平衡異常に対する生理的代償性変化

主となる変化	予想される代償
代謝性アシドーシス	$PaCO_2$は1.3×⊿HCO_3^-だけ低下
代謝性アルカローシス	$PaCO_2$は0.7×⊿HCO_3^-だけ上昇
急性呼吸性アシドーシス	HCO_3^-は0.1×⊿$PaCO_2$だけ上昇
慢性呼吸性アシドーシス	HCO_3^-は0.4×⊿$PaCO_2$だけ上昇
急性呼吸性アルカローシス	HCO_3^-は0.2×⊿$PaCO_2$だけ低下
慢性呼吸性アルカローシス	HCO_3^-は0.4×⊿$PaCO_2$だけ低下

⊿HCO_3^-：HCO_3^-の正常からの変化量
⊿$PaCO_2$：$PaCO_2$の正常からの変化量

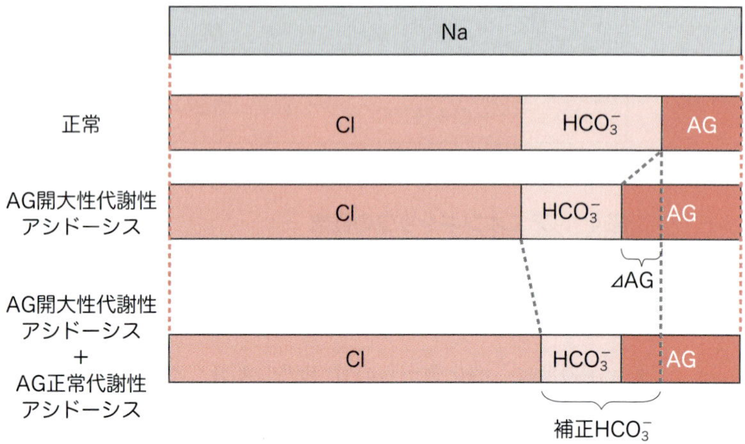

図5 ⊿AGと補正HCO_3^-
補正HCO_3^-＝実測HCO_3^-＋⊿AG
⊿AG＝計算したAG－正常AG

例）HCO_3^-＝14 mEq/Lの代謝性アシドーシスでは代償性に$PaCO_2$＝27～30となることが予測される．$PaCO_2$＝20 Torrであれば，呼吸性アルカローシスを合併していると評価できる．

4 アニオンギャップを計算する

- pHやHCO_3^-が正常でもAG開大性の代謝性アシドーシスが隠れている可能性がある．必ずアニオンギャップを計算する（Point参照）．

5 AGが開大していれば，補正HCO_3^-を計算する（図5）

- AG開大性の代謝性アシドーシスのみなら補正HCO_3^-＝24となる．
- 補正HCO_3^-＜24ならAG正常の代謝性アシドーシスの合併，補正HCO_3^-＞24なら代謝性アルカローシスの合併がある．

point
- pHが正常でも，酸塩基平衡異常が存在することがある（代謝性アシドーシス＋呼吸性アルカローシスなど）．
- HCO_3^-が正常でも，AGを必ず評価する；AGが開大する代謝性アシドーシスと代謝性アルカローシスが合併するとHCO_3^-が正常範囲になることがある．

2）AG開大性代謝性アシドーシスへのアプローチ（図6）

高AG性代謝性アシドーシスの鑑別診断	頻度
乳酸アシドーシス（ショック，敗血症，組織壊死，ビタミンB1欠乏）	多い
ケトアシドーシス（DKA，AKA，飢餓性アシドーシス）	中程度
末期腎不全	中程度
中毒（アセチルサリチル酸，メタノール，エチレングリコール）	稀

3）AG正常の代謝性アシドーシスへのアプローチ（図7）

AG正常の代謝性アシドーシスの鑑別診断	頻度
消化管からのHCO_3^-喪失（下痢，回腸導管）	多い
近位尿細管性アシドーシス（アセタゾラミド，多発性骨髄腫）	稀
遠位尿細管性アシドーシス（Sjögren症候群，関節リウマチ，SLE）	稀
高K血症性尿細管性アシドーシス（薬剤性，糖尿病性腎症）	中程度
中程度の腎不全	中程度
希釈性アシドーシス	少ない

※尿細管性アシドーシスの鑑別手順は本書のレベルを超えるため，割愛した．興味のある読者は成書[1)]を参照してほしい．

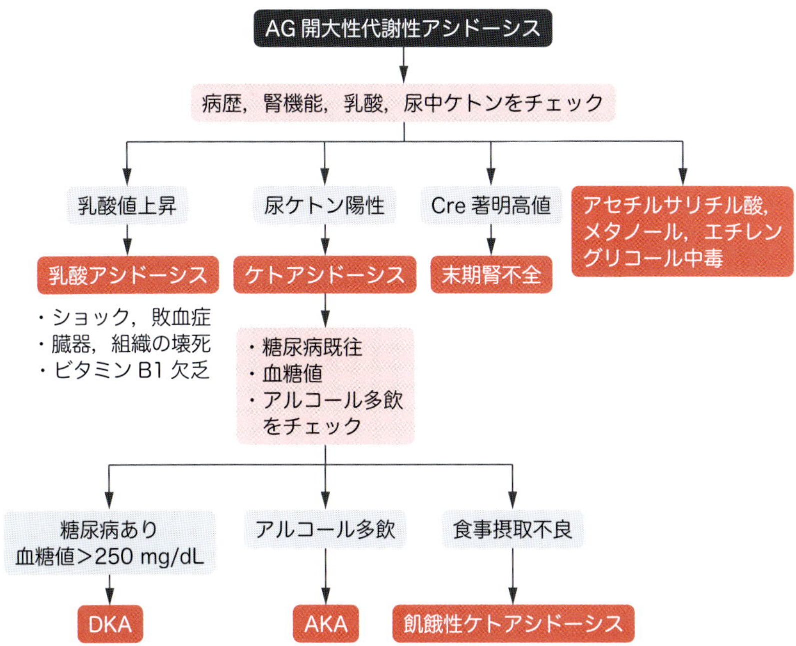

図6 高AG性代謝性アシドーシスへのアプローチ
注）これらの病態は合併することがある

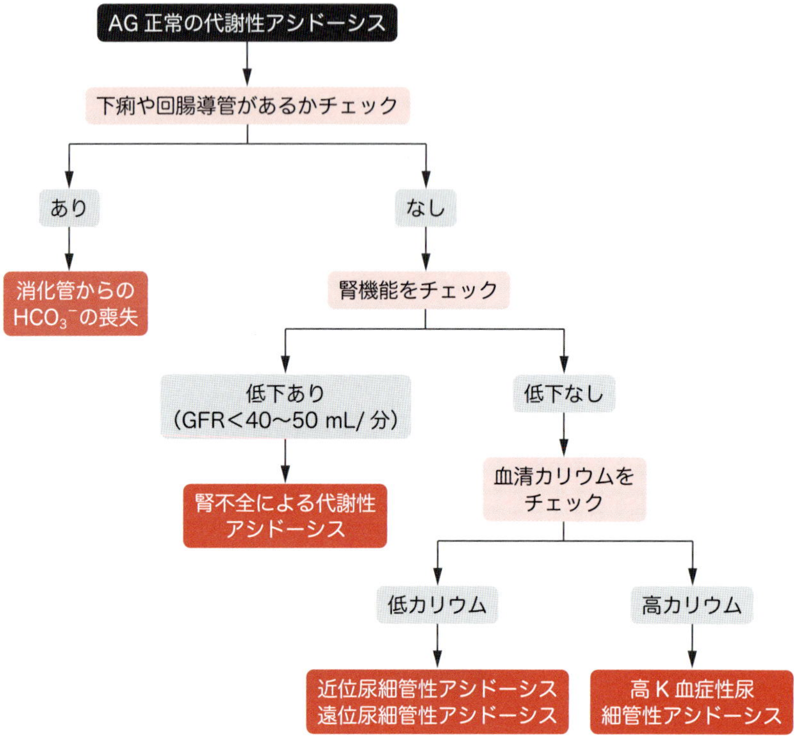

図7 AG正常の代謝性アシドーシスへのアプローチ

4）代謝性アルカローシスへのアプローチ

代謝性アルカローシスの鑑別診断	頻度
消化管からのH^+喪失（嘔吐，胃管によるドレナージ）	多い
利尿薬使用	多い
鉱質コルチコイド作用の増強（腎動脈狭窄，原発性アルドステロン症，Cushing症候群，偽性アルドステロン症など）	少ない
Bartter症候群，Gitelman症候群	稀
アルカリの投与	少ない

1 病歴をチェック

- 嘔吐や胃管によるドレナージはあるか？
- 利尿薬使用はあるか？
- アルカリ（炭酸水素ナトリウム：メイロン® など）の投与はあるか？

⇒これらの病歴があれば代謝性アルカローシスの原因であることが疑わ

しい．

2 血圧をチェック

▶高血圧があれば鉱質コルチコイド作用の増強を疑う．必要ならレニン，アルドステロンの測定．

3 アルカローシス維持因子をチェック

▶循環血漿量低下，低K血症，Cl欠乏，腎機能低下は代謝性アルカローシスの維持因子として働くので，これらを検索し治療する．

5）呼吸性アシドーシスへのアプローチ

1 病歴，身体所見，胸部X線をチェック

▶呼吸性アシドーシスの多くは肺胞低換気で生じる．出会うことが多いのは，急性心不全，COPD急性増悪，重症喘息など．

6）呼吸性アルカローシスへのアプローチ

呼吸性アルカローシスの鑑別診断	頻度
低酸素血症（肺炎，喘息，肺塞栓，心不全など）	多い
高熱，敗血症	多い
疼痛，不安	中程度
アセチルサリチル酸中毒	少ない

1 SpO_2，PaO_2 をチェック

▶低酸素血症があれば，代償性過換気による呼吸性アルカローシスの可能性が高い．

2 胸部X線をチェック

▶過換気を起こすような肺疾患の有無を調べる．肺塞栓を疑うときは，造影CTを考慮する．

3 敗血症の徴候をチェック

▶発熱，白血球増多などがあれば敗血症による呼吸性アルカローシスを疑う．

3 鑑別疾患に対する検査特性

● DKAに対する検査特性

▶尿定性での「ケトン」はアセト酢酸を検出する．ケトアシドーシスの原因となるのは主にβヒドロキシ酪酸なので，尿ケトンはDKAにおいて陰性になることもある．

▶血清βヒドロキシ酪酸はDKAに対する感度，特異度がかなり高く（感度98％，特異度85％），可能なら血清βヒドロキシ酪酸を測定するべきである．

▶血糖＞250 mg/dLの患者では，AG開大はDKAに対し感度84～90％，特異度85～99％と良好な検査特性をもつ．

血清乳酸値

▶敗血症において血清乳酸値は患者の予後とよく相関する．

▶特に血清乳酸値＞4 mmol/L（36 mg/dL）では死亡率が高く，例え血圧が保たれていてもショックとみなし積極的な輸液などの循環管理が推奨される．

肺塞栓と呼吸性アルカローシス

▶肺塞栓患者では呼吸性アルカローシスを呈することが多いと言われているが，実際にはこの所見は肺塞栓に対し感度も特異度も高くない（呼吸性アルカローシスがなくても肺塞栓がないとは言えない，その逆も然り）．

参考文献

1）「より理解を深める！体液電解質異常と輸液 改訂3版」（深川雅史/監，柴垣有吾/著），中外医薬社，2007
2）「腎臓病診療に自信がつく本」（小松康宏/著），カイ書林，2010
3）「コスタンゾ明解生理学」（Linda S. Costanzo/原著，岡田 忠・菅屋潤壹/監訳），エルゼビア・ジャパン，2007
4）「考える技術 臨床的思考を分析する 第2版」（Scott DC Stern, et al/著，竹本 毅/訳），日経BP社，2011
5）「臨床検査ガイド 2013～2014」（Medical Practice編集委員会/編），文光堂，2012

13 尿検査

吉見祐輔

1 基準値

尿定性検査	色調		淡いビール色
	混濁		透明
	比重		1.007＜　　＜1.025
	pH		4.6＜　　＜8.0
	尿潜血		陰性，疑陽性
	尿蛋白		陰性
	尿糖		陰性
	ケトン		陰性
	白血球定性		陰性
	亜硝酸塩		陰性
	ウロビリノゲン		疑陽性
	ビリルビン		陰性
尿沈渣	白血球（/HPF）		≦4
	赤血球（/HPF）		≦4
	変形赤血球		陰性
	上皮細胞（/HPF）		≦1
	封入体細胞		陰性
	円柱	硝子円柱	正常でも見られる
		赤血球円柱	陰性
		白血球円柱	陰性
		上皮円柱	陰性
		顆粒円柱	陰性
		脂肪円柱	陰性
		蝋様円柱	陰性
その他	尿浸透圧（mOsm/kg・H_2O）		200＜　　＜800
	尿中微量アルブミン（mg/日）		＜22
	尿蛋白定量（g/日）		＜0.15

	NAG（U/L）	＜5～6.8
	β2MG（μg/日）	40～150
	尿細胞診	陰性

基準値は施設により異なる（第1部-3参照）

2 何を測定しているのか

尿定性

基本的に色調，混濁以外は試験紙法で評価されている項目．

- **色調**：通常は淡黄色で透明である．赤色調であれば血尿，ヘモグロビン尿，ミオグロビン尿，褐色であればビリルビン尿の可能性がある．
- **混濁**：尿路感染症などでみられる．
- **比重**：尿と尿中の溶質を含まない水分との重量比＝尿/尿中の水分で表される．臨床では試験紙法で測定されることが多いが，尿中に糖，蛋白，細胞などが含まれていると正確な結果とならず，より正確に評価したい場合には尿浸透圧を計測する方がよい．
- **尿潜血**：尿中の赤血球の有無．ただし試験紙法ではヘモグロビン尿やミオグロビン尿でも反応するため，尿沈渣で赤血球の有無を確認する必要がある．
- **尿蛋白定性**：尿中蛋白の有無であるが，基本的にアルブミンをチェックしている．試験紙法による定性では30 mg/dL＝1＋，100 mg/dL＝2＋，300 mg/dL＝3＋と半定量的に表すことが多い．注意点として，①尿中BJP（Bence Jones Protein）は試験紙法で偽陰性になる，②アルカリ尿で偽陽性になる，③糖尿病性腎症の初期にみられる微量アルブミン尿は検出できないなどあり，そのため必要に応じて検査を加える必要がある．
- **尿糖定性**：尿中の糖．高血糖を反映していることが多い．100 mg/dL＝1＋などと表記されるが，基準値はメーカーごとに異なる．
- **ケトン**：血中ケトンを反映している．ケトンとはアセトン，アセト酢酸，β-ヒドロキシ酪酸の総称であり，試験紙法ではアセトンとアセト酢酸のみしか測定できない．糖尿病ケトアシドーシスではβ-ヒドロキシ酪酸が増加するものの，アセト酢酸が増加しない場合があり，偽陰性となりうることに注意が必要である．
- **白血球定性**：好中球に含まれるエステラーゼを測定することによって尿中の好中球の有無を判定している．
- **亜硝酸塩**：尿中の亜硝酸塩の有無を判定している．尿路に細菌が存在すると尿に含まれる硝酸塩が還元され，通常は尿中に存在しない亜硝酸塩が出現する．

つまり亜硝酸塩が存在すれば細菌尿であることの証拠となる．ただし細菌の種類（腸球菌など）によっては還元能力がなく，また膀胱における尿の滞在時間によっても還元されないことがあるため，感度は低い．

- **ウロビリノゲン**：胆汁として排泄された直接ビリルビンが腸管内で還元され，ウロビリノゲンになり，一部が尿中に排泄される．

尿沈渣

新鮮尿を遠心器にかけ上清を捨て沈渣を顕微鏡で観察する．

- **白血球，赤血球**：強拡大＝400倍で鏡検し5視野以上観察した白血球数の1視野あたりの平均のことで/HPF（high power field）と表される．
- **変形赤血球**：尿の浸透圧やpHによって赤血球形態が変化することがあり，機序ははっきりしないものの糸球体性出血の証拠とされる．
- **上皮細胞**：扁平上皮，移行上皮，尿細管上皮，円柱上皮がある．扁平上皮は膣の上皮であり，尿中に認められれば膣分泌物の混入が疑わしい．移行上皮は腎盂，尿管，膀胱，尿道に存在し，尿路系の炎症や悪性腫瘍で認められるが，正常尿でも認められる．尿細管上皮は尿細管障害を反映し，腎盂腎炎，急性尿細管壊死，腎硬化症などでみられる．
- **封入体細胞**：細胞質内に封入体を認める細胞のことで，サイトメガロウイルスなどのウイルス感染症や尿路感染症でみられるが，正常尿でもみられる．
- **円柱**：硝子円柱，赤血球円柱，白血球円柱，上皮円柱，顆粒円柱，脂肪円柱，蝋様円柱などがある．硝子円柱は正常でも認められるが，その他の円柱は糸球体腎炎やネフローゼ症候群などで認められる．詳細は4 異常値に対する代表的な鑑別疾患に示す．

その他

- **尿浸透圧**：尿の浸透圧．
- **尿中微量アルブミン**：尿中のアルブミン．糖尿病性腎症の初期には試験紙法で検出されない程度の微量アルブミンが排出されるため，糖尿病性腎症を疑い，かつ試験紙法陰性のときには測定する必要がある．
- **尿蛋白定量**：本来であれば蓄尿で測定するのが好ましいが，外来では蓄尿検査は困難である．その場合尿蛋白/尿クレアチニンの比を取り，クレアチニン1 gあたりの尿蛋白の量を計算すると良い指標となる．その場合g/gCreで表される．
- **NAG**：N-アセチル-β-D-グルコサミニダーゼのことであり，腎の近位尿細管，前立腺に局在している．近位尿細管障害で上昇する．

- **β2MG**：全身の有核細胞表面に存在し，糸球体基底膜を通過し，近位尿細管で再吸収される．悪性腫瘍等でβ2MGが増加し，糸球体濾過量が増加した場合や近位尿細管障害があり再吸収が低下した場合に上昇する．

3 どのようなときに行われるか

尿定性

肉眼的に血尿が疑われる場合，ネフローゼ症候群や糸球体腎炎を疑うとき，糖尿病スクリーニング，糖尿病性ケトアシドーシスを疑うとき，尿路感染症を疑うときなどに行う．疑う疾患によっては尿沈渣などのさらなる評価が必要であるし，偽陽性，偽陰性もある検査ではあるが，簡便なため必ず行う．

尿沈渣

尿路感染症を疑う場合には白血球を，糸球体腎炎を疑う場合には赤血球や顆粒円柱や赤血球円柱の有無を，ネフローゼ症候群を疑う場合には脂肪円柱，蝋様円柱を確認する．

その他

- **尿浸透圧**：多尿，乏尿などの尿量異常がある場合に測定する．尿崩症，腎性尿崩症，心因性多尿を疑うときに測定することが多くなると思われる．
- **尿中微量アルブミン**：糖尿病がありかつ試験紙法で尿蛋白陰性もしくは1＋程度の患者さんに対して行う．そうすることにより早期糖尿病性腎症（2期）を診断することができる．
- **尿蛋白**：慢性腎臓病（CKD），糖尿病性腎症，ネフローゼ症候群などを疑うとき，もしくは評価するときに測定する．
- **NAG/β2MG**：尿細管障害を疑う場合に測定する．
- **尿細胞診**：尿路の悪性腫瘍を疑うときに施行する．

4 異常値に対する代表的な鑑別疾患

よく見られる，血尿，白血球尿，蛋白尿，円柱について鑑別疾患を表に挙げる．

	病態	頻度
血尿	原因不明の一過性のもの	多い
	尿路感染症	多い
	結石	多い
	運動 / 外傷	少ない
	多発性嚢胞腎	少ない
	尿路系悪性腫瘍	少ない
	前立腺肥大	多い
	糸球体病変（IgA 腎症，糸球体腎炎など）	少ない
	Nutcracker syndrome	稀
実際には血尿でないが赤色で間違えるもの	ヘモグロビン尿，発作性夜間ヘモグロビン尿症	稀
	ミオグロビン尿	少ない
	ポルフィリン症	稀
白血球尿	細菌性尿路感染症（腎盂腎炎，膀胱炎，前立腺炎）	多い
	尿路結核	稀
	間質性腎炎	少ない
尿蛋白	生理的蛋白尿（運動後，発熱時，起立性）	中程度
	糸球体腎炎	少ない
	腎硬化症	多い
	慢性腎臓病	多い
	糖尿病性腎症	多い
	ネフローゼ症候群※	少ない

※ネフローゼ症候群のなかには原発性である微小変化群，巣状糸球体硬化症，膜性腎症，膜性増殖性糸球体腎炎，二次性であるアミロイドーシス，SLE，薬剤性などが含まれる

円柱については円柱の種類ごとに鑑別が異なるため，それぞれの可能性のある鑑別を挙げる．

円柱	鑑別疾患	頻度
硝子円柱	非特異的	中程度
赤血球円柱	糸球体腎炎	少ない
白血球円柱	腎盂腎炎	多い
	間質性腎炎	少ない
	増殖性糸球体腎炎	少ない

上皮円柱	急性尿細管壊死	中程度
	間質性腎炎	少ない
	増殖性糸球体腎炎	少ない
顆粒円柱	慢性糸球体腎炎	少ない
	ネフローゼ症候群	少ない
脂肪円柱	ネフローゼ症候群	少ない
蝋様円柱	慢性腎不全	多い
	ネフローゼ症候群	少ない

1 病態生理からわかる鑑別疾患

1）尿の産生

- 輸入細動脈から糸球体に流入した血液が，血管内皮細胞，糸球体基底膜，糸球体上皮細胞からなる糸球体係蹄壁で濾過され，ボーマン腔内に濾し出された原尿が尿細管から集合管を経て最終的に尿となる．
- また分子量の小さい蛋白は糸球体係蹄を通過し尿細管で再吸収されている．
- その他電解質なども尿細管で再吸収と排泄が行われ，調整されている．

2）血尿

- 血尿は糸球体性血尿と非糸球体性血尿に分けられる．
- 糸球体性血尿は文字通り糸球体からの出血であり，免疫反応を介した糸球体毛細血管壁の障害や糸球体基底膜の菲薄化により毛細血管内の赤血球がボーマン腔内に漏れることにより生じる（図1）．
- 非糸球体性血尿は尿路の異常，具体的には腎癌，多発嚢胞腎，尿管癌，尿管結石，膀胱癌，前立腺癌，前立腺肥大などにより尿路に直接血液が混じることにより生じる．
- 糸球体性血尿と非糸球体性血尿の鑑別ポイントを表1に示す．

3）白血球尿

- 白血球尿は尿路感染症，尿路悪性腫瘍，尿路結核，間質性腎炎などで認められる．
- ただし，特に高齢者の場合には病的意義のない白血球尿がみられることがあるため，臨床症状などと合わせて判断する必要がある．

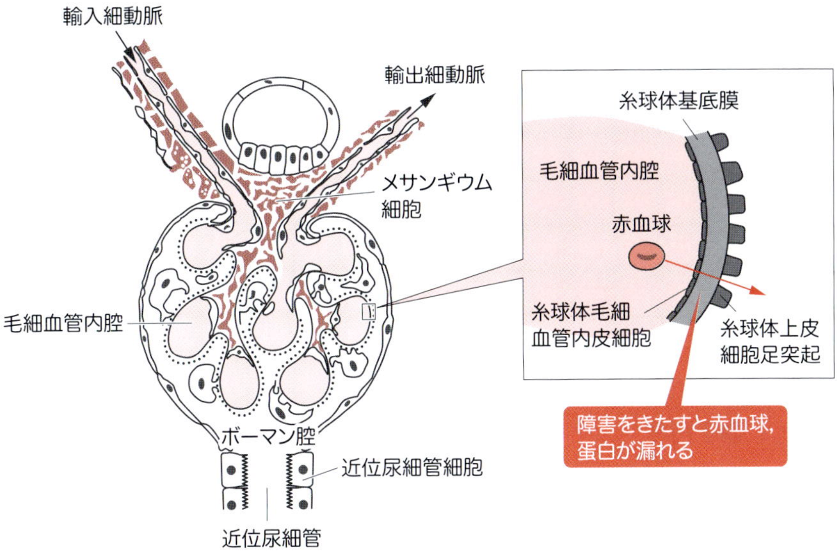

図1 ● 糸球体と傍糸球体装置の模式図
文献1を参考に作成

表1 ● 糸球体性血尿と非糸球体性血尿の鑑別ポイント

	非糸球体性血尿	糸球体性血尿
色（顕微鏡的血尿の場合）	赤，ピンク	赤，茶，コカコーラ色
凝血塊	時にあり	なし
尿蛋白	＜500 mg/日	多くの場合＞500 mg/日
赤血球形態	正常	変形有り
赤血球円柱	なし	見られることがある

文献2より転載

4）蛋白尿

- 蛋白尿は糸球体性蛋白尿，尿細管性蛋白尿，overflow蛋白尿，腎後性蛋白尿の4つに分類される．それ以外に発熱や運動に伴う一過性の蛋白尿や，成人の5％程度にみられる起立性蛋白尿などがあるが病的意義はない．
- 糸球体性蛋白尿は糸球体性血尿と同様に糸球体毛細血管内皮の透過性が上昇することによりボーマン腔に蛋白が漏れることにより起こる．原因疾患としては原発性糸球体疾患や糖尿病性腎症がそれにあたる．
- 尿細管性蛋白尿は尿細管で再吸収されるはずの低分子量の蛋白が，尿細管障害により再吸収が阻害されることにより起こる．
- Overflow蛋白尿は低分子量の蛋白が過剰に産生され，糸球体からあふれ出す状態を指し，多発性骨髄腫やミオグロビン尿が原因となる．
- 腎後性蛋白尿は尿路の感染や悪性腫瘍に伴い蛋白が排泄される状態を指す．

5）円柱

- 尿細管上皮から分泌されたTamm-Horsfallムコ蛋白を基質とし，尿細管腔を鋳型として円柱状に形成される蛋白成分である．
- 成因として尿中アルブミンの上昇，低pH，尿の濃縮が言われている[3)]．
- 特に円柱内に細胞や顆粒などを含まない物を硝子円柱と呼び，円柱内に含まれる成分によってさらなる分類が行われる．

● 硝子円柱

- 各種円柱の元となる円柱であり病的意義は低い．運動後などもみられる．

● 赤血球円柱

- 円柱内に赤血球が3個以上含まれた円柱であり，糸球体から出血した赤血球が円柱に含まれることによる．よって糸球体性血尿に診断的であり主に糸球体腎炎でみられる．

● 白血球円柱

- 円柱内に白血球が3個以上含まれた円柱のこと．腎盂腎炎などの感染性，間質性腎炎や増殖性糸球体腎炎など，腎に白血球が浸潤するような疾患でみられる．

● 上皮円柱

- 円柱内に尿細管上皮が3個以上含まれた円柱であり，尿細管上皮の脱落をきたす疾患でみられる．具体的には4 異常値に対する代表的な鑑別疾患を参照のこと．

● 顆粒円柱

- 円柱内に顆粒成分が1/3以上封入された円柱．顆粒成分は細胞成分の変性したもの，もしくは蛋白の凝集によるものとされる．腎実質の障害でみられるとされる．

● 脂肪円柱

- 円柱内に脂肪顆粒が3個以上封入された円柱でありネフローゼ症候群で高率に認められる．

● 蝋様円柱

- 尿細管腔の長期閉塞により，顆粒円柱の変性がさらに進行した状態と考えられている．非特異的であり多くの腎疾患でみられるとされる．

2 実践での使いこなしポイント

1）血尿へのアプローチ

- 血尿に気付くには3つほどパターンが考えられる.
  ①尿が見るからに赤くて血尿が疑われる場合
  ②検診などで検査をしたらたまたま尿潜血が陽性であった場合
  ③腎盂腎炎や血管炎などの血尿をきたす疾患を疑い，尿検査を行ったら実際に血尿があった場合
- 今回は③のパターンは尿から始まる問題ではないため省略する.

1 尿が赤い場合

- 厳密には尿が赤いからといって血尿とは限らないため，本当に血尿かどうか含めて判断することから必要になる（図2）.
- 沈渣で赤血球を認めれば血尿であり肉眼的血尿と判断する.
- 沈渣で赤血球を認めず，かつ試験紙法で陽性であればそれはヘモグロビン尿かミオグロビン尿である.
- 試験紙法で陰性であれば食べ物や薬物による色素尿の可能性が高い．ポルフィリン症による尿もここに当てはまるが頻度は稀である.

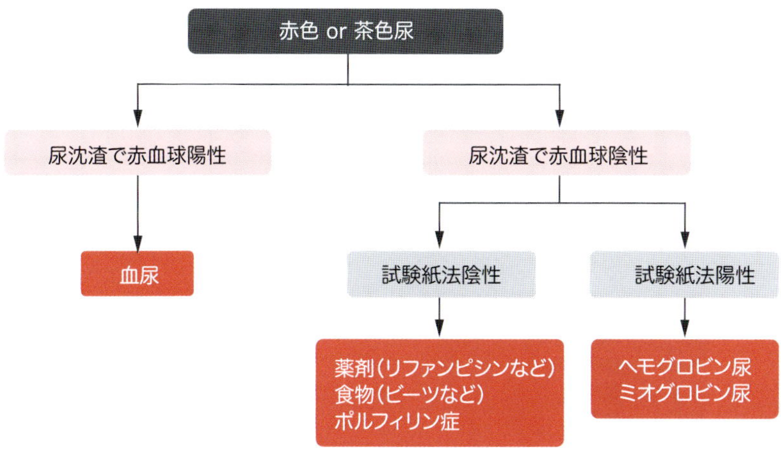

図2 赤色尿，茶色尿を見たときのアプローチ
文献2を参考に作成

2 検査でたまたま見つかった場合

- この場合はおそらく肉眼的には気付かれず，顕微鏡的血尿である可能性が高い．
- 肉眼的血尿であっても顕微鏡的血尿であっても図3のように鑑別を進める．
- まずは変形赤血球，赤血球円柱，尿蛋白などを評価し糸球体性か非糸球体性かを検討する（表1も参考に）．
- 糸球体性血尿であれば糸球体腎炎の可能性があり，腎機能悪化，発熱，体重減少などの血管炎を疑うような場合などにはANCAの測定や腎生検などの検査を考慮する．糸球体性であっても血尿単独で，全身症状もない無症候性のものであれば経過観察が勧められている．
- 非糸球体性血尿の場合，尿路の悪性腫瘍，尿路結石，多発嚢胞腎などが鑑別であり，年齢や悪性腫瘍のriskに応じて尿細胞診や画像診断を行う．詳細は血尿診断ガイドライン[4]を参照のこと．

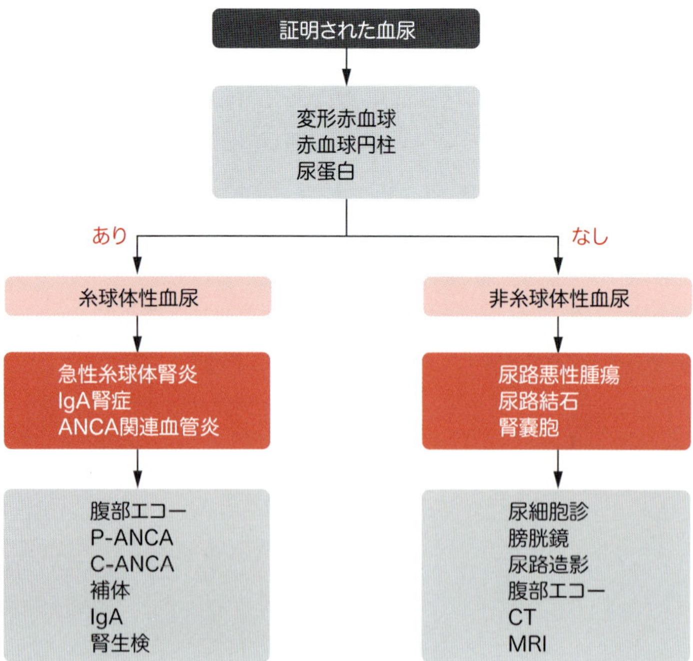

図3 ● 血尿へのアプローチ
文献4を参考に作成

2）白血球尿へのアプローチ

- これは尿検査からアプローチするのではなく，尿路感染症などを疑われたときに測定されるものであり省略する．

3）蛋白尿へのアプローチ

- 病歴，身体所見を確認し，糖尿病，悪性腫瘍，自己免疫疾患，腎疾患の既往などを確認する．また尿沈渣で糸球体出血を疑わせるような変形赤血球や赤血球円柱がある場合，感染を疑わせる白血球尿/細菌尿がある場合にはその方面から鑑別を進める．そういったものがない場合，つまり蛋白尿のみの場合のアプローチ方法を以下に述べる（図4）．
- まずは尿検査を繰り返し，蛋白尿が持続するかどうか確認する．2回目

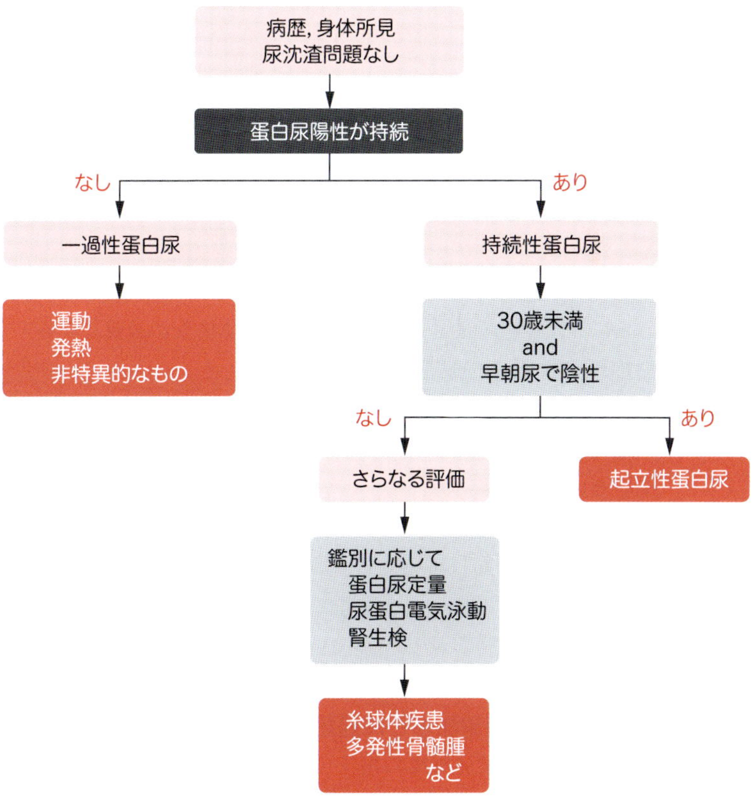

図4 蛋白尿へのアプローチ
文献5を参考に作成

の検査で陰性であれば一過性の蛋白尿で問題ないことが多い．また病的な蛋白尿であっても安静で改善が認められる．

- 蛋白尿が持続した場合には早朝尿で確認し，早朝尿で陰性となれば起立性蛋白尿でありこれも問題はないことが多い．ただし起立性蛋白尿は30歳以上では稀であるため，30歳以上の場合は起立性蛋白尿と判断しない方がよい．
- 一過性でもなく起立性でもなければ病的な蛋白尿の可能性が高まる．血尿が併存すれば糸球体病変の可能性があるし，腎機能の悪化がある場合にも精査が必要である．
- 腎生検については施設による幅もあり，また臨床状況でも適応は異なるが，尿蛋白0.5～1.0 g/日以上で検討されることが多い．
- 多発性骨髄腫も蛋白尿をきたすが試験紙法ではBJPは陰性になるため，試験紙法陽性から疑われることは稀である．

3 鑑別疾患に対する検査特性

1 試験紙法と尿中Bense Jones Protein（BJP）

試験紙法による蛋白尿の検出は10 mg/dL程度まで検出できるとされる．しかし主にアルブミンを検出しており，多発性骨髄腫のときにみられるBJPは試験紙法では検出できないため注意が必要である．多発性骨髄腫を疑うときには尿蛋白の定量と，尿中BJPの確認検査が必要となる．

2 白血球定性と白血球尿

試験紙法による白血球定性反応は濃尿（尿中白血球＞10/HPF）に対して感度87.9 %，特異度94.3 %との報告がある[6]．しかし白血球尿＝尿路感染症とは限らないため，臨床症状とあわせて判断する必要がある．

3 亜硝酸塩と細菌尿

尿培養陽性で10^8 CFU/L以上の細菌尿に対する亜硝酸塩の感度特異度は報告により差があるが，それぞれ20～90 %，85～100 %とされる[7]．これも必ずしも細菌尿が尿路感染症を意味するとは限らないので臨床症状とあわせて判断する必要がある．

4 白血球定性と亜硝酸塩と尿路感染症

白血球定性と亜硝酸塩の組合せで尿路感染症の診断により適しているとの報告がある．

白血球定性陽性もしくは亜硝酸塩陽性の10^8 CFU/Lの細菌尿に対する感

度特異度は81 %と77 %，白血球定性陽性および亜硝酸塩陽性の10^8 CFU/Lの細菌尿に対する感度特異度は43 %と96 %とされる[7]．しかし報告により結果もばらばらであり，何度も繰り返すように臨床状況と合わせて判断することが大事である．

5 変形赤血球と糸球体出血

変形赤血球は糸球体出血に診断的とされ，非常に参考になる．しかし糸球体病変以外にも検出されることがあるので注意が必要である[8]．また変形赤血球がないからといって糸球体病変を否定できるわけでもないことにも注意が必要である．

6 蓄尿による尿蛋白量と随時尿における蛋白/クレアチニン比（g/gCre）

蛋白尿の量的評価には蓄尿が最も優れているが，実際に蓄尿を行うことは大変である．蛋白/クレアチニン比が蓄尿蛋白量とよく相関するとの報告があり[9]，簡便にできる検査として推奨されている．

7 尿細胞診と尿路悪性腫瘍

報告にもよるが尿細胞診の膀胱癌に対する感度，特異度はそれぞれ34 %，99 %との報告がある[10]．ただし癌の分化度により感度は変わり，低分化であるほど低くなる．具体的にはGrade1で12 %，Grade2で26 %，Grade3で64 %とされる．詳細は血尿診断ガイドライン[4]を参照のこと．

参考文献

1）「レジデントのための腎臓病診療マニュアル」（深川雅史 ほか/編），医学書院，2012
2）Feldman AS, et al：Etiology and evaluation of hematuria in adults. UpToDate, 2013
3）Wald R：Urinalysis in the diagnosis of kidney disease. UpToDate, 2012
4）「血尿診断ガイドライン2013」（血尿診断ガイドライン編集委員会/編），ライフサイエンス出版，2013
5）Rovin BH：Assessment of urinary protein excretion and evaluation of isolated non-nephrotic proteinuria in adults. UpToDate, 2013
6）Kusumi RK, et al：Rapid Detection of Pyuria by Leukocyte Esterase Activity. JAMA, 245：1653-1655, 1981
7）St John A, et al：The use of urinary dipstick tests to exclude urinary tract infection: a systematic review of the literature. Am J Clin Patho, 126：428-436, 2006
8）Pollock C, et al：Dysmorphism of urinary red blood cells--value in diagnosis. Kidney Int, 36：1045-1049, 1989
9）Ginsberg JM, et al：Use of single voided urine samples to estimate quantitative proteinuria. N Eng J Med, 309：1543-1546, 1983
10）Lotan Y & Roehrborn CG：Sensitivity and specificity of commonly available bladder tumor markers versus cytology: results of a comprehensive literature review and meta-analyses. Urology, 61：109-118, 2003

14 内分泌検査 副腎機能（ACTH，コルチゾール）

吉田紗衣子

1 基準値

ACTH（pg/mL）	7.2～63.3
コルチゾール（μg/dL）	5～20

基準値は施設により異なる（第1部-3参照）．また，生理的日内変動，ストレスなどの影響による変動がある

2 何を測定しているのか

- ACTH（pg/mL）：副腎皮質刺激ホルモンの濃度
- コルチゾール（μg/dL）：副腎皮質ホルモンであるコルチゾールの濃度

3 どのようなときに行われるか

視床下部–下垂体–副腎系の機能評価，および病態の鑑別．

4 異常値に対する代表的な鑑別疾患

疾患名	頻度
Cushing症候群	稀
副腎皮質機能低下症	少ない

注）疾患の頻度は臨床の場によって異なる．本書では，救急外来や一般外来での頻度を目安にした．

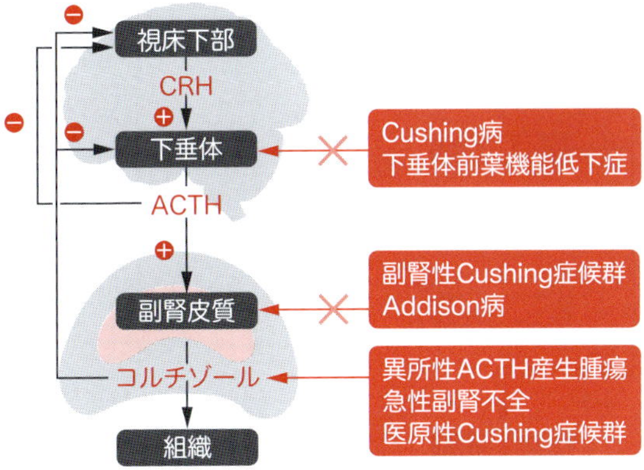

図1 副腎皮質ホルモンの分泌制御と病態

1 病態生理からわかる鑑別疾患

視床下部‐下垂体‐副腎系（図1）

- 生体にストレスが加わると，視床下部からCRHが分泌され，下垂体を刺激しACTHを分泌させる．ACTHは副腎皮質からコルチゾールを分泌させる．
- 分泌されたコルチゾール，ACTHはそれぞれ上位の下垂体，視床下部のホルモン分泌を抑制する．

Cushing病

- 下垂体のACTH産生腫瘍により，コルチゾール分泌過剰が起こる．ACTH，コルチゾールは増加し，これらのフィードバックによりCRHは減少する（図2）．
- 医原性を除く，内因性Cushing症候群の80％を占める．
- フィードバックに対する感受性は低下しているものの，完全には失われていないため，デキサメタゾン抑制試験では，0.5～1 mg投与でACTHおよびコルチゾールは抑制されないが，8 mg投与では抑制される．

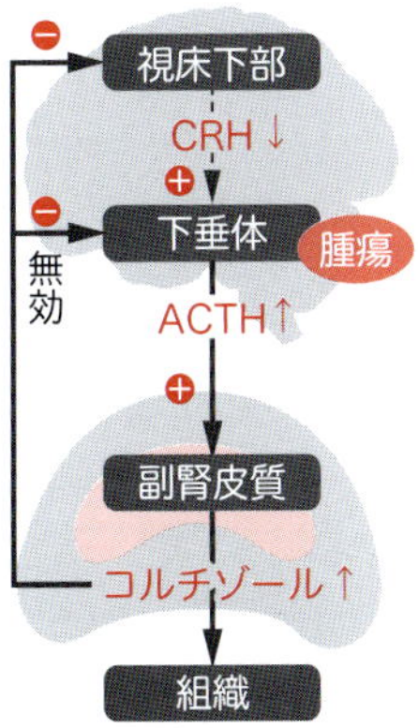

図2 Cushing病の病態

異所性ACTH産生腫瘍

- 下垂体以外の場所より，ACTH産生腫瘍が

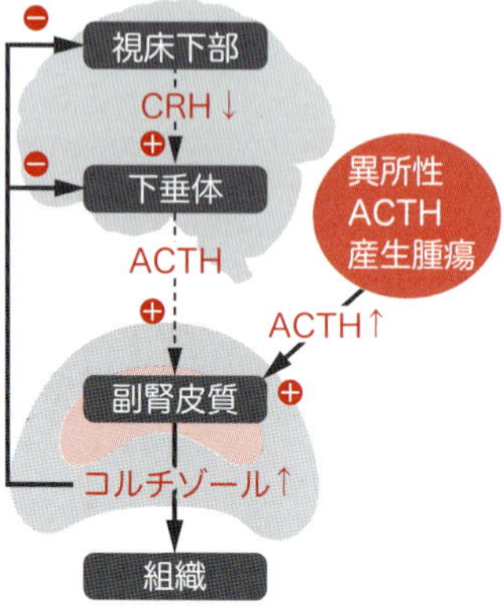

図3 ● 異所性ACTH産生腫瘍の病態

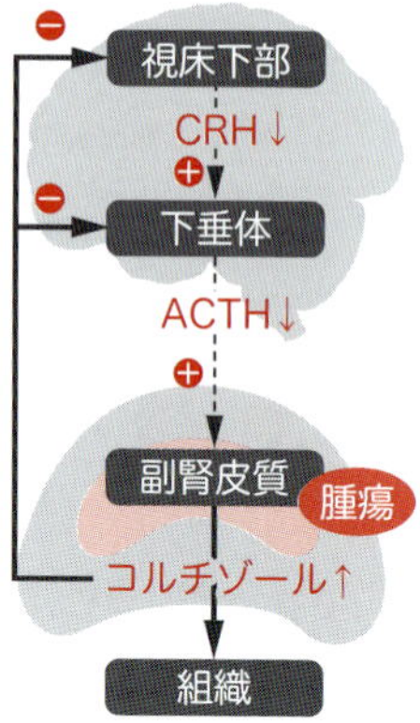

図4 ● 副腎性Cushing症候群の病態

存在し，コルチゾール分泌過剰が起こる．ACTH，コルチゾールは増加し，これらのフィードバックによりCRHは減少する（図3）．

- ACTH産生腫瘍には，肺小細胞癌，気管支カルチノイド，肺小細胞癌，胸腺腫，膵癌，甲状腺髄様癌，褐色細胞腫などがある．
- デキサメタゾン抑制試験では，0.5〜1 mg投与でも8 mg投与でも抑制されないことが多い（気管支カルチノイドでは，8 mg投与では抑制される場合がある）．

● 副腎性Cushing症候群

- 副腎皮質の腺腫や癌からコルチゾールが過剰に分泌される．コルチゾールは増加するが，フィードバックにより，CRH，ACTHは減少する（図4）．
- デキサメタゾン抑制試験では，0.5〜1 mg投与でも8 mg投与でも抑制されない．

● 医原性Cushing症候群

- 全身性エリテマトーデス（SLE）などの自己免疫性疾患の治療のため，ステロイド投与が行われている場合に起こる．ステロイド投与に伴い，フィードバックにより，CRH，ACTHは減少する（図5）．
- デキサメタゾン（デカドロン®）が投与されている場合，コルチゾール測定では検出されないため，コルチゾールは低値となる．

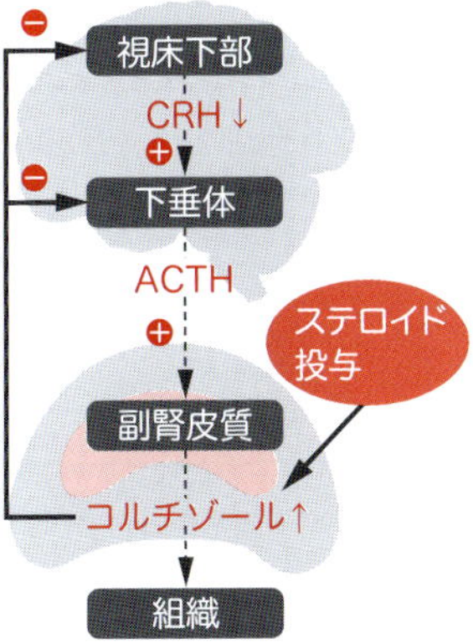

図5 医原性Cushing症候群の病態

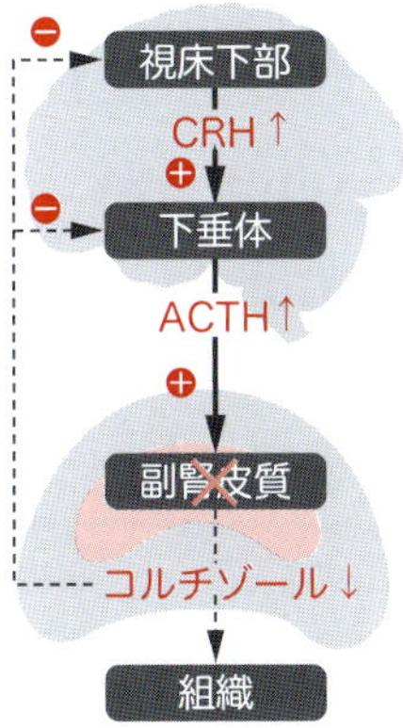

図6 Addison病の病態

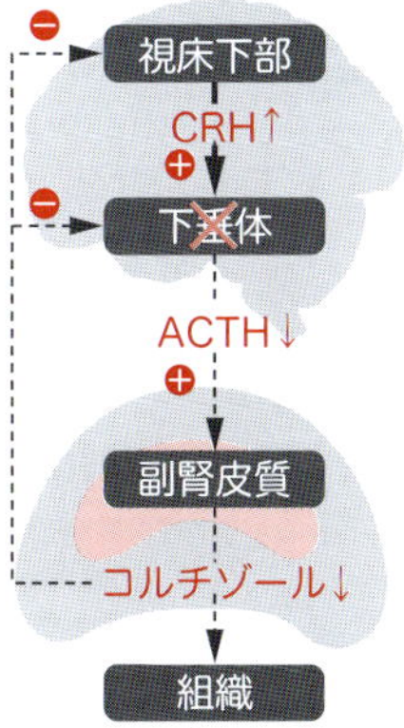

図7 下垂体前葉機能低下症の病態

Addison病

- 副腎皮質が障害され，コルチゾールの分泌低下を認める．コルチゾール低下により，フィードバックが働かず，CRH，ACTHは増加する（図6）．
- 原因として，特発性，副腎結核，癌の副腎転移，悪性リンパ腫，真菌性（ヒストプラズマ，クリプトコッカス，コクシジオイデス），アミロイドーシス，サルコイドーシス，X線照射，出血，梗塞などがある．

下垂体前葉機能低下症

- 複数の下垂体前葉から分泌されるホルモンが低下し，ACTHの分泌低下（図7）を認めた場合，副腎皮質機能低下症を認める．
- 原因として，下垂体腺腫，脳腫瘍，放射線照射，頭部外傷，下垂体周辺の手術後などさまざまである．

急性副腎不全

- コルチゾールの急激な欠乏により，循環不全をきたす．
- 慢性副腎不全患者が，感染，外傷，手術などのストレスをきっかけに相対的にコルチゾールが不足して顕在化する場合がある．

2 実践での使いこなしポイント

1）副腎皮質機能異常へのアプローチ

1. コルチゾール高値 ⇒ Cushing症候群へ
2. コルチゾール低値 ⇒ 副腎皮質機能低下症へ

2）Cushing症候群へのアプローチ（図8）

Cushing症候群の鑑別診断	頻度
Cushing病	少ない
異所性ACTH産生腫瘍	稀
副腎性Cushing症候群	稀
医原性Cushing症候群	多い

point 医原性Cushing症候群が多い．内因性の80％は，Cushing病である．

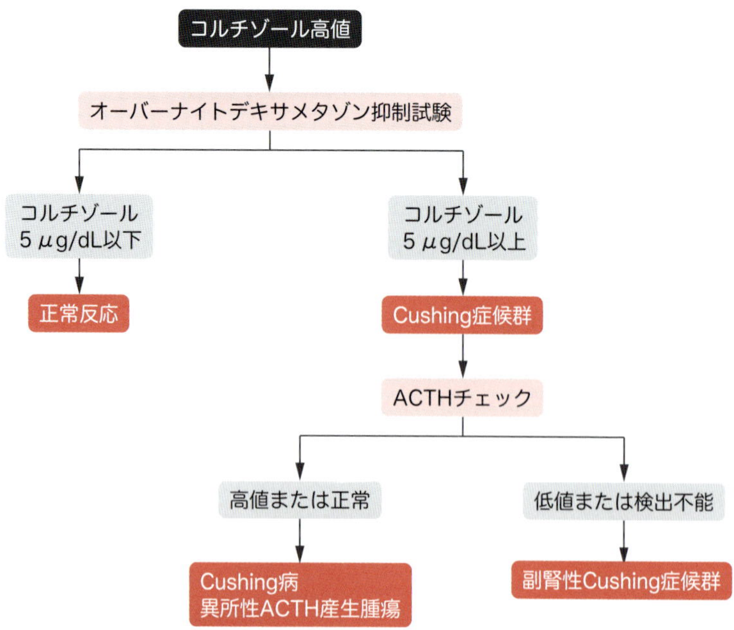

図8 Cushing症候群へのアプローチ

- コルチゾール高値を認めた場合，ステロイド投与を受けていないか確認する．
- Cushing症候群であることを確認するためにオーバーナイトデキサメタゾン抑制試験を行う．
- 内因性Cushing症候群と診断 ⇒ 内分泌専門医へ紹介．

3）副腎皮質機能低下症へのアプローチ（図9）

副腎皮質機能低下症の鑑別診断	頻度
Addison病	稀
下垂体前葉機能低下症	稀
急性副腎不全	中程度

- 急性副腎不全の場合，ステロイド投与歴がないか確認する．

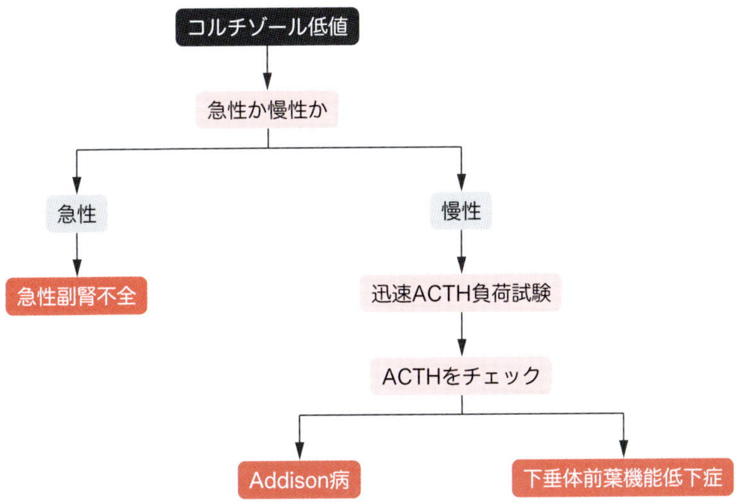

図9 副腎機能低下症へのアプローチ

memo

オーバーナイトデキサメタゾン抑制試験

- 副腎機能を知るためのスクリーニング試験．
- 午後11時にデキサメタゾン（デカドロン®）1 mgを内服し，翌朝6〜8時，空腹，安静臥床でACTH，コルチゾールを測定する．
- 健常人では，コルチゾールが5 μg/dL以下に抑制される．

3 鑑別疾患に対する検査特性

オーバーナイトデキサメタゾン抑制試験とCushing症候群

- 感度が極めて高く，結果に異常を認めない場合，Cushing症候群は除外できる．

Cushing症候群の検査

- 残念ながら，利用することのできる検査はすべて特異度が乏しく，Cushing症候群の原因を特定する作業は容易ではない．いかなる検査にも95％以上の特異度はなく，正しい診断を得るためには，複数の検査を組み合わせる必要がある．
- 原因検索については，内分泌専門医へ紹介することが最善の方法である．

参考文献

1）「臨床検査ガイド 2013～2014」（Medical Practice編集委員会/編），文光堂，2013
2）「異常値の出るメカニズム 第6版」（河合 忠　ほか/編），医学書院，2013
3）「ハリソン内科学 第4版」（福井次矢，黒川 清/監），メディカル・サイエンス・インターナショナル，2013
4）「ワシントンマニュアル 第12版」（高久史麿，和田 攻/監訳），メディカル・サイエンス・インターナショナル，2011
5）「内分泌代謝疾患レジデントマニュアル 第3版」（吉岡成人，和田典男/著），医学書院，2010

15 内分泌検査 甲状腺機能 (TSH, FT_3, FT_4)

吉田紗衣子

1 基準値

TSH（μIU/mL）	0.50～5.00
FT_3（ng/dL）	2.1～4.3
FT_4（ng/dL）	0.8～1.9

基準値は施設により異なる（第1部－3参照）

2 何を測定しているのか

- TSH(μU/mL)：甲状腺刺激ホルモンの血中濃度
- FT_3(ng/dL)：遊離型T_3（トリヨードサイロニン）の血中濃度
- FT_4(ng/dL)：遊離型T_4（サイクロキシン）の血中濃度

3 どのようなときに行われるか

甲状腺機能亢進症状（全身倦怠感，体重減少，動悸，心房細動，周期性四肢麻痺，発汗増加，不眠など）や甲状腺機能低下症状（全身倦怠感，寒がり，粘液水腫，乳汁漏出・無月経症候群など）の症状を認めた場合，甲状腺腫大や眼球突出を認めた場合，慢性的にCK高値，脂質異常症を指摘されている場合に甲状腺機能評価目的で行う．

4 異常値に対する代表的な鑑別疾患

疾患名	頻度
甲状腺機能亢進症	少ない
甲状腺機能低下症	中等度

注）疾患の頻度は臨床の場によって異なる．本書では，救急外来や一般外来での頻度を目安にした

1 病態生理からわかる鑑別疾患

視床下部-下垂体-甲状腺系（図1）

- 視床下部はTRHを分泌し，TRHは下垂体前葉からTSHを分泌させる．
- TSHは，甲状腺のヨードの取り込みとT_4産生を増加させる．T_4は甲状腺内，末梢組織でホルモン活性の高いT_3に変換される．

Basedow病（Graves病）

- TSHレセプターに対する自己抗体が，TSHレセプターと結合し，甲状腺機能亢進を起こす．

亜急性甲状腺炎の初期

- 甲状腺組織の破壊により，甲状腺ホルモンが血中に放出されるため，一過性に甲状腺機能亢進症を起こす．
- 上気道感染が先行することが多く，ウイルス感染が原因と考えられている．

無痛性甲状腺炎

- 亜急性甲状腺炎と同様の起序であるが，甲状腺の疼痛を伴わない．
- 自己免疫性甲状腺疾患を基礎疾患にもつ患者に生じる．

機能性甲状腺結節

- 単発性あるいは多発性の甲状腺結節が自律的に甲状腺ホルモンを産生するため，甲状腺機能亢進症となる．
- 組織学的には，腺腫と腺腫様甲状腺腫である．

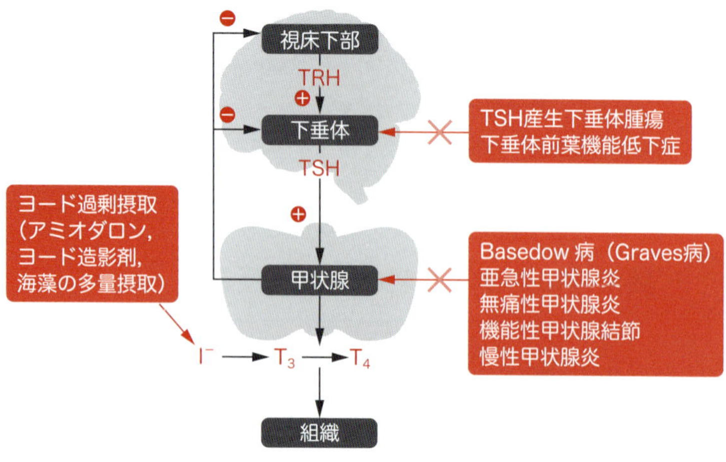

図1 甲状腺ホルモンの分泌制御と病態

● TSH産生下垂体腫瘍

- TSHの過剰分泌により，甲状腺ホルモン産生が亢進し，甲状腺機能亢進症となる．
- 下垂体腫瘍のうち，TSH産生下垂体腫瘍は1％に満たず，稀である．

● 慢性甲状腺炎（橋本病）

- 甲状腺に対する自己免疫疾患．
- 診断は，びまん性甲状腺腫に加え，自己抗体の出現もしくは細胞診でのリンパ球浸潤によってなされ，甲状腺機能は問われない．
- 多くは，甲状腺機能正常であるが，甲状腺機能亢進症，低下症を呈している場合もある．

● ヨード過剰摂取

- ヨードを含むアミオダロンやヨード造影剤の投与や海藻の多量摂取によるヨード過剰摂取により，甲状腺機能亢進症，低下症のいずれも起こりうる．

● 下垂体前葉機能低下症

- 複数の下垂体前葉から分泌されるホルモンが低下し，TSHの分泌低下を認めた場合，甲状腺機能低下症を認める．
- 原因として，下垂体腺腫，脳腫瘍，放射線照射，頭部外傷，下垂体周辺の手術後などさまざまである．

2 実践での使いこなしポイント

1）甲状腺機能異常

1 TSHをチェック

- TSH正常 ⇒ 甲状腺機能亢進症，原発性甲状腺機能低下症は否定できる（TSH欠乏による二次性甲状腺機能低下症の可能性は残る）．
- TSH異常 ⇒ 2へ

2 FT_4をチェック

- FT_4高値 ⇒ 甲状腺機能亢進症へ
- FT_4低値 ⇒ 甲状腺機能低下症へ
- TSH低値にもかかわらず，FT_4が正常な場合，T_3の上昇のみに起因する甲状腺機能亢進症（T_3中毒症）である可能性があり，FT_3を測定する必要がある．

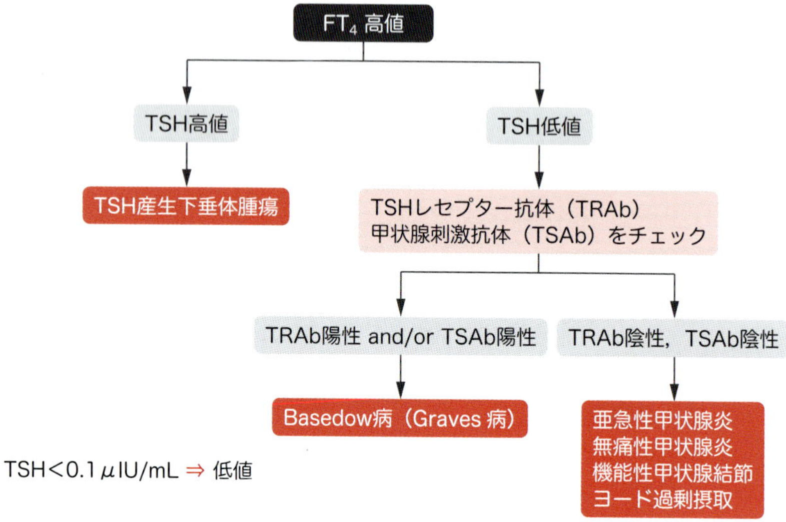

図2 ● 甲状腺機能亢進症へのアプローチ

2）甲状腺機能亢進症へのアプローチ（図2）

甲状腺機能亢進症の鑑別診断	頻度
Basedow病（Graves病）	多い
亜急性甲状腺炎の初期	中程度
無痛性甲状腺炎	少ない（気付かれないことがある）
機能性甲状腺結節	少ない
TSH産生下垂体腫瘍	稀
ヨード過剰摂取	稀

- 亜急性甲状腺炎や無痛性甲状腺炎は一過性のため，対症療法のみで十分である．
- 甲状腺機能亢進症による動悸，振戦，不安などの症状を軽減させるために β 遮断薬を使用する場合がある．
- 無痛性甲状腺炎の場合，甲状腺自己免疫疾患が存在することが多い（多くは慢性甲状腺炎）ため，甲状腺自己抗体を測定する．自己免疫疾患に関連しないものとして，出産後無痛性甲状腺炎がある．

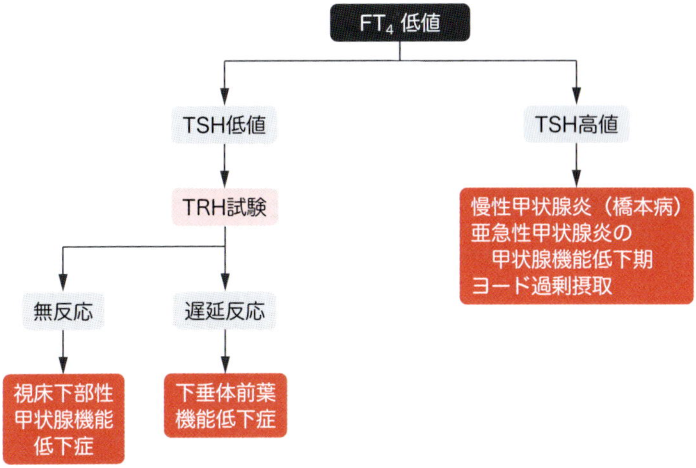

図3 甲状腺機能低下症へのアプローチ

3）甲状腺機能低下症へのアプローチ（図3）

甲状腺機能低下症の鑑別診断	頻度
慢性甲状腺炎（橋本病）	多い
亜急性甲状腺炎の甲状腺機能低下期	少ない（この時期に採血されることが少ない）
ヨード過剰摂取	少ない
下垂体前葉機能低下症	稀
視床下部性甲状腺機能低下症	稀

point **慢性甲状腺炎が甲状腺機能低下症の90％以上を占め，圧倒的に多い．**

- 慢性的なヨード過剰摂取による甲状腺機能低下症の場合，健常人で起こるエスケープ現象が起きていない．そのため，慢性甲状腺炎やBasedow病治療歴といった基礎疾患の検索を行う必要がある．
- TSH低値，FT_4低値を認めた場合，TRH試験を行い，下垂体性，視床下部性の判断を行う．

point **ヨードを過剰摂取すると，甲状腺ホルモンの産生が低下する（Wolff-Chaikoff効果）．しかし，健常人においては，ヨードの取り込みも低下するため，この効果はしばらくすると消失する（エスケープ現象）．そのため，ヨード過剰摂取による甲状腺機能低下症を認めた場合，基礎疾患の検索が必要となる．**

3 鑑別疾患に対する検査特性

● TSHレセプター抗体とBasedow病

第2世代または第3世代TSHレセプター抗体（TRAb）は，Basedow病で，ほぼ100％の陽性率である．亜急性甲状腺炎や無痛性甲状腺炎での偽陽性はあるが，TRAb陰性であれば，Basedow病と診断されることはほとんどない．健常人とBasedow病の鑑別では，感度99.3％，特異度98.2％であった．また，Basedow病と無痛性甲状腺炎との鑑別では，感度98.2％，特異度96.0％であった．

● 自己抗体陽性率と慢性甲状腺炎

慢性甲状腺炎における陽性率

サイロイドテスト	40～50％
マイクロゾームテスト	70～80％
抗サイログロブリン抗体	90～100％
抗TPO（甲状腺ペルオキシダーゼ）抗体	80～100％

また，抗体陽性で，慢性甲状腺炎と診断した場合，

	感度	特異度	正診率
サイロイドテスト	44％	97％	60.2％
マイクロゾームテスト	62.7％	97％,	73.1％
抗サイログロブリン抗体	97.3％	93.9％	96.3％
抗TPO抗体	74.7％	93.9％	80.6％

抗サイログロブリン抗体，抗TPO抗体のいずれかが陽性で，Basedow病が否定されれば，慢性甲状腺炎と診断できる．また，いずれも陰性であれば，慢性甲状腺炎は否定的である．

参考文献

1）「臨床検査ガイド 2013～2014」（Medical Practice編集委員会／編），文光堂，2013
2）「ハリソン内科学 第4版」（福井次矢，黒川 清／監），メディカル・サイエンス・インターナショナル，2013
3）「ワシントンマニュアル 第12版」（高久史麿，和田 攻／監訳），メディカル・サイエンス・インターナショナル，2011
4）「疾患からまとめた病態生理FIRST AID」（奈良信雄／編），メディカル・サイエンス・インターナショナル，2007
5）「内分泌代謝疾患レジデントマニュアル 第3版」（吉岡成人，和田典男／著），医学書院，2010

16 内分泌検査 レニン・アルドステロン系 (PRA, ARC, PAC)

吉田紗衣子

1 基準値

PRA（血漿レニン活性）（ngAⅠ/mL・時）	0.5～3.0
ARC（活性型レニン濃度）（pg/mL）	3.2～36
PAC（アルドステロン）（pg/mL）	30～200

基準値は施設により異なる（第1部-3参照）．また，日内変動，体位などの影響による変動がある

2 何を測定しているのか

- **PRA（血漿レニン活性）**（ngAⅠ/mL・時）：血漿を一定の条件下でインキュベートし，レニンとアンジオテンシノーゲンが反応した結果生じるアンジオテンシンⅠ（AⅠ）の量をラジオイムノアッセイにて測定したもの．
- **ARC（活性型レニン濃度）**（pg/mL）：活性型レニンの濃度．

　長い間，ARCを測定できなかったため，PRAは，現在でも広く用いられている．PRAは，ARCとアンジオテンシノーゲン濃度の両者に依存するが，通常，アンジオテンシノーゲンはほぼ一定のため，PRAとARCは相関する．例外は，レニン著高時，アンジオテンシノーゲンに影響を与える状況時（経口避妊薬，妊娠，肝硬変など）である．

- **PAC（アルドステロン）**（pg/mL）：血液中のアルドステロン濃度．体位，日内変動の他，塩分摂取，薬物〔増加：フロセミド（ラシックス®），サイアザイド，スピロノラクトン（アルダクトン®A），メトクロプラミド（プリンペラン®），スルピリド（ドグマチール®），エストロゲン製剤．低下：ACE阻害薬，アンジオテンシンⅡ受容体拮抗薬（ARB），β遮断薬，グリチルリチン酸，甘草〕に影響を受ける．

　レニン活性は，立位5分で増加開始し，また明け方がピークで夕方が最低値

の日内変動がある．アルドステロンは，立位では臥位の2倍に増加し，また早朝高値，夜間低値の日内変動がある．このため，早朝空腹時，最低30分の安静臥床後の採血が望ましいとされる．

3 どのようなときに行われるか

レニン・アルドステロン系の活性度評価．

4 異常値に対する代表的な鑑別疾患

疾患名	頻度
アルドステロン症	多い
低アルドステロン症	少ない

注）疾患の頻度は臨床の場によって異なる．本書では，救急外来や一般外来での頻度を目安にした

1 病態生理からわかる鑑別疾患

● レニン-アンジオテンシン-アルドステロン系（図1）

▶ レニン・アルドステロン系には，他のホルモンのような明瞭なフィードバック機構は存在しない．循環血漿量などのさまざまな因子により，調整されている．

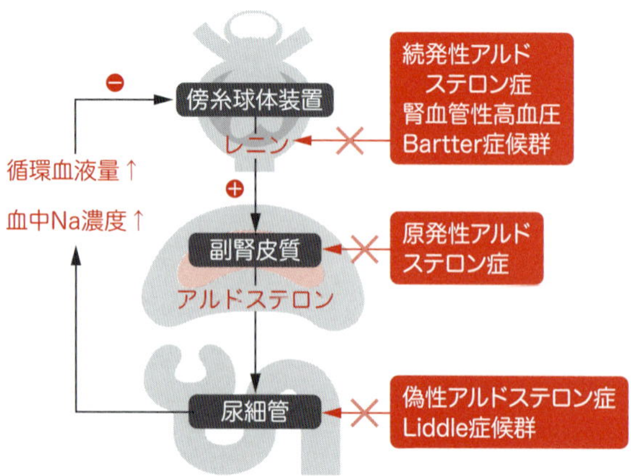

図1 ● レニン・アルドステロン系の分泌制御と病態

- 腎臓の傍糸球体装置が循環血液量低下や血圧低下を感知すると，レニンを血液中に分泌する．
- レニンは，アンジオテンシノーゲンを分解してアンジオテンシンⅠに変換する．アンジオテンシンⅠは，アンジオテンシン変換酵素（ACE）によってアンジオテンシンⅡに変換される（図1では省略）．
- アンジオテンシンⅡは，副腎皮質に作用してアルドステロンを分泌させる．
- アルドステロンは腎尿細管でのNa再吸収を促進させ体液を増加させる．

原発性アルドステロン症

- 副腎からのアルドステロンの自律的な過剰分泌を認める疾患（図2）．
- アルドステロン産生腺腫（aldosterone producing adenoma：APA）が83％，特発性アルドステロン症（idiopathic hyperaldosteronism：IHA）が17％と報告[1)]され，他のアルドステロン産生副腎癌，グルココルチコイド奏効性アルドステロン症，片側性副腎過形成，片側性多結節性過形成，原発性副腎過形成は，稀な病態である．
- 近年，高血圧患者の5～10％程度に認められることが明らかになった．

続発性アルドステロン症

- 原因はさまざまであるが，レニン分泌が亢進することにより，反応性にアルドステロンの過剰分泌を認める（図3）．
- 腎血管性高血圧，レニン産生腫瘍，循環血漿量の減少，浮腫性疾患

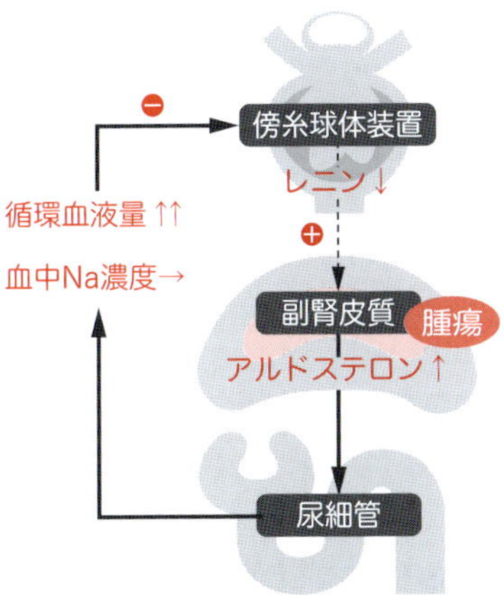

図2 原発性アルドステロン症の病態

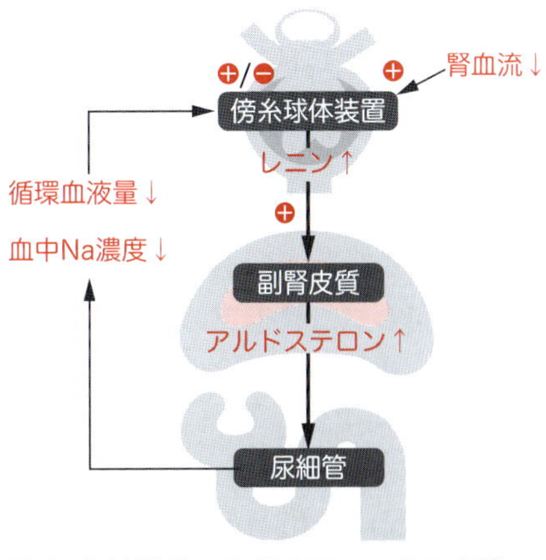

図3 続発性アルドステロン症の病態

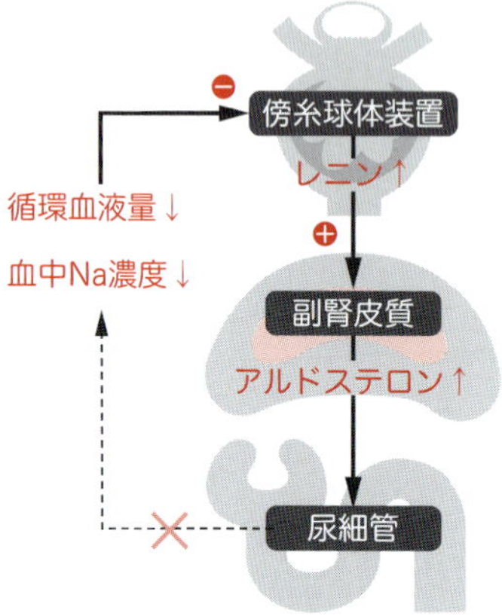

図4 Bartter症候群の病態

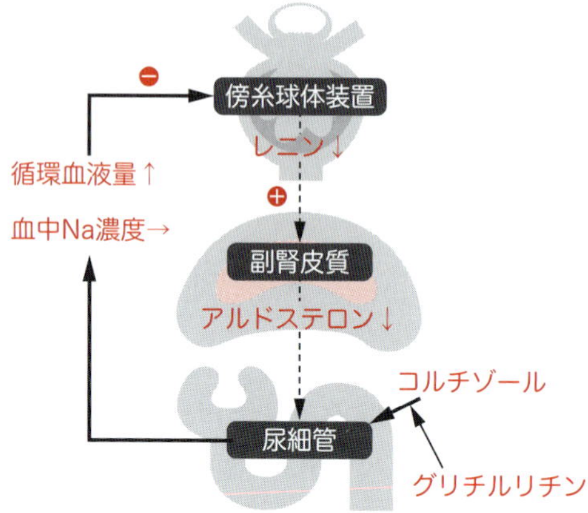

図5 偽性アルドステロン症の病態

（うっ血性心不全，肝硬変，腎不全）などがある．また，利尿薬（ラシックス®）や下剤の乱用による偽性Bartter症候群もある[2)]．

Bartter症候群

- 常染色体劣性遺伝性疾患である．Na-K-2Cl共輸送体遺伝子の突然変異が原因となって生じる．
- Naの腎性喪失がレニン分泌，アルドステロン産生を刺激すると考えられている（図4）．アルドステロンの過剰分泌により，低K血症，代謝性アルカローシスを呈するが，循環血漿量は増加しないため，血圧は正常である．

偽性アルドステロン症

- グリチルリチンを含む甘草などの投与による．
- グリチルリチンは，11β-HSD2の活性を阻害し，コルチゾールがコルチゾンへ不活性化されないため，コルチゾールが，アルドステロン受容体を介して，鉱質ステロイド作用を呈する（図5）．

低レニン性低アルドステロン症

- 通常，糖尿病や軽症腎不全の患者，高齢者で認められることがある．
- 病因ははっきりしていない．レニン産生低下により，レニン・アルドステロン系は抑制されている．

apparent mineralocorticoid excess症候群（AMES）

- 常染色体劣性遺伝性疾患である．11β-HSD2遺伝子変異により，11β

-HSD2がコルチゾールに作用せず，コルチゾールがコルチゾンへ不活性化されないため，コルチゾールがアルドステロン受容体を介して鉱質ステロイド作用を呈する．

● **Liddle症候群**

- 稀な常染色体優性遺伝である．腎集合管の上皮型アミロライド感受性Naチャネル遺伝子異常により，Na-Kチャネル機能が亢進する．
- 循環血漿量は増え，血圧は上昇し，レニン・アルドステロン系は抑制される（図6）．

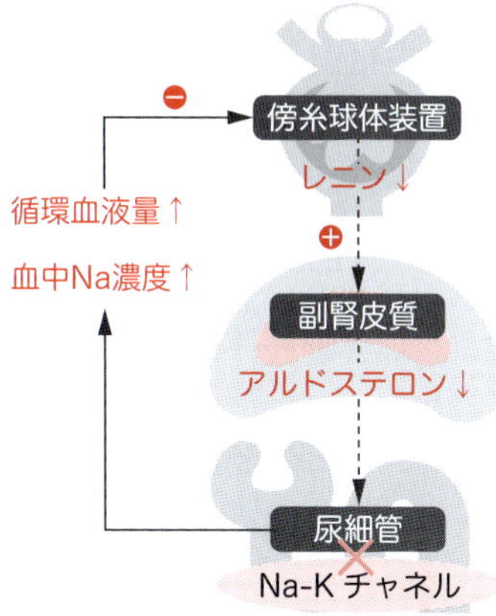

図6 ● Liddle症候群の病態

● **Addison病**

- 副腎皮質が障害され，アルドステロンの分泌低下を認める．アルドステロン低下により，循環血漿量は減少し，レニンは増加する．
- 原因として，特発性，副腎結核，癌の副腎転移，悪性リンパ腫，真菌性（ヒストプラズマ，クリプトコッカス，コクシジオイデス），アミロイドーシス，サルコイドーシス，X線照射，出血，梗塞などがある．

● **立位歩行後**

- 立位によりレニン活性．アルドステロンは増加する．

2 実践での使いこなしポイント

1）レニン・アルドステロン異常へのアプローチ

1 アルドステロン高値 ⇒ アルドステロン症へ

2 アルドステロン低値 ⇒ 低アルドステロン症へ

2）アルドステロン症へのアプローチ（図7）

アルドステロン症の鑑別診断	頻度
原発性アルドステロン症	中程度
続発性アルドステロン症	中程度
Batter症候群	稀

- 原発性アルドステロン症が疑われる場合，負荷試験，画像検査などを行う．原発性アルドステロン症のうち，アルドステロン産生腺腫によるものであれば，手術適応である．
- 手術適応の原発性アルドステロン症が疑われる
  ⇒副腎静脈サンプリングができる施設へ紹介する
- 続発性アルドステロン症が疑われる場合，利尿薬・下剤の乱用や経口避妊薬の内服，浮腫性疾患，腎血管狭窄を検索する．

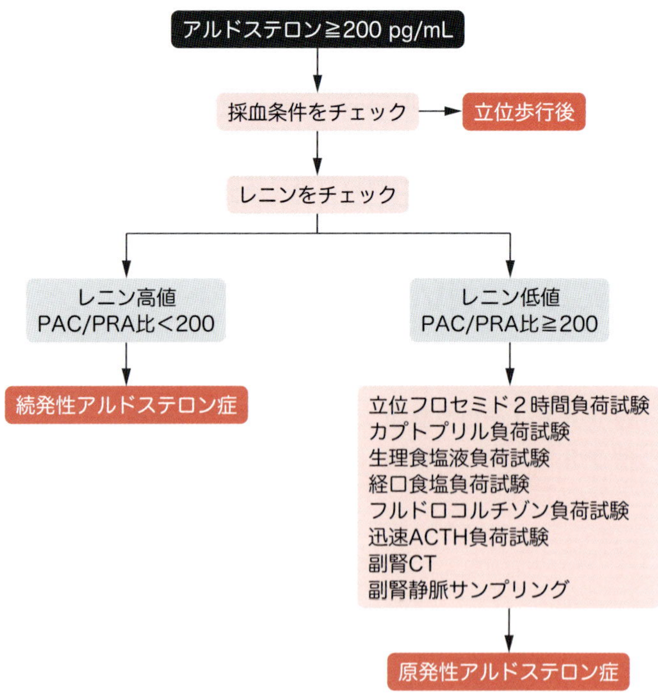

図7 アルドステロン症へのアプローチ

point アルドステロンの過剰分泌により，Naの再吸収が促進されるが，体液量の増加が一定のレベルに達すると，腎灌流圧の上昇，心房性Na利尿ホルモンの増加などによって，Na再吸収が抑制されるエスケープ現象が起こる．
このため，アルドステロンが過剰分泌となっていても，Naの再吸収が抑制され，尿として排出されるため，浮腫は起こらない．

3）低アルドステロン症へのアプローチ（図8）

低アルドステロン症の鑑別診断	頻度
偽性アルドステロン症	中程度
低レニン性低アルドステロン症	少ない
Addison病	稀
AMES	稀
Liddle症候群	稀

- 偽性アルドステロン症を引き起こす，甘草，甘草を含む漢方薬，グリチルリチン製剤の投与の有無を確認する．
- アルドステロンが低値になる薬物（ACE阻害薬，アンジオテンシンII受容体拮抗薬，β遮断薬）の投与がないか確認する．

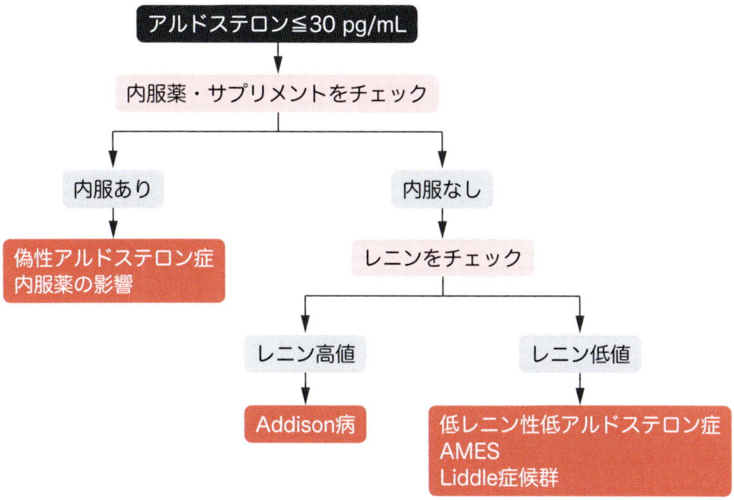

図8 低アルドステロン症へのアプローチ

3 鑑別疾患に対する検査特性

PAC/PRA比と原発性アルドステロン症

▶ PAC/PRA比≧200をカットオフ値とする場合，報告により，さまざまであるが，おおよそ感度80％，特異度80％程度である．

参考文献

1）「内分泌代謝疾患レジデントマニュアル 第3版」（吉岡成人，和田典男/著），医学書院，2010
2）「異常値の出るメカニズム 第6版」（河合 忠 ほか/編），医学書院，2013
3）「臨床検査ガイド 2013～2014」（Medical Practice編集委員会/編），文光堂，2013
4）「疾患からまとめた病態生理FIRST AID」（奈良信雄/編），メディカル・サイエンス・インターナショナル，2007
5）「ハリソン内科学 第4版」（福井次矢，黒川 清/監），メディカル・サイエンス・インターナショナル，2013

17 感染症の検査 グラム染色

末松篤樹

1 基準値

尿グラム染色	無菌である
喀痰グラム染色	口腔内常在菌を認めることが多い
関節液グラム染色	無菌である
髄液グラム染色	無菌である

2 何を測定しているのか

顕微鏡下で確認する

- **グラム陽性球菌**の有無
- **グラム陰性球菌**の有無
- **グラム陽性桿菌**の有無
- **グラム陰性桿菌**の有無
- **真菌**の有無
- **好中球**の有無
- **貪食像**の有無

3 どのようなときに行われるか

尿路感染症，肺炎，関節炎，髄膜炎などの診断，原因菌の推定，治療効果判定

4 異常値に対する代表的な鑑別疾患

疾患名	頻度
尿路感染症（グラム陰性桿菌）	多い
尿路感染症（グラム陽性球菌）	少ない

定型肺炎（グラム陽性双球菌，グラム陰性球桿菌，グラム陰性双球菌）	多い
非定型肺炎（染色されない）	多い
化膿性関節炎	中程度
細菌性髄膜炎	中程度

1 病態生理からわかる鑑別疾患

- グラム染色の色と形によって，細菌はグラム陽性球菌，グラム陰性球菌，グラム陽性桿菌，グラム陰性桿菌の4つに分けられる（図1）．真菌のう

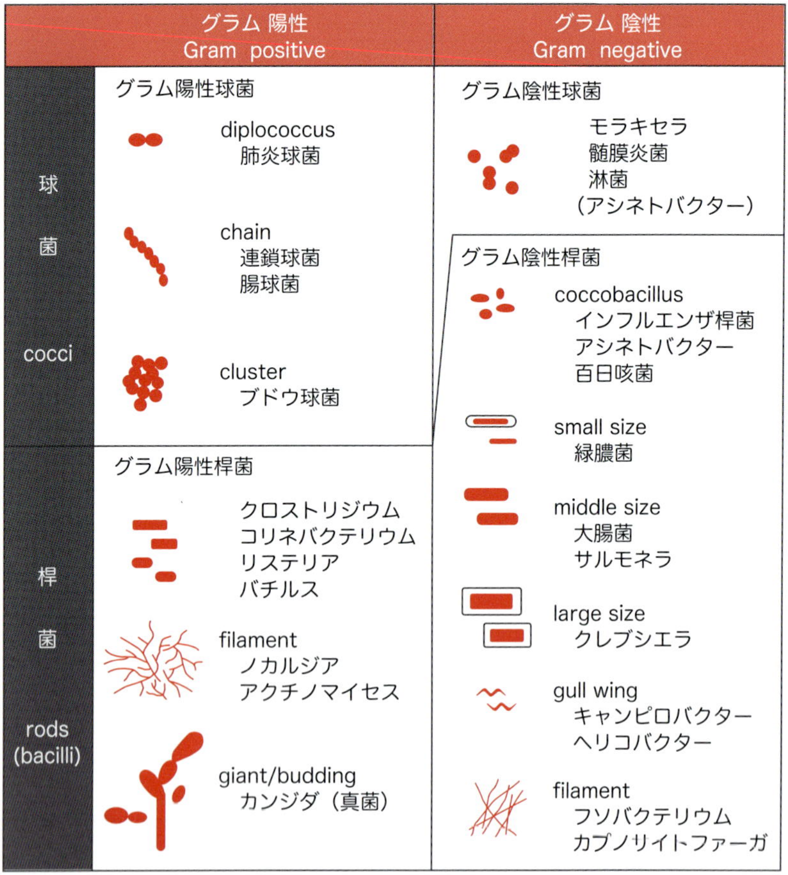

グラム 陽性
Gram positive
グラム 陰性
Gram negative
球菌
cocci
グラム陽性球菌
diplococcus
肺炎球菌
chain
連鎖球菌
腸球菌
cluster
ブドウ球菌
グラム陰性球菌
モラキセラ
髄膜炎菌
淋菌
(アシネトバクター)
桿菌
rods
(bacilli)
グラム陽性桿菌
クロストリジウム
コリネバクテリウム
リステリア
バチルス
filament
ノカルジア
アクチノマイセス
giant/budding
カンジダ（真菌）
グラム陰性桿菌
coccobacillus
インフルエンザ桿菌
アシネトバクター
百日咳菌
small size
緑膿菌
middle size
大腸菌
サルモネラ
large size
クレブシエラ
gull wing
キャンピロバクター
ヘリコバクター
filament
フソバクテリウム
カプノサイトファーガ

図1 グラム染色による細菌の分類
文献1より転載

ち，例えばカンジダはグラム陽性で一般のグラム陽性菌と比べてかなり大きい．

▶尿グラム染色は尿路感染症の，喀痰グラム染色は肺炎の，関節液グラム染色は化膿性関節炎の，髄液グラム染色は細菌性髄膜炎の診断，原因菌の推定，治療効果判定に有用である．

● 尿路感染症（図2）

▶基本的には好気性グラム陰性桿菌による感染症である．膀胱炎，腎盂腎炎，複雑性尿路感染症（妊婦の尿路感染症，男性の尿路感染症など），無症候性細菌尿に分類される．

▶65歳以上の男性の10％，女性の20％に無症候性の細菌尿を認めるが，これは治療対象とならない（妊婦は例外）．

▶尿道には少量の菌が存在することが多く，一度膀胱内に入れば菌は増殖し，尿管，腎盂，腎実質と上行性に感染していく．

▶黄色ブドウ球菌，カンジダ，サルモネラ菌は血行性に腎へ感染することがある．

● 肺炎

▶市中肺炎の6大原因菌は肺炎球菌，インフルエンザ菌，モラキセラ，マイコプラズマ，クラミジア，レジオネラである．

▶院内肺炎では肺炎球菌やインフルエンザ菌に加え，緑膿菌やクレブシエラなどの腸内のグラム陰性桿菌，MRSAなどが問題となる．

▶誤嚥性肺炎は複数菌感染であることが多く，嫌気性菌の関与が大きい．

● 化膿性関節炎

▶主として血行性に原因菌が関節炎を起こす．

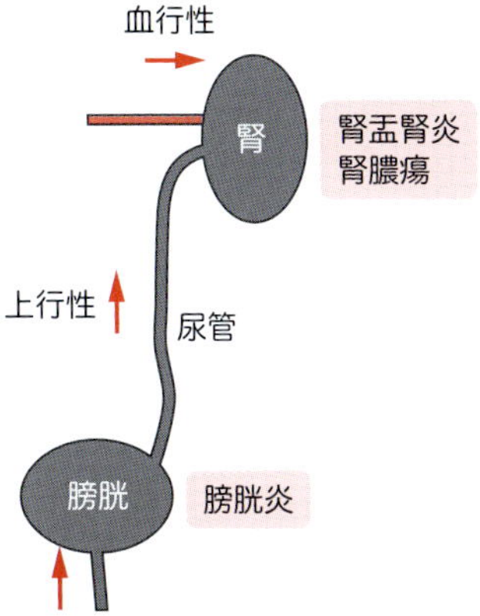

図2 ● 尿路感染症の感染経路

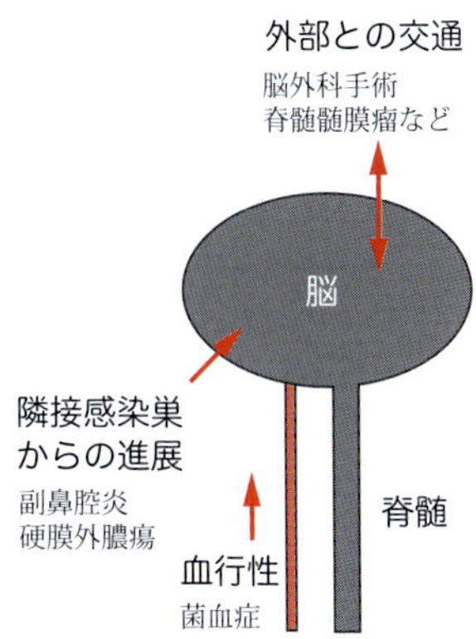

図3 ● 細菌性髄膜炎の感染経路

▶黄色ブドウ球菌，連鎖球菌，淋菌などが重要な原因菌で，特別に関節に対する親和性が高い.

● **細菌性髄膜炎**（図3）

▶原因菌が髄腔内に感染する経路には，①血行性（菌血症），②隣接感染巣からの進展（副鼻腔炎，硬膜外膿瘍），③外部との交通（脳外科手術，脊髄髄膜瘤など）がある.

▶いったん髄腔内に感染すると，そこは補体，抗体，白血球が少ない領域であり，細菌の増殖は加速され炎症が悪化する.

2 実践での使いこなしポイント

1）尿路感染症へのアプローチ（図4）

▶尿路感染症は頻度が高い疾患であり，発熱がみられる患者では常に考慮する.

▶腎盂腎炎は典型的には発熱に加え腰痛や側腹部痛がみられるが，みられないことも多い.

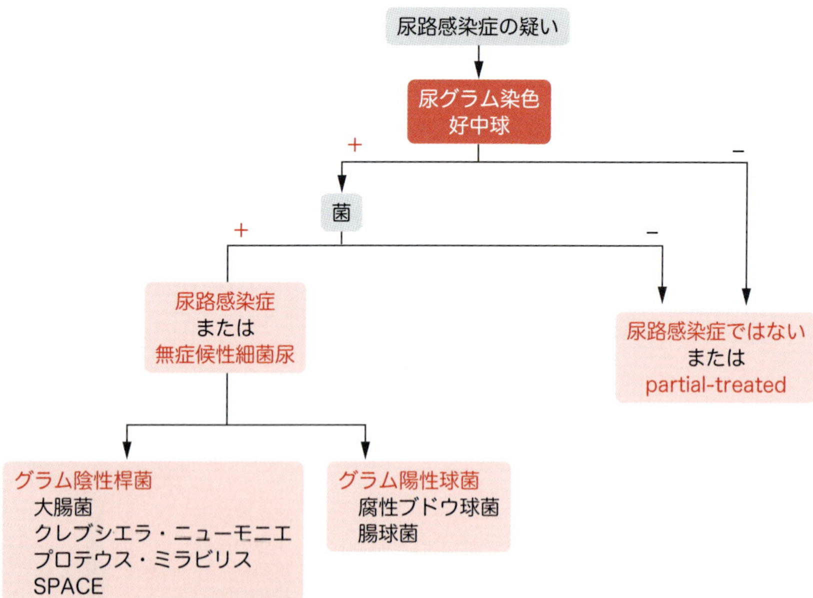

図4 ● 尿グラム染色：尿路感染症へのアプローチ
SPACE：セラチア，緑膿菌，アシネトバクター，シトロバクター，エンテロバクター

- 膀胱炎の典型的な症状は排尿痛，頻尿，尿意切迫感であり，発熱はみられない．
- 敗血症を起こす感染症としても頻度が高く，敗血症を疑う場合も常に考慮する．
- 尿は簡単に採取できるので，尿グラム染色を省略したempiric therapyを行ってはならない．
- 好中球が多く存在するにもかかわらず，細菌が認められない場合は，次のことを考える．
  ①抗菌薬の先行投与がある（partial-treated）
  ②クラミジア・トラコマチス尿道炎
  ③尿路結核
  ④隣接臓器の感染症（虫垂炎，憩室炎など）
  ⑤結石
  ⑥腫瘍
  ⑦間質性腎炎

point
・尿グラム染色は治療効果判定にも大変有用である．
・診断時には多数認めた細菌が抗菌薬治療2日目には消失していることも多く，抗菌薬が効いていると判断できると同時に，その効果を実感できる．
・発熱，WBC，CRPよりも早く改善する，尿路感染症に特異的なパラメータである．

2）肺炎へのアプローチ（図5）

- 肺炎は頻度が高い疾患であり，発熱がみられる患者では常に考慮する．特に発熱に加え，咳や痰，呼吸困難，胸痛がみられる場合に疑う．バイタルサインでは頻呼吸と酸素飽和度の低下がみられる場合，身体所見では湿性ラ音がみられる場合に疑う．
- 高齢者では上記症状がはっきりせず，意識障害や非特異的な症状を呈することがあり注意する．
- 喀痰グラム染色は原因微生物の推定に非常に役立つ．
- 喀痰培養結果が定着菌なのか，真の原因菌なのかを判定するのに役立つ．グラム染色所見と培養結果が一致すれば，真の原因菌である可能性が高い．

▶ 抗菌薬が効いていれば，グラム染色で喀痰中の菌や好中球数が減少していることを確認できる．発熱，WBC，CRP，胸部X線所見よりも早く改善する，肺炎に特異的なパラメータである．

point
- **喀痰の質の評価にはMiller & Jones分類とGeckler分類の2つの分類が用いられる（表1，2）．**
- **Miller & Jones分類P2以上の喀痰，Geckler分類4～5群の喀痰が最適な検体とされる．**

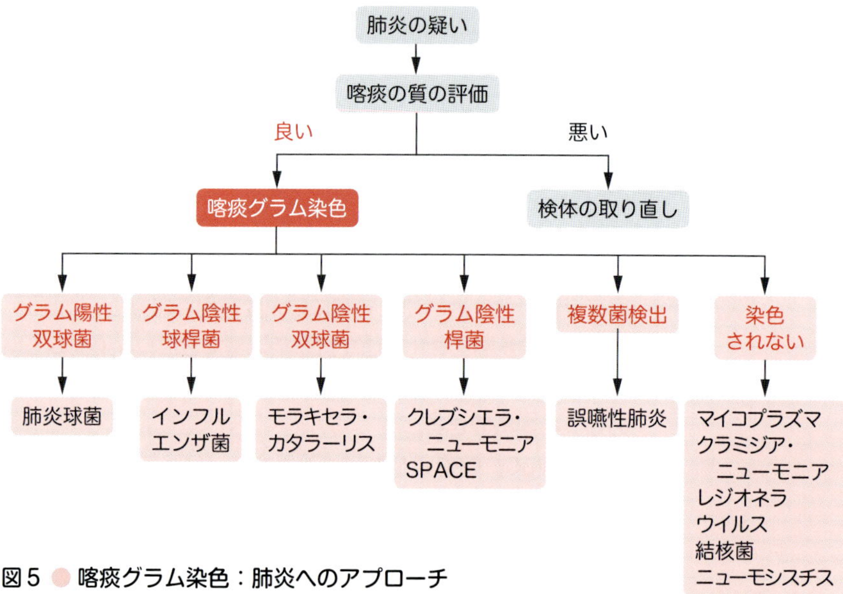

図5 喀痰グラム染色：肺炎へのアプローチ

表1 Miller&Jones分類

M1	唾液，粘液質
M2	少量の膿性部分を含む
P1	1/3以下の膿性部分を含む
P2	1/3～2/3の膿性部分を含む
P3	2/3以上の膿性部分を含む

表2 Geckler分類

	細胞数/1視野（100倍）	
	好中球数	扁平上皮細胞数
1群	＜10	＞25
2群	10～25	＞25
3群	＞25	＞25
4群	＞25	10～25
5群	＞25	＜10
6群	＜25	＜25

3）関節炎へのアプローチ（図6）

- 急性単関節炎（1つの関節の発赤，腫脹，圧痛，熱感，可動域の減少）をみたときは，関節穿刺を行い必ずグラム染色を行う．
- 化膿性関節炎は急性単関節炎をみた場合は必ず鑑別診断に挙げる．膝，肘，手首，肩，股関節などの大関節に発症することが多い．関節穿刺を施行し，白血球数の増加（多くは40, 000/μL以上），グラム染色や培養の陽性で診断する．
- 痛風や偽痛風の結晶や貪食像をグラム染色で認められることがある．

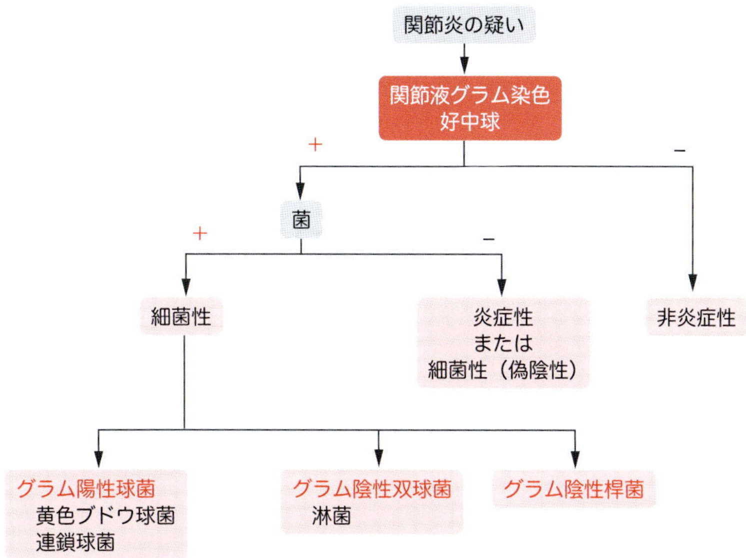

図6 関節液グラム染色：関節炎へのアプローチ

4）髄膜炎へのアプローチ（図7）

- 発熱，頭痛，意識障害，項部硬直などがみられる場合に疑う．項部硬直やKernig徴候はみられないことも多いので注意する．
- 高齢者や糖尿病などの基礎疾患がある患者は，発熱がなく虚脱症状のみが前面に出ることがある．
- 髄膜炎を疑って行う髄液検査で，グラム染色，抗酸菌染色，墨汁染色は基本的に必須である．
- 臨床状況とグラム染色による原因菌の推定に基づき，抗菌薬を選択する．

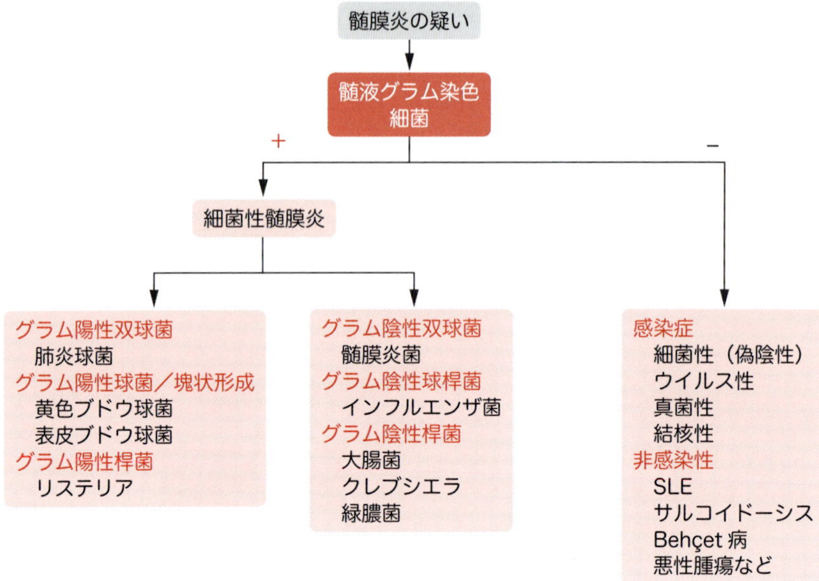

図7 ● 髄液グラム染色：髄膜炎へのアプローチ

ただし，グラム染色の結果を待つことにより，抗菌薬開始が遅れることは避けなければならない．

▶ 細菌性髄膜炎の最大4％で髄液細胞数が正常であるとの報告があり，細胞数が正常でもグラム染色と培養は必須である．

3 鑑別疾患に対する検査特性

● 尿グラム染色と腎盂腎炎

遠心しない尿をグラム染色し，強拡大（1,000倍）で＞1個/各視野の細菌が認められれば，10^5 CFU（colony-forming units）/mLに相当する．10^4 CFU/mLは腎盂腎炎に対する感度90％，特異度90％とされており，上記尿グラム染色所見も同程度と考えられる．

● 尿グラム染色と尿培養

グラム陰性桿菌に関して，尿グラム染色の尿培養陽性に対する感度は45.1％，特異度は94.4％と報告されており[2]，グラム染色が陰性でも培養陽性となることがある．

喀痰グラム染色と肺炎球菌性肺炎

いくつかの報告によると，喀痰グラム染色の肺炎球菌性肺炎に対する感度は60～80％前後，特異度は90％以上とされる．検体の採取状況，検体の評価方法，検体評価者の習練という要素が感度・特異度に大きな影響を与えると言われている．

喀痰グラム染色とインフルエンザ菌性肺炎

グラム染色のインフルエンザ菌に対する感度は80％以下であり，通常は肺炎球菌に対する感度よりも低い．特異度は95％以上とされる．

関節液グラム染色と化膿性関節炎

関節液グラム染色の化膿性関節炎に対する感度は50％程度であり，高くない．淋菌性関節炎に対する感度はさらに低く，25％程度とされる．つまり，グラム染色が陰性でもこれらの感染症は除外できない．

髄液グラム染色と細菌性髄膜炎

髄液のグラム染色を行えば，細菌性髄膜炎患者の60～90％は原因菌が検出でき，特異度はほぼ100％とされる．原因菌により感度は異なり，肺炎球菌は感度90％，インフルエンザ菌は感度86％，髄膜炎菌は感度75％，グラム陰性桿菌は感度50％，リステリアは感度24％である．特にグラム陰性桿菌やリステリアは感度が低く，グラム染色が陰性でも除外できない点に注意する．

参考文献

1）「グラム染色からの感染症診断」（田里大輔，藤田次郎／著），羊土社，2013
2）Cornia PB, et al：The microbiology of bacteriuria in men: a 5-year study at a Veterans' Affairs hospital. Diagn Microbiol Infect Dis, 56：25-30, 2006
3）「レジデントのための感染症診療マニュアル，第2版」（青木 眞／著），医学書院，2008
4）「感染症レジデントマニュアル」（藤本卓司／著），医学書院，2004
5）「臨床に直結する感染症診療のエビデンス」（岩田健太郎 ほか／編，青木 眞／監），文光堂，2008
6）「感度と特異度からひもとく感染症診療のDecision Making」（細川直登／編），文光堂，2012
7）「Mandell, Douglas, and Bennett's Principles and Practice of Infectious Disease, 7th ed」（Mandell GL, et al），Churchill Livingstone, 2010

18 感染症の検査 培養

末松篤樹

1 基準値

血液培養	陰性
尿培養	通常，陰性
喀痰培養	口腔内常在菌が検出されることが多い
関節液培養	陰性
髄液培養	陰性

2 何を測定しているのか

各検体を培地に殖菌して培養する

- **培養同定された菌名**
- **菌量**〔CFU（colony-forming units）/mL〕：1 mLあたりのコロニー数
- **薬剤感受性**

3 どのようなときに行われるか

- **血液培養**：菌血症や敗血症の診断．原因菌の同定．感染性心内膜炎では治療効果判定にも用いる．
- **尿培養**：尿路感染症の診断．原因菌の同定
- **喀痰培養**：肺炎の診断．原因菌の同定
- **関節液培養**：化膿性関節炎の診断．原因菌の同定
- **髄液培養**：細菌性髄膜炎の診断．原因菌の同定

4 異常値に対する代表的な鑑別疾患

疾患名	頻度
菌血症，敗血症	多い
尿路感染症（グラム陰性桿菌）	多い
尿路感染症（グラム陽性球菌）	少ない
定型肺炎（グラム陽性双球菌，グラム陰性球桿菌，グラム陰性双球菌）	多い
非定型肺炎	多い
化膿性関節炎	中程度
細菌性髄膜炎	中程度

1 病態生理からわかる鑑別疾患

- 培養とは微生物の一部を人工的な環境下で育てることである．ここでは細菌培養を取り上げる．検体を培地に接種して培養する．培地で細菌がはえたら，1つの集落（コロニー）を用いて菌種の同定と薬剤感受性検査を行う．グラム染色などの染色標本での検鏡，生化学性状試験，血清学的性状試験などを用いて同定を進める．
- 元来無菌である箇所から採取された検体から，培養検査で検出された微生物は原因微生物である．ただし，表皮ブドウ球菌などの皮膚常在菌やバシラス属が培養された場合は汚染菌の可能性がある．
- 薬剤感受性検査の結果はアルファベットで表示され，S：感受性あり，I：中等度耐性，R：耐性と定義される．これらはCLSI（Clinical and Laboratory Standard Institute：米国の臨床検査標準化委員会）が各菌種に応じて，それぞれの抗菌薬がどれくらいの薬剤濃度であれば臨床的効果が得られるのかで，感受性の有無を決めている．

菌血症，敗血症

- 通常，血液内は無菌状態であるが，菌血症は菌が血液内に証明される状態を指す．
- 一方，SIRSの原因が感染症である場合を敗血症（sepsis）と呼ぶ（図1）．
- 菌血症はSIRSの有無を問わない．感染症が原因でSIRSになっていても，菌が血液内に証明されない敗血症，血液培養が陰性の敗血症はある．
- 検出が難しい菌である場合，既に抗菌薬で菌が死滅しているがSIRSが

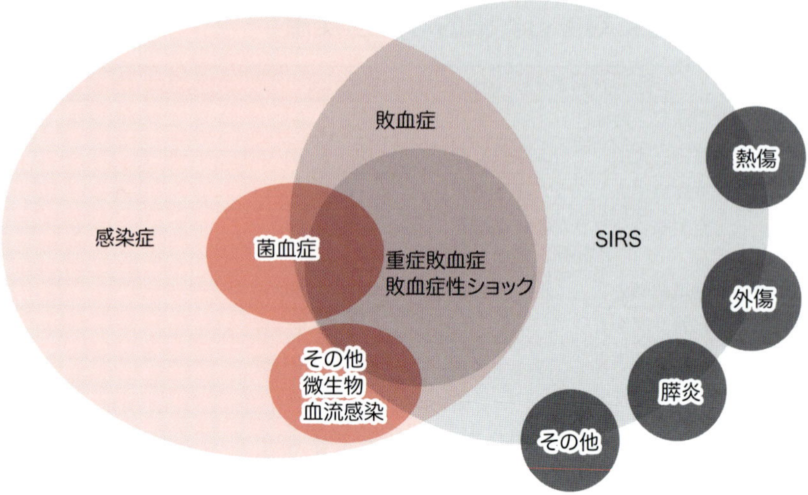

図1 ● 敗血症・感染症・全身性炎症反応症候群（SIRS）の関係
文献1より改変

収拾していない場合などが理由として挙げられる.

- 培養された菌種を同定するのにグラム染色を用いることからもわかるように，培養とグラム染色は相補的なものである．培養はグラム染色に比べると結果がわかるまでに1日～1週間程度を要するため，迅速性には欠けるが，グラム染色は約15分で可能である．また培養結果のみでは検体の質や炎症の程度は評価できない．しかし，グラム染色のみでは菌種の正確な同定や薬剤感受性はわからない.

※尿路感染症，肺炎，化膿性関節炎，細菌性髄膜炎については第2部-17 **グラム染色**の項を参照.

memo

- SIRS（systemic inflammatory response syndrome：全身性炎症反応症候群）
  ①体温＞38℃または＜36℃
  ②呼吸回数＞20/分または $PaCO_2$＜32 Torr
  ③心拍数＞90/分
  ④白血球数＞12,000/μL，または＜4,000/μL，または幼若白血球＞10％
  ※上記4項目中2項目以上を満たす状態が“SIRS”である.
- SIRSの原因が感染症である場合を敗血症（sepsis）と呼ぶ.

2 実践での使いこなしポイント

1）菌血症・敗血症へのアプローチ（図2）

敗血症の鑑別診断	頻度
腎盂腎炎	多い
胆管炎	多い
肺炎	中程度
術後創感染	少ない
褥瘡感染	中程度
細菌性髄膜炎	少ない
感染性心内膜炎	少ない
カテーテル関連血流感染症	少ない

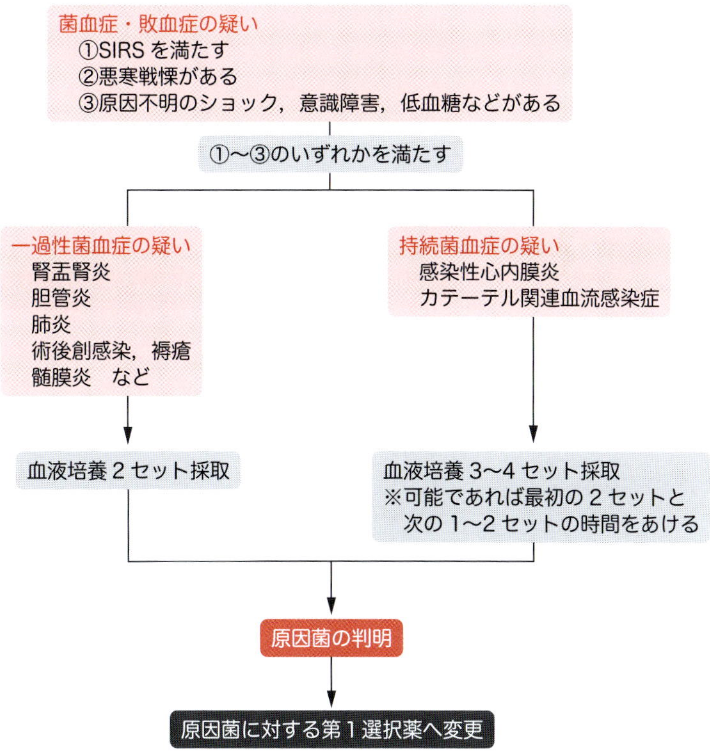

図2　血液培養：菌血症・敗血症へのアプローチ

▸多くの感染症による菌血症は一過性である．血液内で菌量が増える際に悪寒戦慄が起き，その後発熱し，約1時間程度で菌量は少なくなると言われる．

▸感染性心内膜炎やカテーテル関連血流感染症は「持続」血流感染であることが特徴で，発熱や悪寒戦慄に関係なくどのタイミングで血液培養を採取しても陽性となる．

▸血液培養を採取すべき状況は，①SIRSを満たす場合，②悪寒戦慄がある場合，③原因不明のショック，意識障害，低血糖などがある場合，などである．

point **細菌感染症に対して抗菌薬を使用するいかなる場合も，抗菌薬投与前は血液培養が必要でないか必ず確認する．**

▸血液培養陽性となった菌種により，真の原因菌の可能性が高いものと汚染菌の可能性が高いものとがある（表1）．真の原因菌であれば，その菌による菌血症が証明されたことになる．

▸菌種とともに何セット陽性なのかも重要である．バシラスは汚染菌として有名であるが，2セットとも陽性である場合は真の原因菌である可能

表1 よくみられる原因菌と汚染菌

真の原因菌の可能性が高いもの（菌名／%）		
S.aureus	黄色ブドウ球菌	87.2
S.pneumoniae	肺炎球菌	100
E.coli	大腸菌	99.3
K.pneumoniae, Enterobacter, Serratia	クレブシエラ，エンテロバクター，セラチア	100
P.aeruginosa	緑膿菌	96.4
Candida albicans	カンジダ・アルビカンス	90
Candida non-albicans	その他のカンジダ	100
汚染菌の可能性が高いもの（菌名／%）		
Bacillus sp.	バシラス	91.7
Corynebacterium	コリネバクテリウム	96.2
Coagulase negative Staphylococcus	表皮ブドウ球菌など	81.9
Propionibacterium	プロピオニバクテリウム	100

血液培養陽性であった場合，その菌が原因菌・汚染菌である確率
文献2を参考に作成

性も検討する必要がある．一方，汚染菌として有名な菌種が1セットのみ陽性である場合は汚染菌である可能性が高い．

2）尿路感染症へのアプローチ（図3）

- 通常，膀胱内は無菌である．
- しかし，尿道や尿道口付近を完全に消毒することはできないため，採尿時に汚染が生じることは避けられず，細菌の定量化が必要となる．
- 米国感染症学会では，女性の場合，膀胱炎で10^2 CFU/mL，腎盂腎炎で10^4 CFU/mLを診断の基準にしている．

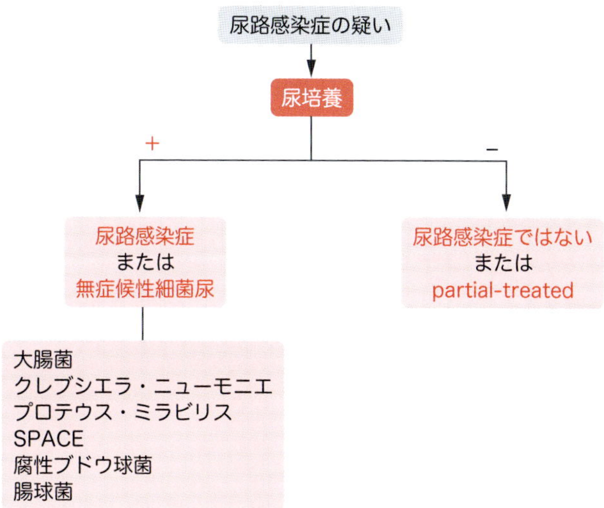

図3 尿培養：尿路感染症へのアプローチ
SPACE：セラチア，緑膿菌，アシネトバクター，シトロバクター，エンテロバクター

memo

- 感染症診療のための基本的検査3点セット（fever work-up 3点セット）
  ①血液培養2セット
  ②尿一般検査，尿培養
  ③胸部X線写真（正面，側面）
- 菌血症，尿路感染症，肺炎はcommonかつ重要な感染症であり，発熱患者では上記検査は必須であることが多い．

▶ただし，定量化しても汚染による偽陽性，抗菌薬使用による偽陰性の問題は避けられず，最後は臨床医の判断である．

▶無症候性細菌尿は治療適応とならない．妊婦などの例外はある．

3）肺炎へのアプローチ（図4）

▶質の悪い唾液のような検体からは，口腔内常在菌が培養されるだけで原因菌を同定することは難しい．

▶質の良い膿性痰（Miller & Jones分類のP2～P3，第2部-17参照）で，抗菌薬の先行投与もなければ，原因菌が判明する可能性が高い．

point

- **原因菌が判明すれば，より狭域な抗菌薬に変更でき，キノロン系など使用を控えたい抗菌薬を中止することができる．**
- **ニューモシスチスやウイルスでは喀痰培養は陰性となる（唾液の混ざった検体では口腔内常在菌は陽性となる）．**
- **喀痰グラム染色は迅速性に富むが，正確な菌種の同定や薬剤感受性検査には喀痰培養が必要となる．**

4）関節炎へのアプローチ（図5）

▶関節液グラム染色は迅速性に富むが，グラム染色陰性だけで化膿性関節炎は除外できないため，診断には関節液培養も必須である．

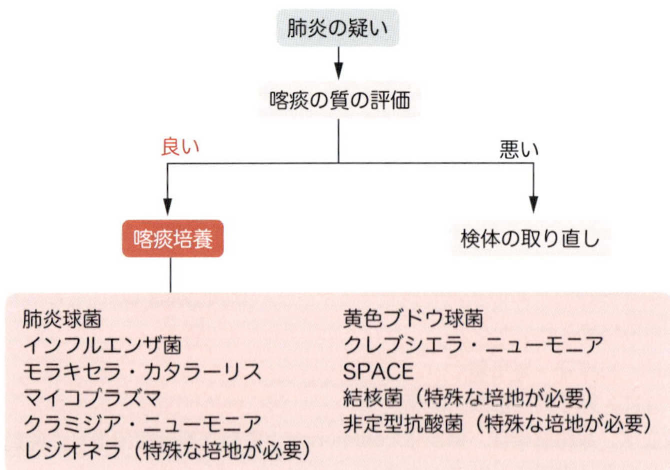

図4 喀痰培養：肺炎へのアプローチ

- 関節液培養が陰性である場合は化膿性関節炎ではない可能性が高いが，抗菌薬先行投与がある場合などは偽陰性となることがあり，病歴や身体所見，他の検査所見と合わせて総合的に判断する．

5）髄膜炎へのアプローチ（図6）

- 一般細菌培養だけでなく，抗酸菌培養，真菌培養も提出することは基本的に必須である．
- 細菌性髄膜炎の最大4％で髄液細胞数が正常であるとの報告があり，細胞数が正常でもグラム染色と培養は必須である．
- 市中感染の場合，肺炎球菌（成人），インフルエンザ菌（乳幼児），髄膜炎菌（学童期以上）が8割程度を占めるとされる．

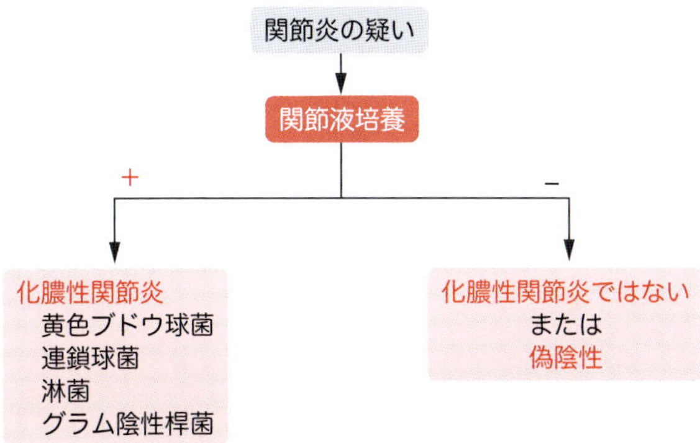

図5 関節液培養：関節炎へのアプローチ

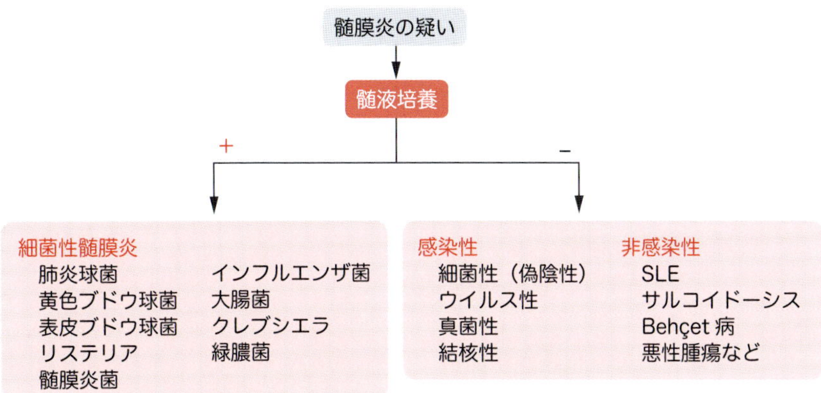

図6 髄液培養：髄膜炎へのアプローチ

3 鑑別疾患に対する検査特性

血液培養と各種感染症

- 各種感染症に対する血液培養陽性率（＝感度）を表2に示す.
- 感染性心内膜炎で陽性率が高いことは，持続的菌血症であるという疾患の特徴を反映している.
- 各種膿瘍の陽性率はおよそ50～60％である.
- 蜂窩織炎の陽性率は低いが，血流感染の表現である可能性があり，蜂窩織炎であっても基本的には血液培養を採取すべきである.

表2 各種疾患に対する血液培養陽性率（＝感度）

疾患	血液培養陽性率（％）
感染性心内膜炎	85～95
化膿性関節炎	50～70
腸腰筋膿瘍	41～68
肝膿瘍	60
壊死性筋膜炎	60
細菌性髄膜炎	40～60
血行性骨髄炎	50
腎膿瘍	40
胆道系感染症	30～40
急性単純性腎盂腎炎	20～30（高齢者60，若年者16）
市中肺炎	7～16
急性喉頭蓋炎	成人0～17，小児70
蜂窩織炎	2～4

尿培養と尿路感染症

急性尿路感染症症状を呈する女性を対象として，中間尿で10^2 CFU/mLをカットオフ値にすると，感度95％，特異度85％との報告があり[3)]，感度・特異度ともに高い.

喀痰培養と肺炎

肺炎の診断ではgold standardが存在しないため，感度・特異度に対する報告は少ない.

関節液培養と化膿性関節炎

淋菌を除く化膿性関節炎に対する関節液培養の感度は80～90％とされ

る．グラム染色は感度50％と低く，グラム染色所見のみで化膿性関節炎を除外診断してはいけない．

髄液培養と細菌性髄膜炎

髄液培養の細菌性髄膜炎に対する感度は70〜85％とされる．コンタミによる偽陽性はありうるが，特異度は高い．感受性のある抗菌薬投与により，肺炎球菌は4時間で，髄膜炎菌は2時間で髄液から消失すると言われており，抗菌薬先行投与による偽陰性には注意する．

参考文献

1）Bone RC, et al：Definitions for sepsis organ failure and guideline for the use of innovative therapies in sepsis. Chest, 101：1644, 1992

2）Weinstein MP, et al：The clinical significance of positive blood cultures in the 1990s: a prospective comprehensive evaluation of the microbiology, epidemiology, and outcome of bacteremia and fungemia in adults. Clin Infect Dis, 24：584-602, 1997

3）Stamm WE, et al：Diagnosis of coliform infection in acutely dysuric women. N Engl J Med, 307：463-468, 1982

4）「レジデントのための感染症診療マニュアル，第2版」（青木 眞／著），医学書院，2008

5）「感染症レジデントマニュアル」（藤本卓司／著），医学書院，2004

6）「感度と特異度からひもとく感染症診療のDecision Making」（細川直登／編），文光堂，2012

7）「Mandell, Douglas, and Bennett's Principles and Practice of Infectious Disease, 7th ed.」（Mandell GL, et al），Churchill Livingstone, 2010

19 感染症の検査 結核検査

末松篤樹

1 基準値

抗酸菌染色		陰性
抗酸菌培養		陰性
ツベルクリン反応（mm）		発赤径 0～9 硬結なし 二重発赤なし
クォンティフェロン®TBゴールド		陰性
結核菌PCR（DNA，rRNA）		陰性
ADA（IU/L）	胸水	50未満
	心嚢水	40未満
	腹水	30未満
	髄液	9未満

基準値は施設により異なる（第1部-3参照）

2 何を測定しているのか

- **抗酸菌染色**：Ziehl-Neelsen（Z-N）染色（図1），蛍光染色で染色される抗酸菌の有無，菌量
- **抗酸菌培養**：小川培地や液体培地で培養される抗酸菌の有無
- **ツベルクリン反応**：発赤径，硬結の有無，二重発赤の有無（図2）
- **クォンティフェロン®TBゴールド（QFT-G）**：患者血液を結核菌特異抗原で刺激し，患者のT細胞から産生されるインターフェロンγをELISA法で測定（図3）

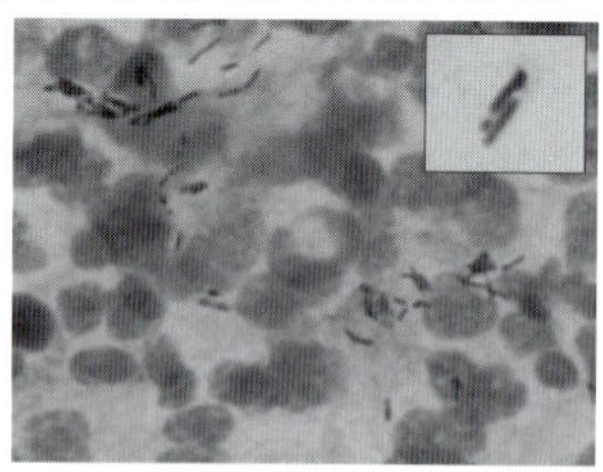

図1 Ziehl-Neelsen染色（結核菌）
文献1より転載
巻頭カラー図1参照

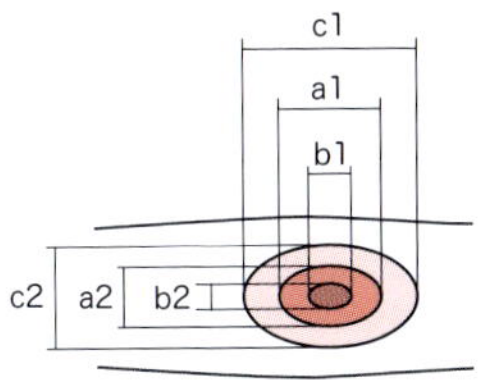

$\dfrac{b1 \times b2}{a1 \times a2}$ (c1×c2)（他の副反応）

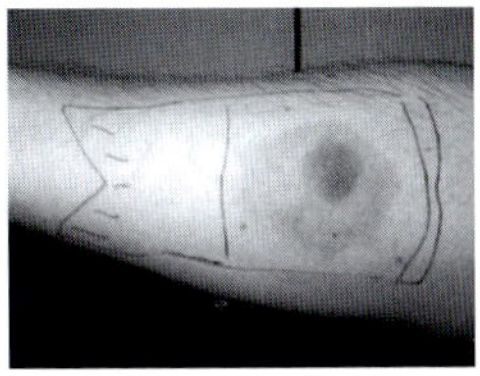

a1：発赤の長径	a2：発赤の短径
b1：硬結の長径	b2：硬結の短径
c1：二重発赤の長径	c2：二重発赤の短径

図2 ● ツ反応の記載法
巻頭カラー図2参照

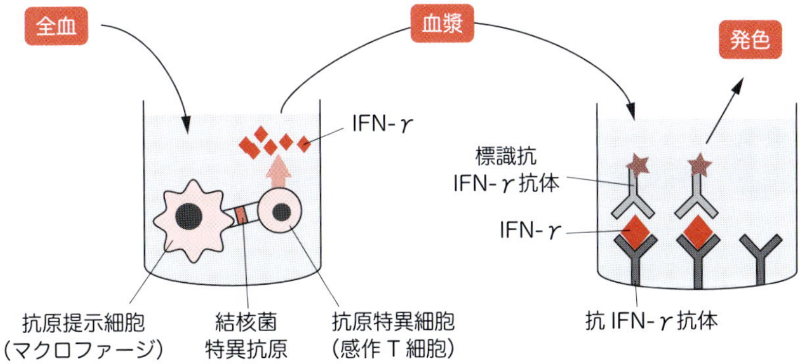

図3 ● クォンティフェロン®TBゴールドの測定原理
全血を採血管（結核菌特異抗原が入っている）に採血後，培養静置する．結核菌に感染していると，感作T細胞からインターフェロンγ（IFN-γ）が産生される．この全血から血漿を採取して産生されたIFN-γをELISA法で測定することにより，結核菌の感染の有無を検出する．日本ビーシージー製造株式会社HPを参考に作成

- **結核菌PCR**
  ①DNA増幅法：増幅されたDNAを結核菌に特異的なDNAプローブを用いて検出
  ②rRNA増幅法：増幅されたribosomeRNAを結核菌に特異的なDNAプローブを用いて検出
- **ADA**（IU/L）：検体中のアデノシンデアミナーゼ（ADA）の活性を酵素法で測定

3 どのようなときに行われるか

結核菌感染症の診断，治療効果判定

4 異常値に対する代表的な鑑別疾患

疾患名	頻度
肺結核	中程度
結核性胸膜炎	中程度
リンパ節結核	中程度
粟粒結核	少ない
結核性髄膜炎	少ない
結核性心外膜炎	中程度
結核性腹膜炎	少ない
腸結核	少ない
骨結核	中程度
尿路結核	少ない

1 病態生理からわかる鑑別疾患

- 通常の結核菌感染のステージ（図4）
  ①結核菌が肺胞内へ入り，増殖する
  ②マクロファージが貪食し，マクロファージ内で増殖する
  ③局所リンパ節へ感染する
  ④血中へ感染する
  ⑤全身（肺，骨髄，腎臓，髄膜など）へ拡がる
  ⑥免疫が成立する（ツベルクリン反応陽転）
  ⑦結核菌は抑制されるが，生存し続ける
  ⑧後に再燃，発症する
- ツベルクリン反応は遅延型アレルギーであり，結核菌の感染を受けたりBCG接種を受けたりした患者にツベルクリン液を皮内注射すると，48時間をピークとして発赤・硬結といった皮膚反応が生じる．結核菌に感染し，T細胞が結核菌抗原に感作されている患者では，感作T細胞がツベルクリンと反応してさまざまなサイトカインを放出し，多彩な細胞性反応が引き起こされ，発赤・硬結が生じる．
- ADAはアデノシンを加水分解する酵素で，リンパ組織やリンパ球で活性が高い．結核では結核菌抗原に感作されたT細胞に由来するADAが増加する．
- 肺外結核は病態生理により3つに分けられる（図5）．

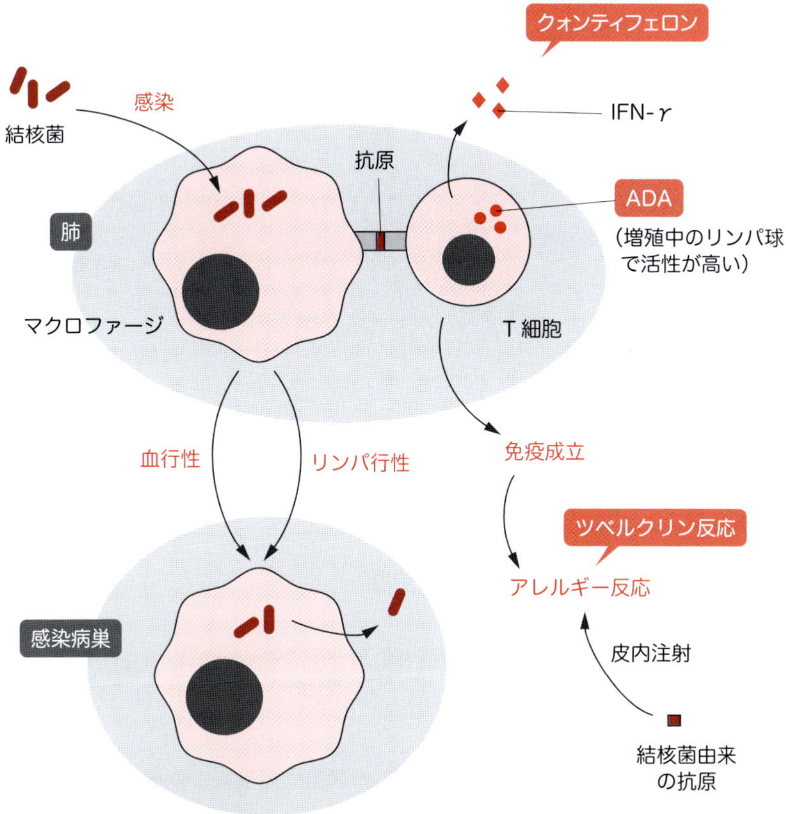

図4 結核菌感染の概略

①感染性のある肺からの分泌物が気道や消化管を介して粘膜から感染（腸結核）.

②隣接する感染巣からの波及（結核性胸膜炎，結核性心外膜炎，結核性腹膜炎，骨結核）.

③リンパ行性，血行性に播種して感染（リンパ節結核，粟粒結核，結核性腹膜炎，骨結核）.

- 結核性胸膜炎は胸膜下の病巣からの波及により生じることが多い.
- 結核性髄膜炎は上衣下の小結節がくも膜下腔へ破裂することにより生じる.
- ほとんどの結核菌感染は無症状に終わる．一般に感染成立例の10％が生涯のうちに臨床的に明らかな結核を発症する.

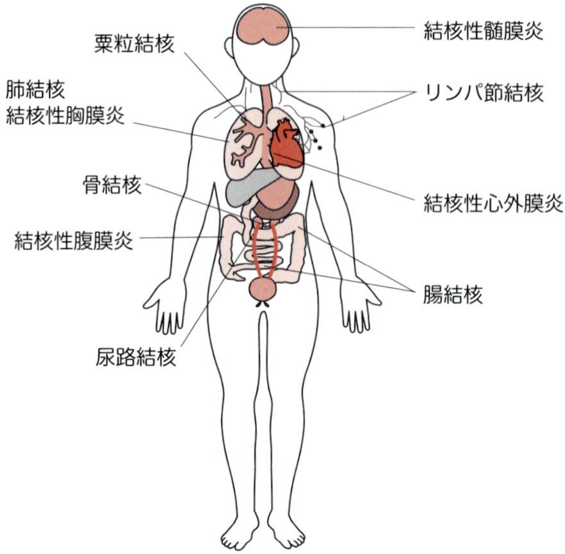

図5 結核菌感染による疾患

- 症状と病変があり結核菌が検出される活動性結核（active tuberculosis）と，感染はあるが症状がなく菌も検出されない潜在性結核（latent tuberculosis）がある．
- 臨床で遭遇する多くの結核は，過去に免疫により抑制された結核菌の再燃である．

2 実践での使いこなしポイント

- 喀痰抗酸菌染色，培養は3回行う．喀痰が出ない場合は3％高張食塩水の吸入と体位ドレナージを行う．
- それでも喀痰が得られない場合は，早朝の胃液採取を3回行い，抗酸菌染色，培養に提出する．
- 胸水があれば，穿刺し抗酸菌染色，培養へ提出する．原因不明の滲出性胸水では常に結核性胸膜炎を鑑別に入れる．
- 粟粒結核を疑う場合は，喀痰3回 and/or 胃液3回，気管支鏡，肝生検，骨髄生検で抗酸菌染色，培養を行う．
- 尿路結核を疑う場合，早朝尿で3回抗酸菌染色，培養を行う．

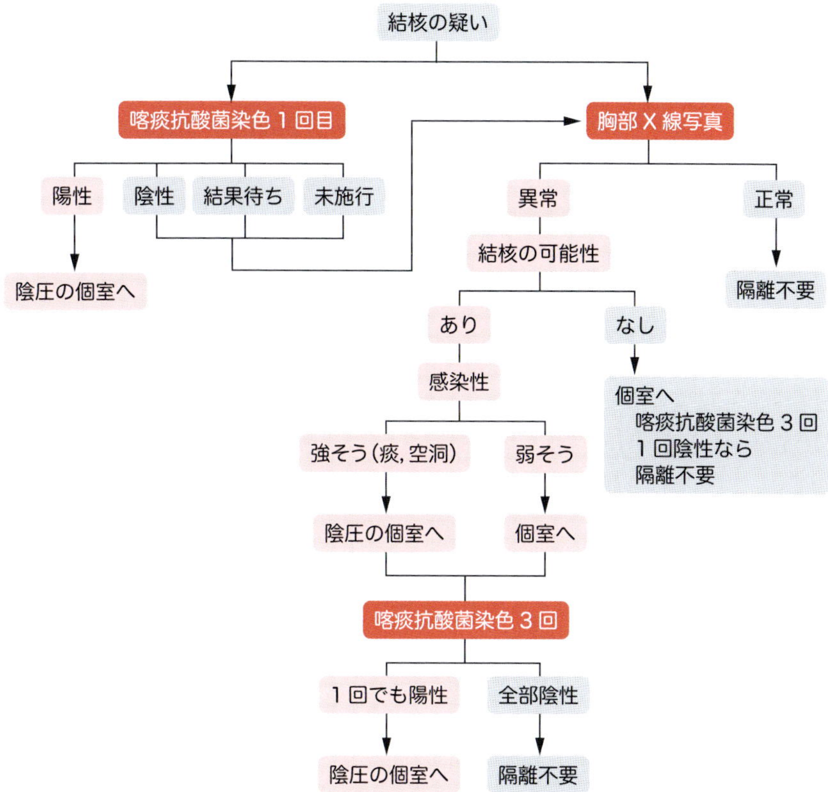

図6 結核の診断と感染対策

- リンパ節結核の疑う場合，穿刺生検や切除生検で抗酸菌染色，培養，組織検査を行う．
- 結核を疑う場合，ツベルクリン反応とクォンティフェロンを考慮する．日本人はBCG接種を行っているため，偽陽性となることが多い．しかしBCG接種から何年も経過しているのに強陽性であれば，結核の可能性が高い．
- 胸水，心嚢水，腹水，髄液検査ではADAも測定する．

3 鑑別疾患に対する検査特性

● 抗酸菌染色と結核

培養と比較した際の抗酸菌染色の感度は約60 %とされる．2回繰り返すと感度は約70 %となる．3回繰り返すと約72 %となる．Ziehl-Neelsen染色より蛍光染色のほうが感度は高いとされる．空洞形成のない結核やHIV感染症では感度はもっと低くなる．最終的な培養が陽性であるのに染色が陰性であることは多い（20～60 %）．

● 抗酸菌培養と結核

培養が結核菌を検出するゴールド・スタンダードであり，特異度は100 %である．感度は抗酸菌染色よりは高いとされる．

● ツベルクリン反応と結核

偽陽性は非結核性抗酸菌症やBCG接種が考えられる．

偽陰性は活動性結核の少なくとも20 %にみられる．偽陰性の原因には，HIV感染症，感染症（ウイルス性，細菌性，真菌性），悪性腫瘍などのリンパ組織に影響を与える疾患，生きたウイルスを使用するワクチン，重症結核（粟粒結核では50 %が陰性），高齢者，新生児が挙げられる．

● クォンティフェロンと結核

活動性結核におけるクォンティフェロン®TBゴールドのメタアナリシスでは，感度80 %，特異度79 %であった．

潜在性結核におけるクォンティフェロン®TBゴールドのメタアナリシスでは，特異度 98～100 %と高い．感度はゴールド・スタンダードがないので不明である．2年程度のフォローで活動性結核発症を陽性とした場合の陽性的中率は2.8～14.6 %，陰性的中率は99.8 %であった．

● 核酸増幅法と結核

感度は抗酸菌染色と抗酸菌培養の中間であるとされる．染色陽性の検体では感度・特異度ともに95 %以上である．染色陰性の検体では感度40～77 %と低いが，特異度は95 %以上である．

● ADAと結核

		カットオフ値（IU/L）	感度（%）	特異度（%）
ADA	胸水	50	90～96	81～92
	心嚢水	40	93	97
	腹水	30	94	92
	髄液	8	44	75

胸水，心嚢水，腹水の感度・特異度は比較的高く，診断に有用である．それでも偽陰性，偽陽性には注意が必要である．

参考文献

1）「グラム染色からの感染症診断」（田里大輔，藤田次郎／著），羊土社，2013
2）「レジデントのための感染症診療マニュアル，第2版」（青木 眞／著），医学書院，2008
3）「感染症レジデントマニュアル」（藤本卓司／著），医学書院，2004
4）「Mandell, Douglas, and Bennett's Principles and Practice of Infectious Disease, 7th ed.」（Mandell GL, et al），Churchill Livingstone, 2010
5）岩田健太郎，土井朝子：QFTはどう使う？レジデントノート：12, 2580-2583, 2011
6）「ハリソン内科学 第4版」（福井次矢，黒川 清／監），メディカル・サイエンス・インターナショナル，2013

20 感染症の検査 肝炎ウイルス

末松篤樹

1 基準値

A 型肝炎	IgM-HA 抗体（mIU/mL）	0.80 未満
	HA 抗体（mIU/mL）	1.00 未満
B 型肝炎	HBs 抗原（cut of index）	0.9 未満
	HBs 抗体（mIU/mL）	4.9 以下
	HBe 抗原（s/co）	1.00 未満
	HBe 抗体（inhibition %）	50 未満
	IgM HBc 抗体（s/co）	1.00 未満
	HBc 抗体（s/co）	1.00 未満
	HBV DNA（Log コピー /mL）	検出せず
C 型肝炎	HCV 抗体（cut of index）	1.0 未満
	HCV RNA（LogIU/mL）	検出せず

基準値は施設により異なる（第 1 部 -3 参照）

2 何を測定しているのか

A 型肝炎

- **IgM-HA 抗体**：血清中の IgM 型 HAV 抗体を化学発光免疫測定法（CLIA），化学発光酵素免疫測定法（CLEIA），酵素免疫測定法（EIA）などで測定
- **HA 抗体**：血清中の IgG 型 HAV 抗体を CLIA 法，CLEIA 法，EIA 法などで測定

B 型肝炎

- **HBs 抗原**：血清中の HBs 抗原を CLIA 法，CLEIA 法，EIA 法などで測定
- **HBs 抗体**：血清中の HBs 抗体を CLIA 法，CLEIA 法，EIA 法などで測定
- **HBe 抗原**：血清中の HBe 抗原を CLIA 法，CLEIA 法，EIA 法などで測定
- **HBe 抗体**：血清中の HBe 抗体を CLIA 法，CLEIA 法，EIA 法などで測定
- **IgM-HBc 抗体**：血清中の IgM 型 HBc 抗体を CLIA 法，CLEIA 法，EIA 法など

で測定
- **HBc抗体**：血清中のIgG型HBc抗体をCLEIA法で測定
- **HBV DNA**：血清中のHBV DNAをリアルタイムPCR法で測定

C型肝炎
- **HCV抗体**：血清中のHCV抗体をCLEIA法で測定
- **HCVコア蛋白**：血清中のHCVコア蛋白をCLEIA法で測定
- **HCV RNA**：血清中のHCV RNAをリアルタイムPCR法で測定

3 どのようなときに行われるか

肝炎ウイルス感染の評価，急性肝炎や慢性肝炎の診断

4 異常値に対する代表的な鑑別疾患

疾患名	頻度
A型急性肝炎	少ない
B型急性肝炎	少ない
B型慢性肝炎/肝硬変	中程度
C型急性肝炎	稀
C型慢性肝炎/肝硬変	中程度

1 病態生理からわかる鑑別疾患

急性肝炎

- 肝炎ウイルス感染により，びまん性の壊死炎症性肝障害が生じ，AST・ALTが突然上昇する病態である（第2部-6参照）．
- 一過性で軽快するか，劇症肝不全あるいは慢性肝炎に進行する．

慢性肝炎

- 肝炎ウイルス感染により，壊死炎症性肝障害と肝線維化が6カ月以上持続する病態である．
- 慢性ウイルス性肝炎の組織学的分類は，原因ウイルス，グレード，ステージに基づいて行われる．グレードは壊死炎症反応の重症度により，ステージは線維化の重症度により評価される．

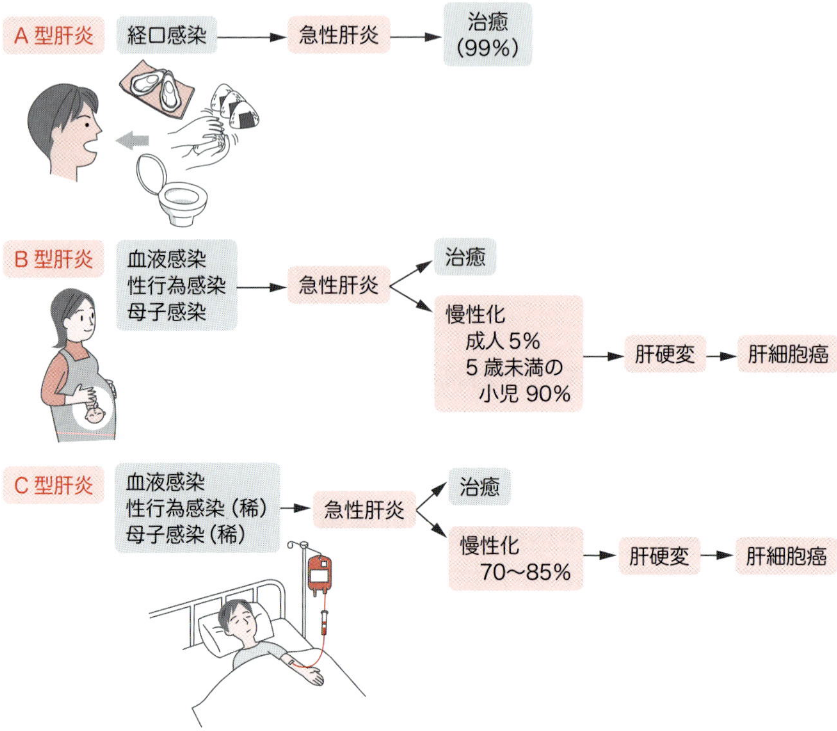

図1 ● 肝炎ウイルスの感染経路と経過

- 慢性ウイルス性肝炎は，肝硬変や肝細胞癌へ進行する可能性がある．

● A型肝炎（図1）

- ほとんどが経口感染であり，ウイルスに汚染された食物，水，牛乳，魚介類などが原因となる．
- 潜伏期間は15〜45日（平均1カ月）で，倦怠感，瘙痒感，頭痛，腹痛，筋痛，関節痛などの症状が黄疸の1〜2週間前にみられる．38〜39℃の発熱がみられることがB型急性肝炎より多い．
- 1〜2カ月の経過で99％が自然治癒する．

● B型肝炎（図1）

- 約3分の1は経皮的刺入による血液感染であり，残りの約3分の2が性行為感染，母子感染である．
- 潜伏期間は30〜180日（平均2〜3カ月）で倦怠感，瘙痒感，頭痛，腹痛，筋痛，関節痛などの症状が黄疸の1〜2週間前にみられる．38〜

39℃の発熱がみられることはA型肝炎より少ない．
- 健康成人では3～4カ月の経過で90％以上が自然治癒する．
- 出生時の感染は臨床的には無症状の急性感染だが，90％が慢性化する．
- 免疫力のある若年者の感染は，臨床的に有症状の急性肝炎となるのが一般的で，慢性化のリスクはわずか1％程度である．しかし，成人のB型慢性肝炎患者のほとんどは，臨床的に有症状の急性肝炎を自覚していない．
- HBVに感染した患者のうち，約5％が慢性肝炎に移行し，その約20％が肝硬変に伸展する．

C型肝炎（図1）

- 血液感染が主体である．性行為感染や母子感染は稀である（約5％）．輸血による感染はほとんどみられなくなったが，血液への職業上の曝露や透析，静注麻薬の使用などでも感染する．
- 潜伏期間は15～160日（平均7週）で倦怠感，瘙痒感，頭痛，腹痛，筋痛，関節痛などの症状が黄疸の1～2週間前にみられる．
- 健康成人において3～4カ月の経過で自然治癒するのは約15％に過ぎない．
- 急性肝炎後，約70～85％で慢性肝炎に移行する．
- AST・ALTが正常化した状態しても，85％に持続感染の可能性がある．
- 慢性肝炎の患者は20年間で約20～25％が肝硬変へ移行する．肝硬変へ伸展した患者の約5％に肝細胞癌が発病する．

2 実践での使いこなしポイント

1）A型肝炎へのアプローチ（図2）

- 約1カ月前までの食事歴（食物，水，牛乳，魚介類など）を確認する．
- 全世界に分布しているが，特に中国・台湾，インド，東南アジアへの渡航歴に注意する．
- IgM-HA抗体：発症から5～10日で陽性となり，3～12カ月高値が続く．1年以上高値が続くこともあり，偽陽性の原因となる．
- HA抗体：IgG-HA抗体は感染後，終生陽性となる．陽性は既感染またはワクチン接種後を示す．

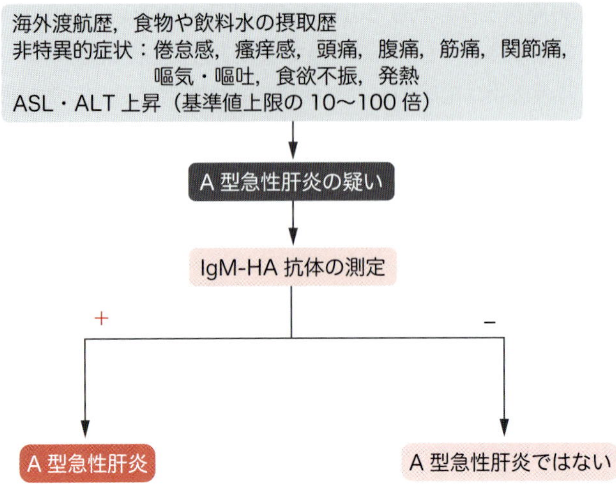

図2 A型肝炎へのアプローチ

2）B型肝炎へのアプローチ（図3）

- B型急性肝炎の症状は軽度から劇症肝不全までさまざまで，倦怠感，瘙痒感，頭痛，腹痛，筋痛，関節痛，嘔気・嘔吐，食欲不振，発熱などがみられ非特異的である．
- 成人のB型急性肝炎の大部分は慢性化しない．
- B型慢性肝炎は無症状に経過し，時に数十年に及ぶことがある．倦怠感はよくみられる症状である．自然経過の後期に，末期肝障害の症状が出現して初めて診断されることがある．
- B型慢性肝炎は病期によって異なる所見を呈する．

  ①免疫寛容期：ウイルス複製は非常に活発だが，肝酵素は正常である．HBV DNA量は多い．若い頃に感染した患者によくみられ，数十年持続することもある．

  ②免疫的活動期：ウイルス複製が活発で，肝酵素は上昇する．HBV DNA量は多く，HBe抗原も陽性である．成人によくみられ，数年間持続することがある．

  ③低複製キャリア期：HBV DNAが低濃度または検出以下であることが特徴である．肝酵素は正常で，肝臓の炎症は弱い．HBe抗原からHBe抗体へのセロコンバージョンを呈する．

  ④慢性HBe抗原陰性期：HBe抗原を産生できない，あるいは産生が少な

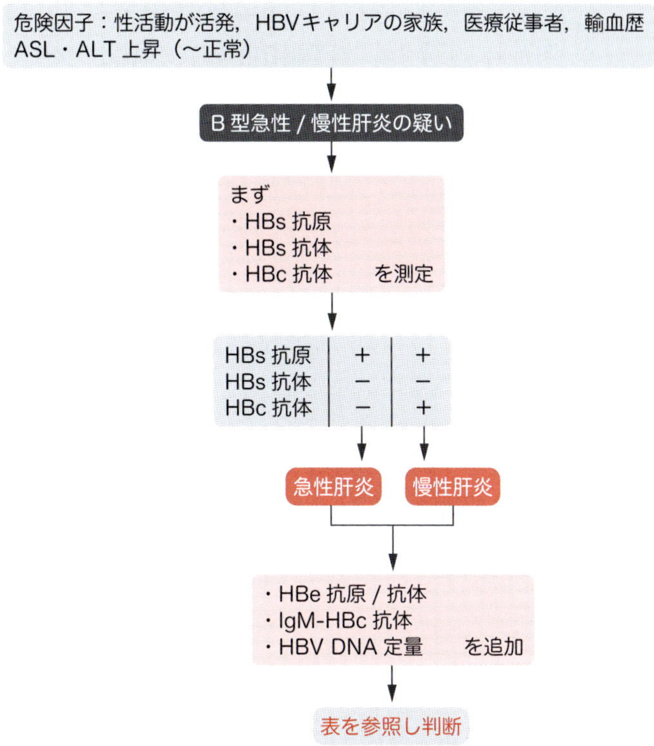

図3 B型肝炎へのアプローチ

表 HBVマーカーの使い方

検査項目	急性肝炎	急性肝炎治癒後	慢性肝炎（免疫的活動期）	慢性肝炎（低複製キャリア期）	慢性HBe抗原陰性期	ワクチン接種後
HBs抗原	＋	－	＋	＋	＋	－
HBs抗体	－	＋	－	－	－	＋
HBe抗原	＋	－	＋	－	－	－
HBe抗体	－	＋	－	＋	＋	－
IgM-HBc抗体	＋	－	＋	－	－	－
HBc抗体	－	＋	＋	＋	＋	－
HBV DNA（コピー/mL）	$>10^5$	陰性	$>10^5$	10^2～10^4	$>10^4$	陰性
AST/ALT	＋＋＋	基準値	＋＋＋	基準値	＋～＋＋	基準値

いプレコア変異株が存在する．HBe抗原陰性だが，HBV DNA量が多く，肝酵素も上昇する．B型慢性肝炎の自然経過の後期である．

3）C型肝炎へのアプローチ（図4）

検査項目	HCV感染なし	現在のHCV感染あり	・過去にHCV感染あり ・HCV感染なし（HCV抗体偽陽性） ・現在のHCV感染あり（HCV RNA偽陰性）
HCV抗体	−	＋	＋
HCV RNA	−	＋	−

- C型急性肝炎は小児や若年者では自覚症状を認めないことがある．症状の程度は軽度から劇症肝不全までさまざまで，倦怠感，瘙痒感，頭痛，腹痛，筋痛，関節痛，嘔気・嘔吐，食欲不振，発熱などがみられ非特異的である．
- C型慢性肝炎は無症状に経過し，時に数十年に及ぶことがある．倦怠感はよくみられる症状である．自然経過の後期に，末期肝障害の症状が出現して初めて診断されることがある．
- HCV抗体は感染後8週間では検出されない可能性があるので，偽陰性に注意する．またHCV抗体は免疫を付与しない．

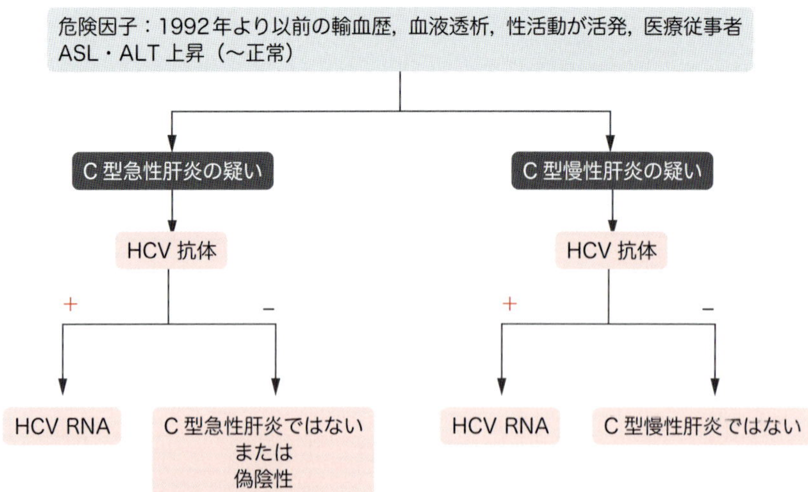

図4 ● C型肝炎へのアプローチ

▸HCV RNAは感染後1～2週間程度で検出されるが，こちらも偽陰性に注意する．診断だけでなく，治療の評価にも有用である．

3 鑑別疾患に対する検査特性

IgM-HA抗体とA型急性肝炎

急性肝炎としてIgM-HA抗体を測定するときには，抗体価は十分に上昇しているため，感度はほぼ100％とされる．急性肝炎を呈している場合に陽性であれば特異度は高いが，急性肝炎を呈していない場合には偽陽性となることがある．

HCV抗体とC型肝炎

感度97％，特異度99％以上とされる．陽性的中率は低有病率群で25％，高有病率群で97％とされ，有病率が低い群では偽陽性が多い．自己免疫性肝炎や高γグロブリン血症では偽陽性となることがある．

参考文献

1）「ワシントンマニュアル，第12版」（高久史麿，和田 攻/監訳），メディカル・サイエンス・インターナショナル，2011

2）「臨床に直結する感染症診療のエビデンス」（岩田健太郎 ほか/編，青木 眞/監），文光堂，2008

3）「ハリソン内科学 第4版」（福井次矢，黒川 清/監），メディカル・サイエンス・インターナショナル，2013

21 感染症の検査 EBウイルス

末松篤樹

1 基準値

EBウイルス抗体	
抗VCA IgM抗体（倍）	10未満
抗VCA IgG抗体（倍）	10未満
抗VCA IgA抗体（倍）	10未満
抗EBNA抗体（倍）	10未満
抗EA-DR IgG抗体（倍）	10未満

基準値は施設により異なる（第1部-3参照）

2 何を測定しているのか

- **抗VCA抗体**：EBウイルスの外殻蛋白となるVCA（viral capsid antigen）に対する抗体
- **抗EBNA抗体**：EBウイルスに感染した細胞核内に出現するEBNA（EB nuclear antigen）に対する抗体
- **抗EA-DR抗体**：EBウイルスのEA（early antigen）に対する抗体．細胞全体に分布するアルコール非感受性のEA-Dと細胞質に限局するアルコール感受性のEA-Rが存在する．

3 どのようなときに行われるか

伝染性単核球症が疑われるとき，不明熱でEBウイルス感染症が疑われるとき

4 異常値に対する代表的な鑑別疾患

疾患名	頻度
伝染性単核球症	多い
慢性活動性EBウイルス感染症	稀
EBウイルス関連の悪性リンパ腫	少ない

1 病態生理からわかる鑑別疾患

- EBウイルス（EBV）はヘルペスウイルス科に属するDNAウイルスである．
- EBVの生活環は潜伏感染と溶解感染からなり，成人の95％に感染し，一度感染すると終生にわたりEBVが保持される．
- EBVはキスなどにより唾液を介して感染する．
- 初感染時，口腔のBリンパ球に感染し，一部が潜伏感染状態に移行する（図1）．
- 潜伏感染Bリンパ球は抗原刺激を受けて活性化し，それに伴ってEBVの再活性化，ウイルス産生誘導が起こる（溶解感染）．
- EBVは増殖すると，稀にT細胞やNK細胞にも感染する．
- EBV抗体は，ウイルスが体内に侵入した際に各種抗原（VCA，EBNA，

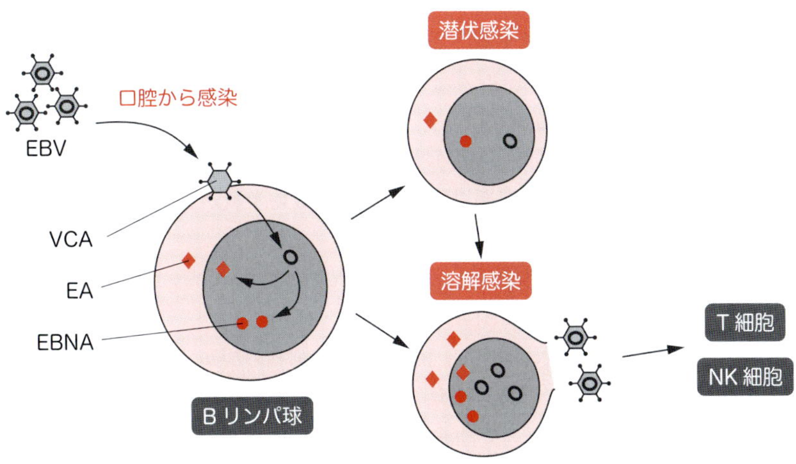

図1 EBV感染の概略

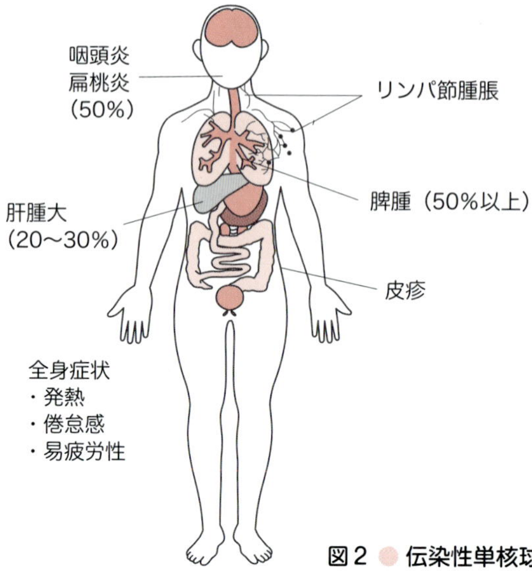

図2 ● 伝染性単核球症の症状と身体所見

EA）に対する特異的な抗体として産生される．

- VCA IgM/IgGはいずれも急性感染で上昇するが，IgMの方がより早く陽性となる．
- VCA IgGは生涯にわたって保有されるので，既感染の評価に用いる．
- EBNA抗体は急性感染の遅い段階（発症後3～4週）で陽性となり，生涯にわたって保有されるので，既感染の評価に用いる．
- EA抗体は急性感染の遅い段階（発症後3～4週）で陽性となり，3～6カ月間のみ持続する．通常，伝染性単核球症の診断には用いないが，慢性活動性EBウイルス感染症で上昇がみられ，その診断に用いられる．

● 伝染性単核球症（図2）

- EBVの初感染では無症候性あるいは非特異的な上気道症状で経過することが多いが，思春期以降の初感染では約半数が伝染性単核球症を起こす（第2部-4も参照）．
- 唾液を介して感染したウイルスは咽頭炎，扁桃炎を引き起こす．その後，ウイルスは血流に沿って広がる．
- 反応性T細胞に加えて，EBV感染B細胞の増殖・膨張によって，リンパ系組織（リンパ節，脾臓）が腫大する．
- B細胞の多クローン性活性化によって，ウイルス抗原に対する抗体が産生される．

● 慢性活動性EBウイルス感染症

- 免疫異常と持続的クローン性のEBV感染を伴うリンパ増殖性疾患で，蚊アレルギーを合併することがある．
- EBV感染細胞はT細胞やNK細胞である．

● EBウイルス関連の悪性リンパ腫

- EBVは悪性リンパ腫（バーキットリンパ腫，移植後やHIV感染に伴う日和見B細胞リンパ腫，T/NK細胞リンパ腫），上咽頭癌，一部の胃癌で関連が知られている．
- *in vitro*でEBVをBリンパ球に感染させると，リンパ芽球様細胞へトランスフォームし，持続増殖が可能なリンパ芽球様細胞株が樹立されることが示されている．

2 実践での使いこなしポイント

1）伝染性単核球症へのアプローチ（図3）

- EBVはヘルペスウイルス群のなかで最も血清学的に診断されるウイルスである．
- VCA IgM：初感染で約1週間で陽性となり，1カ月ほどでピークに達し，その後2～6カ月で消退する（図4）．

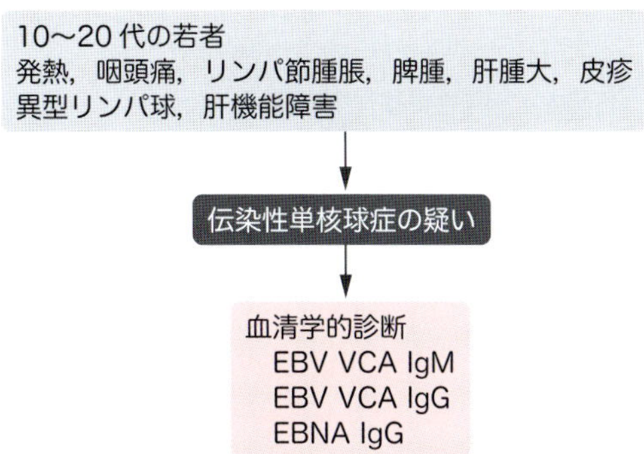

	VCA IgM	VCA IgG	EBNA IgG
急性感染	＋	＋／－	－
既感染	－	＋	＋

図3 ● 伝染性単核球症へのアプローチ

- VCA IgG：初感染後１カ月弱で陽性となり，その後終生陽性となる（図4）．通常，初診時に抗体価はピークに近いので，その後ペア血清を比較しても4倍以上の上昇は認めないことが多い．
- EBNA IgG：臨床経過の後期（発症後3～4週）に出現し，終生陽性となる（図4）．この抗体の存在は既感染の証拠であり，EBVの急性感染を否定できる．

2）慢性活動性EBウイルス感染症へのアプローチ（図5）

- 10～20代の若者で，持続性あるいは再発する伝染性単核球症様症状を

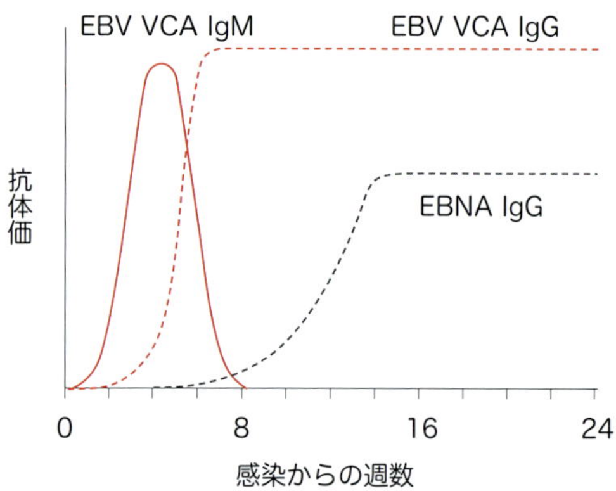

図4 ● 伝染性単核球症におけるEBV抗体の経過

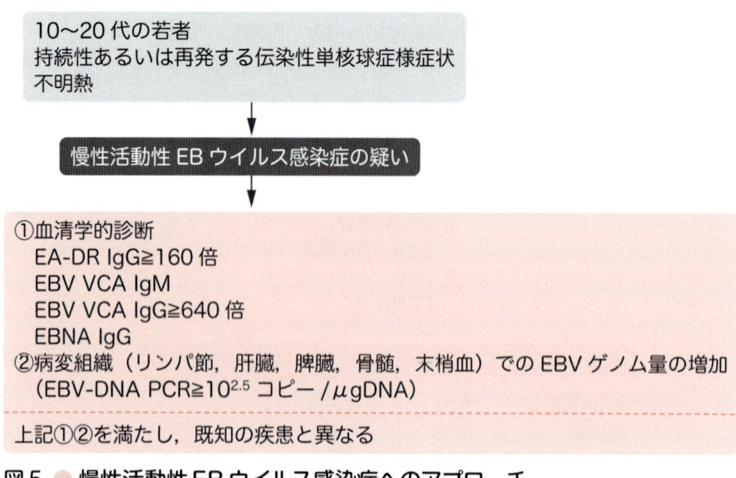

10～20代の若者
持続性あるいは再発する伝染性単核球症様症状
不明熱
慢性活動性EBウイルス感染症の疑い
①血清学的診断
EA-DR IgG≧160倍
EBV VCA IgM
EBV VCA IgG≧640倍
EBNA IgG
②病変組織（リンパ節，肝臓，脾臓，骨髄，末梢血）でのEBVゲノム量の増加
(EBV-DNA PCR≧10^2.5 コピー/μgDNA)
上記①②を満たし，既知の疾患と異なる

図5 ● 慢性活動性EBウイルス感染症へのアプローチ

呈していたり，不明熱を呈している場合に鑑別診断に挙げる[1]．

- VCA，EA抗体価高値を伴う異常なEBV抗体反応を認めること，もしくは病変組織（リンパ節，肝臓，脾臓，骨髄，末梢血）におけるEBVゲノム量の増加を証明することがポイントである[1]．
- 末梢血EBV-DNA PCRは容易に提出でき，まず行う検査として考慮される．

3 鑑別疾患に対する検査特性

VCA IgMとEBウイルス感染症

未感染，既感染者には存在しないので，この抗体の存在が急性感染の証拠となり，感度・特異度ともに高い．

異型リンパ球と伝染性単核球症

図6，第2部-4参照

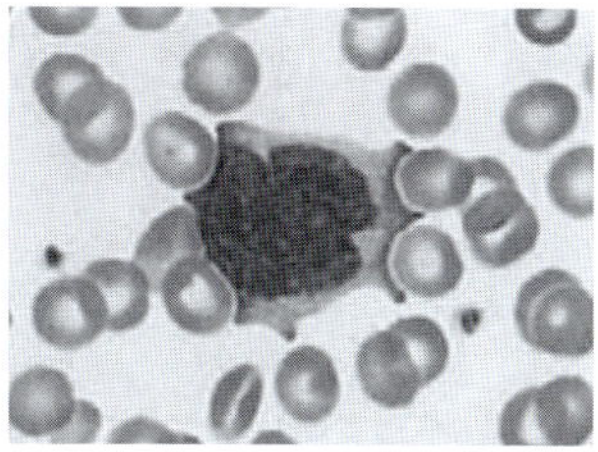

図6 異型リンパ球の出現
巻頭カラー図3参照

EBV抗体と慢性活動性EBウイルス感染症

日本人の慢性活動性EBウイルス感染症例においてみられた抗体の頻度＝感度は右表の通りである．VCA IgGは全症例で陽性であり，EA-DR IgGの感度も91 %と高い．

	%
EA-DR IgG	91
VCA IgM	18
VCA IgG	100
EBNA IgG	83

文献2より引用

参考文献

1）Okano M, et al：Proposed Guidelines for Diagnosing Chronic Active Epstein-Barr Virus Infection. Am J Hematol, 80：64-69, 2005
2）Kimura H, et al：Prognostic Factors for Chronic Active Epstein-Barr Virus Infection. J Infect Dis, 187：527-533, 2003
3）Luzuriaga K & Sullivan JL：Infectious mononucleosis. N Engl J Med, 362：1993-2000, 2010
4）脇口 宏：EBウイルス感染症．化学療法の領域，26：2008-2015, 2010
5）「レジデントのための感染症診療マニュアル，第2版」（青木 眞／著），医学書院，2008
6）「ハリソン内科学 第4版」（福井次矢，黒川 清／監），メディカル・サイエンス・インターナショナル，2013

22 感染症の検査 血清梅毒反応

末松篤樹

1 基準値

トレポネーマ抗原検査	TPHA（倍） FTA-ABS	0 陰性
非トレポネーマ抗原検査〔脂質抗原法（STS）〕	VDRL（倍） RPR	0 陰性

2 何を測定しているのか

トレポネーマ抗原検査

Treponema pallidum の菌体に対する抗体を認識する検査．梅毒トレポネーマ感染後に産生された血清中の抗体を検出（図 1）．

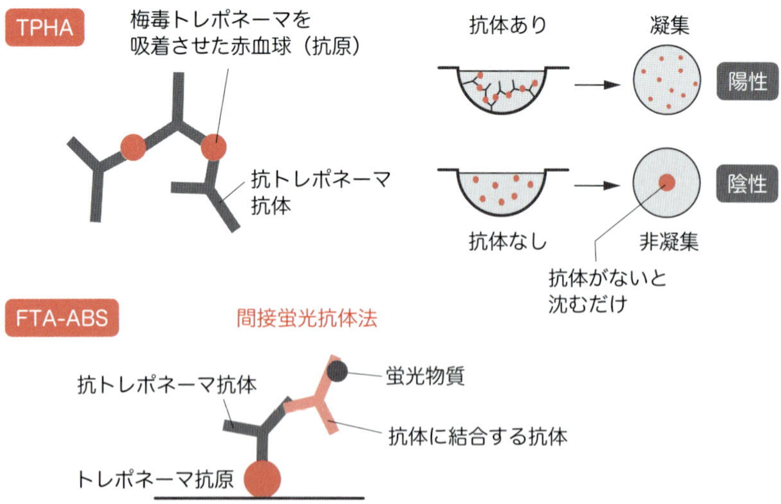

図 1 ● トレポネーマ抗原検査

- **TPHA**（*T. pallidum* hemaggltination assay）：赤血球凝集反応を用いて測定
- **FTA-ABS**（fluorescent treponemal antibody absorbed test）：間接蛍光抗体法を用いて測定

非トレポネーマ抗原検査〔脂質抗原法（STS）〕

動物由来の脂質抗原（カルジオリピン）に対する抗体を検出する検査．梅毒トレポネーマによる組織障害で漏出した脂質に対する自己抗体を検出．

- **VDRL**：米国性病研究所（Veneral Disease Reseach Laboratory：VDRL）が推奨するガラス板法で測定．脂質抗原と患者血清を混合し，何倍希釈の脂質抗原まで反応を示すかを目視確認する方法．
- **RPR**（rapid plasma regain）：同様に脂質抗原と患者血清を混合し，何倍希釈の脂質抗原まで反応を示すかを目視確認する方法．自動測定システムが広く利用されている．

3 どのようなときに行われるか

梅毒の診断，活動性の評価

4 異常値に対する代表的な鑑別疾患

疾患名	頻度
第1期梅毒	少ない
第2期梅毒	少ない
潜伏期梅毒	少ない
第3期梅毒	稀
神経梅毒	稀
先天梅毒	稀
生物学的偽陽性	中程度

1 病態生理からわかる鑑別疾患

- 梅毒はスピロヘータの一種梅毒トレポネーマ（*Treponema pallidum*）によって起こる性行為感染症の1つであり，病期によって多彩な症状がある（表1）．
- 先天梅毒は垂直感染であり，母親が第1期，第2期，潜伏期梅毒である

表1 ● 梅毒の各病期での症状・身体所見

病期	臨床症状
第1期	感染部位（外陰部，肛門周囲，口腔内）の無痛性潰瘍，局所（鼠径部）のリンパ節腫脹
第2期	手掌，足底を含む全身の紅斑（バラ疹），粘膜病変 全身倦怠感，発熱，咽頭痛，頭痛，関節痛，全身のリンパ節腫脹，脳神経麻痺を伴う髄膜炎，前部ブドウ膜炎を伴う虹彩炎
潜伏期	無症状（血清検査での異常所見のみ）
第3期	心血管系梅毒（大動脈瘤，大動脈弁閉鎖不全症，非動脈硬化性冠動脈疾患），ゴム腫梅毒（皮下，骨，肝）
神経梅毒	無症候性神経梅毒，慢性髄膜炎 進行麻痺（言語障害を伴う認知症，瞳孔異常，腱反射異常，振戦，けいれん） 脊髄ろう（電撃痛，瞳孔異常，運動失調，下肢腱反射異常，尿失禁）

場合に発症する．

- 外陰部潰瘍や粘膜病変，梅毒疹などの感染部位との性的接触によって感染する．感染力のある梅毒患者と性的接触をもった場合，2～3人のうち1人が感染する．
- *T. pallidum* は傷のない粘膜やごく小さな皮膚の擦過傷から侵入して，数時間後にはリンパ管や血液中に到達し，初感染巣が出現する前に全身感染や転移巣を形成する．潜伏期間は約21日であり，6週間を超えることはめったにない．
- 初期病巣は *T. pallidum* の感染部位に出現し，通常4～6週間で自然治癒する（第1期梅毒）．
- 無痛性潰瘍の治癒から約6～8週間で第2期梅毒に特有の全身症状や皮膚粘膜病変が出現する．*T. pallidum* は眼房水や脳脊髄液を含む多くの組織でみられる．第2期梅毒は2～6週間で自然治癒し，その後潜伏期に入る．
- 潜伏期は血清学的検査でしか診断できない．
- 未治療の梅毒患者の約3分の1が第3期梅毒へ移行したが，抗菌薬治療が普及した現在では第3期梅毒の頻度は激減した．第3期梅毒の病因と進行の原因は不明である．

2 実践での使いこなしポイント

1）梅毒へのアプローチ（図2）

- 第1期梅毒ではパーカーインク法や暗視野顕微鏡検査でスピロヘータを証明することが大切である．
- 第2期以降では直接確認できないため，血清検査が大切になる．
- 生物学的偽陽性があることに注意する（表2）．

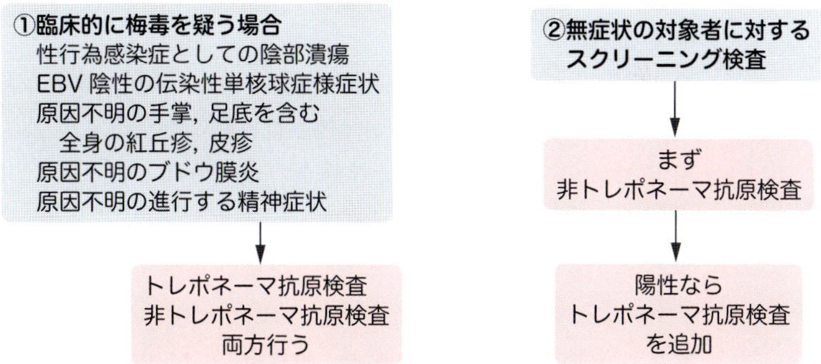

		非トレポネーマ抗原検査	
		＋	−
トレポネーマ抗原検査	＋	梅毒感染（第1～3期）	梅毒治癒後
	−	①生物学的偽陽性 ②第1期梅毒の比較的早期（50%）	①感染なし ②梅毒感染初期（初めの2～3週）

図2 梅毒へのアプローチ

表2 生物学的偽陽性を示す疾患

高齢者，妊婦
細菌感染症（感染性心内膜炎，マラリア，マイコプラズマ，結核）
慢性肝疾患
経静脈的薬物使用者
他のスピロヘータ感染症（レプトスピラ，回帰熱など）
悪性腫瘍
SLE
ウイルス感染症（帯状疱疹，麻疹，HIV，伝染性単核球症）

- トレポネーマ抗原検査は一度陽性になると長期にわたって陽性となるため，治療効果の判定に用いることはできない.
- 非トレポネーマ抗原検査（VDRL，RPR法）の定量検査は疾患活動性の指標になる.

3 鑑別疾患に対する検査特性

- 第1期梅毒に対する血清学的検査の感度は低く，偽陰性となることがある．臨床的に第1期梅毒の可能性が中等度〜高い患者では日を改めて再検する.
- 第2期梅毒ではどの検査も感度100％であり，陰性であれば除外できる.
- 潜伏期梅毒では感度は高いが，偽陰性は起こりうる.
- 第3期梅毒では非トレポネーマ検査の感度が70％台と低く，陰性でも除外できない.
- 特異度はいずれも高いが，非トレポネーマ検査の生物学的偽陽性に注意する.

表3 梅毒血清学的検査の感度，特異度

		感度（%）				特異度（%）
		第1期	第2期	潜伏期	第3期	
トレポネーマ抗原検査	TPHA	76	100	97	94	99
	FTA-ABS	84	100	100	96	97
非トレポネーマ抗原検査	VDRL	78	100	95	71	98
	RPR	86	100	98	73	98

参考文献

1）「レジデントのための感染症診療マニュアル，第2版」（青木 眞／著），医学書院，2008
2）「IDATENのプロが答えるそこが知りたかった感染症」〔IDATEN（日本感染症教育研究会）／編〕，南江堂，2009
3）「感度と特異度からひもとく感染症診療のDecision Making」（細川直登／編），文光堂，2012
4）Larsen SA, et al：Laboratory diagnosis and interpretation of tests for syphilis. Clin Microbiol Rev, 8：1-21, 1995
5）「ハリソン内科学 第4版」（福井次矢，黒川 清／監），メディカル・サイエンス・インターナショナル，2013

23 髄液検査

吉見祐輔

1 基準値

基本検査

圧（mmH_2O）	60～180	ただしこの範囲でも疾患を否定できない
色	無色，透明	血性であればくも膜下出血もしくは穿刺時損傷
キサントクロミー	なし	くも膜下出血後3～4時間で出現する
血算		
細胞数（$/mm^3$）	＜5	髄膜炎，脳炎，悪性リンパ腫などで上昇する
分画（%）	リンパ球　70 単球　30	好中球増多：細菌性髄膜炎，結核性髄膜炎初期 好酸球増多：寄生虫，サルコイドーシス，薬剤性髄膜炎，クリプトコッカス リンパ球増多：ウイルス性髄膜炎 赤血球：くも膜下出血，穿刺時の血管損傷
生化学		
TP（総蛋白，mg/dL）	15～45	髄膜炎，脳炎，腫瘍，多発性硬化症（MS），ギラン・バレー症候群（GBS）などで上昇
Glu（mg/dL）	45～80	血糖値の影響を受けるため血糖の55％から80％程度が正常と考える方がよい 多くの疾患で低値になるが18 mg/dL以下になるのは細菌性髄膜炎に特異的
Cl（mEq/L）	120～130	特に結核性髄膜炎で低下するとされる

必要に応じて行う検査

生化学検査		
乳酸（mg/dL）	10～20	細菌性髄膜炎，真菌性髄膜炎で増加 ミトコンドリア脳筋症でも増加
ミエリン塩基蛋白（pg/mL）	≦102	髄鞘破壊の指標 MS，GBS，脳炎，脊髄炎，亜急性硬化性全脳炎で上昇する
オリゴクローナルIgGバンド	陰性	種々の疾患で上昇する

細菌検査		
グラム染色	陰性	細菌性髄膜炎を疑った場合に施行する
細菌培養	陰性	
抗原検査	陰性	
結核菌検査		
抗酸菌染色	陰性	結核性髄膜炎を疑った場合に施行する
抗酸菌培養	陰性	
結核菌PCR	陰性	
ADA（IU/L）	＜9	
真菌検査		
真菌培養	陰性	真菌性髄膜炎を疑った場合に施行する
墨汁染色	陰性	クリプトコッカス感染を疑ったときに施行する
腫瘍検査		
細胞診	陰性	悪性腫瘍を疑った場合に施行する
CEA（癌胎児性抗原，ng/mL）		血清CEAより高値であれば癌性髄膜炎が疑わしい
ウイルス検査		
ウイルス抗体	陰性	エンテロウイルス，単純ヘルペスウイルス1型，2型，サイトメガロウイルス，帯状疱疹ウイルス，ヒトヘルペスウイルス6型，EBウイルスなどの検査が施行できる
ウイルスPCR	陰性	

基準値は施設により異なる（第1部-3参照）

2 何を測定しているのか

- **キサントクロミー**：髄液が黄色調になること．くも膜下出血や，高度の黄疸（血清ビリルビン＞10～15 mg/dL），髄液蛋白の増加（髄液蛋白＞150 mg/dL）でみられる．
- **ミエリン塩基蛋白（MBP）**：髄鞘の30％を占める特異蛋白で髄鞘破壊の指標となる．
- **オリゴクローナルIgGバンド（OCB）**：髄液蛋白のアガロースゲル電気泳動像においてγグロブリン分画にみられる数本のバンドのこと．中枢神経組織内で産生された免疫グロブリンを示唆し，MS，GBS，急性散在性脳脊髄炎，中枢神経系血管炎，髄膜炎，脳炎などで上昇する．
- **細菌の抗原検査**：インフルエンザ菌b型，肺炎球菌，髄膜炎菌などに対するラテックス凝集反応を用いた抗原検出キットが利用できる．
- **墨汁染色**：莢膜が染色されず墨汁の中に透明に抜けて見えることでクリプト

コッカスの存在を診断する.

- **ウイルス抗体**：髄液中の種々のウイルス抗体価を測定する. 2週間の間隔でペア抗体価が4倍以上の上昇があれば診断される.
- **ウイルスPCR**：各種ウイルスのDNAもしくはRNAをPCRで検出する. 基本的には保険適用外であるが, 陽性であれば診断できる.

3 どのようなときに行われるか

髄膜炎の診断および原因の確定を行うため, および髄膜炎の治療経過をみるために施行される. また多発性硬化症やギラン・バレー症候群の診断においても施行される.

4 異常値に対する代表的な鑑別疾患

疾患		頻度
細胞数増加	**ウイルス性髄膜炎**	多い
	細菌性髄膜炎	少ない
	真菌性髄膜炎	稀
	結核性髄膜炎	稀
	癌性髄膜炎	少ない
	くも膜下出血	中程度
	脳膿瘍	稀
	硬膜外膿瘍	稀
	ウイルス性脳炎	稀
	多発性硬化症	稀
蛋白増加	**ギラン・バレー症候群**	少ない

1 病態生理からわかる鑑別疾患

- 髄液（脳脊髄液：CSF）の量は正常で125 mLから150 mLであり, 側脳室, 第三脳室, 第四脳室の脈絡叢で1時間あたり20 mL産生される.
- 髄液の流れは側脳室→モンロー孔→第三脳室→中脳水道→第四脳室→ルシュカ孔・マジャンディ孔→くも膜下腔→くも膜絨毛→静脈というように流れる（図1）. 他方, 第四脳室から→中心管→静脈叢→静脈という流れもある.

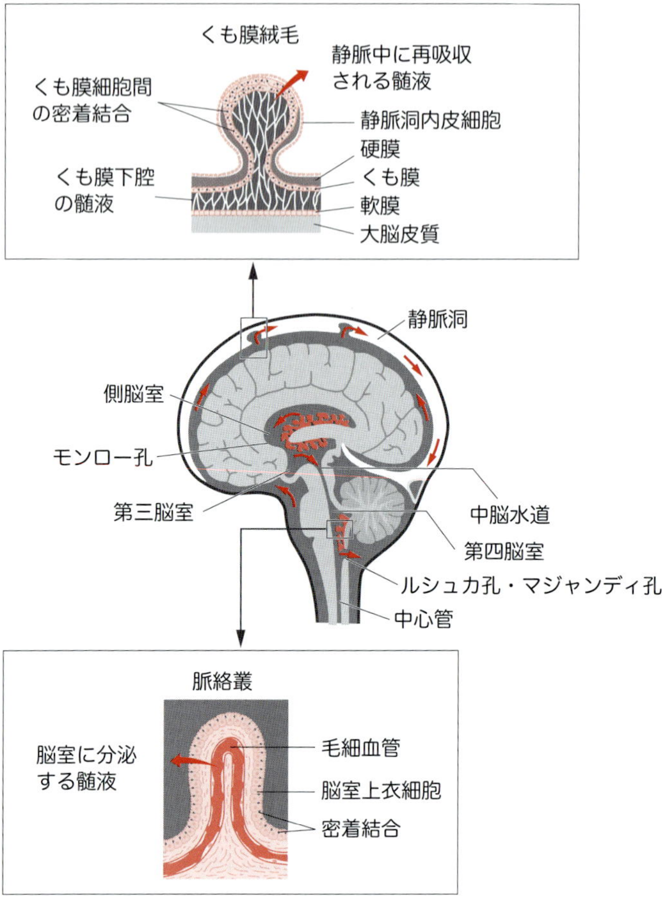

図1 ● 髄液の産生とその流れ
文献1より引用

▶髄膜（硬膜，くも膜，軟膜），脳実質，脊髄の疾患があると髄液の所見で異常が出現する．

● 髄膜炎

▶くも膜下腔を主座とする感染症であり細菌，ウイルス，結核菌，真菌などが原因となる．感染ではないが悪性腫瘍の浸潤でも炎症をきたし，癌性髄膜炎と称される．

▶くも膜下腔における炎症のため，髄液中の細胞数増加，蛋白増加などの変化をきたす.

多発性硬化症

- 中枢の炎症性，脱髄性，慢性疾患であり，髄液中で産生されたIgGが病態に関連している.
- そのIgGを確認する検査項目がオリゴクローナルIgGバンドである.

ギラン・バレー症候群

- 急性発症する自己免疫性多発神経根障害であり，反射低下を伴う運動麻痺が急激に進行する疾患である．感覚障害を伴う場合と伴わない場合がある.
- 末梢神経の髄鞘を構成するガングリオシド等の糖脂質に対する抗体が病因と考えられている.
- 髄液所見では蛋白細胞解離といって蛋白増加（100～1,000 mg/dL）を認めるが細胞増加は認めない状態が特徴的である.

2 実践での使いこなしポイント

多くの場合髄膜炎の鑑別が目的となる．今回は髄膜炎の診断について述べるため多発性硬化症やギラン・バレー症候群については成書[2)]を参照のこと.

1）髄膜炎へのアプローチ

図2にフローチャートを示す.

- まずは内科的緊急疾患である細菌性髄膜炎をチェックする．グラム染色陽性，もしくはラテックス凝集法による細菌抗原検査が陽性であれば細菌性髄膜炎として治療を開始する．ただしグラム染色の細菌性髄膜炎に対する感度は低いため陰性でも否定してはいけない.
- その後は表1を参考に細菌性，ウイルス性，結核性，真菌性（クリプトコッカス）の鑑別を行う.
- 細菌性髄膜炎の可能性が高ければ抗菌薬を開始し，髄液培養，血液培養の結果を待つ.
- ウイルス性の可能性が高ければさらにウイルスの鑑別を進める．ウイルス性髄膜炎の原因としてはエンテロウイルスが多いが，ムンプスウイルス，HIV，EBウイルス，単純ヘルペスウイルス（HSV）なども重要な原因である．診断は髄液エンテロウイルスPCR，血清HIV-RNA-PCR，

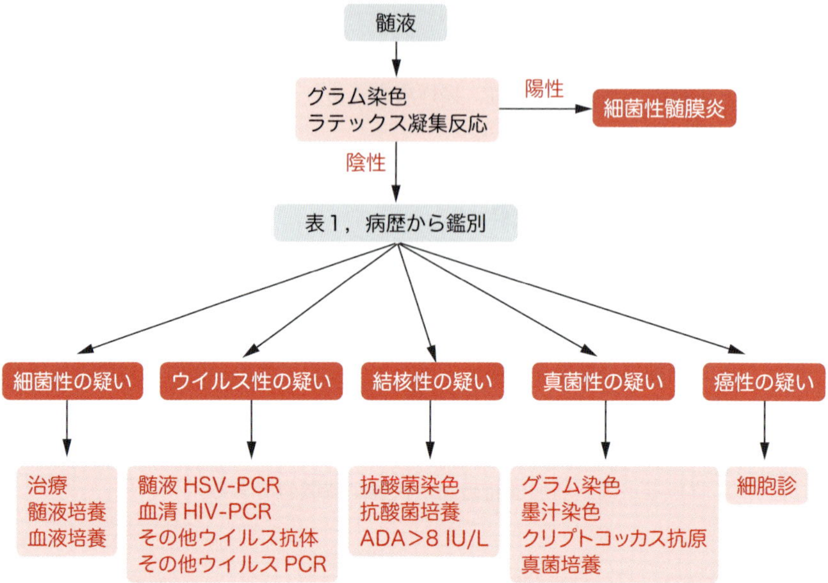

図2 髄膜炎の鑑別フローチャート

表1 髄膜炎の鑑別

	肉眼的所見	細胞数 (/mm³)	主な細胞	蛋白 (mg/dL)	糖 髄液/血清比
細菌性	混濁〜膿	100〜5,000	多核球	50〜200	＜0.5
ウイルス性	透明〜軽度混濁	50〜1,000	単核球	40〜80	＞0.5
結核性	透明〜軽度混濁	50〜300	単核球	50〜300	＜0.3
クリプトコッカス	透明〜軽度混濁	20〜500	単核球	50〜300	＜0.5

文献3より引用

血清ムンプス抗体，血清EBウイルス抗体（VCA-IgG，VCA-IgM，EBNA，第2部-21参照），HSV-PCRなどで行う．特にHSVの場合ヘルペス脳炎を合併すると予後不良であり，かつ治療可能な疾患であるため鑑別が重要である．どの検査も結果が出るまでに時間がかかるため通常は診断確定前にHSV髄膜炎の治療を行う．

▶ 結核性髄膜炎の診断は難しく抗酸菌染色の感度は58％，結核菌PCRの感度56％と感度が低いため除外診断には使えない．髄液ADAも感度44～48％の報告であり除外には使えない．抗酸菌染色以外のPCR，培養の結果を待つほどの時間はなく，疑わしければ抗結核薬による治療を行う．

- 真菌性髄膜炎はグラム染色で真菌を認めるか，墨汁染色でクリプトコッカスを認めることにより診断する．通常の成人には起こることは稀である．
- 癌性髄膜炎は細胞診で悪性細胞を認めることで診断する．

point

- **髄膜炎において髄液の分析結果は明確な数値で区別できるものではなく臨床的な状況から判断することが重要である．**
- **グラム染色陰性の細菌性髄膜炎，単純ヘルペス性髄膜炎や結核性髄膜炎については確定診断を得るまでに一定の時間がかかるため確定診断前に治療を行う必要がある．**

3 鑑別疾患に対する検査特性

グラム染色と細菌性髄膜炎

グラム染色の感度は報告により異なるが60～90％，特異度は100％とされる．抗菌薬投与後であると感度が下がる可能性があり，注意が必要である．しかし陽性であれば細菌性髄膜炎と診断してよい．逆に陰性でも否定できないことに注意が必要である．

ラテックス凝集法による髄液細菌抗原検査と細菌性髄膜炎

現時点ではその評価は確定できていないが細菌性髄膜炎の診療ガイドライン（日本神経学会，日本神経治療学会，日本神経感染症学会／監）でも使用は勧められている．感度は高くはない．

細菌の遺伝子検査（PCR）と細菌性髄膜炎

ルーチンで測定できるところは限られている．

髄液HSV DNA-PCRと単純ヘルペス髄膜炎／脳炎

感度98％，特異度94～100％とされ非常に有用な検査である．発症後2～4週間程度は検出できる．

髄液中単純ヘルペス抗体と単純ヘルペス髄膜炎／脳炎

抗体価の4倍以上の上昇を陽性とし，感度97％，特異度100％とされるが，10日から14日の間をあけての測定になるため治療の決断には役立たない．

抗酸菌染色/抗酸菌培養と結核性髄膜炎

報告にもよるが感度がそれぞれ58％と71％との報告がある[4]．特異度は100％近いと考えてよい．

結核菌PCRと結核性髄膜炎

meta-analysisでは感度56％，特異度98％との報告がある[5]．

細胞診と癌性髄膜炎

細胞診の感度は80％程度との報告がある[6]．1回の検体量を最低10 mL以上にすること，陰性であれば繰り返すことにより偽陰性を減らすことができる．

ADAと結核性髄膜炎

ADA 1～4であれば感度93％，特異度80％，ADA 8以上であれば感度59％，特異度96％との報告[7]があり，4以下であれば否定的，8以上であれば可能性が高いと言える．

参考文献

1）Johnson KS & Sexton DJ：Cerebrospinal fluid：Physiology and utility of an examination in disease state. UpToDate, 2012
2）「ハリソン内科学 第4版」（福井次矢，黒川 清/監），メディカル・サイエンス・インターナショナル，2013
3）Logan SA & MacMahon E：Viral meningitis. BMJ, 336：36-40, 2008
4）Thwaites GE, et al：Improving the bacteriological diagnosis of tuberculous meningitis. J Clin Microbiol, 42：378-379, 2004
5）Pai M, et al：Diagnostic accuracy of nucleic acid amplification tests for tuberculous meningitis: a systematic review and meta-analysis. Lancet Infect Dis, 3：633-643, 2003
6）Wasserstrom WR, et al：Diagnosis and treatment of leptomeningeal metastases from solid tumors: experience with 90 patients. Cancer, 49：759-772, 1982
7）Tuon FF, et al：Adenosine deaminase and tuberculous meningitis-a systematic review with meta-analysis. Scand J Infect Dis, 42：198-207, 2010
8）「臨床検査ガイド 2013～2014」（Medical Practice編集委員会/編），文光堂，2013
9）「病気がみえる vol.7 脳・神経」（医療情報科学研究所/編），メディックメディア，2011
10）Tunkel AR：Clinical features and diagnosis of acute bacterial meningitis in adults. UpToDate, 2012
11）「レジデントのための感染症診療マニュアル 第2版」（青木 眞/著），pp395-435「髄膜炎」，医学書院，2008

24 胸水検査

吉見祐輔

1 基準値

胸水は穿刺できるほど貯留はしていないのが正常である.

基本検査

色	通常は黄色 赤：悪性腫瘍，良性アスベスト胸水 白：乳糜胸
性状	膿：膿胸
pH	正常は7.60前後
リバルタ反応	蛋白量を定性反応で判定する検査．滲出性胸水の指標であったが現在は使用しない
血算	
WBC（/μL）	数値そのものの診断価値は低い
分画（%）	リンパ球＞85％→結核，リンパ腫など 好酸球＞10％→血胸，気胸，肺梗塞，寄生虫，薬剤
RBC（/μL）	数値そのものの診断価値は低い
生化学	
TP（総蛋白，g/dL）	胸水/血清＜0.5：漏出性 胸水/血清＞0.5：滲出性
LDH（IU/L）	胸水/血清＜0.6：漏出性 胸水/血清＞0.6：滲出性
Glu（mg/dL）	20以下の場合は特にリウマチ性胸水，膿胸に特異的

必要に応じて行う検査

生化学検査	
Amy（IU/L）	急性膵炎，食道破裂，悪性腫瘍で上がる
コレステロール（mg/dL）	滲出性，漏出性の判断に使用することがある
TG（mg/dL）	＞100で乳糜胸

細菌検査	
グラム染色	膿胸，肺炎随伴性胸水の診断に重要
細菌培養	
結核菌検査	
抗酸菌染色	結核性胸膜炎の診断に重要
抗酸菌培養	
結核菌PCR	
ADA（IU/L）	45～60以上のとき結核性胸膜炎を疑う
腫瘍検査	
細胞診	悪性腫瘍の検索
CEA（癌胎児性抗原，ng/mL）	50以上であれば悪性腫瘍の可能性が高い
ヒアルロン酸（ng/mL）	悪性中皮腫の診断に役立つことがある

2 何を測定しているのか

- **性状**：見た目での性状．血性であれば悪性腫瘍，外傷が多い．結核でも血性になることがある
- **Amy**：急性膵炎，食道破裂，悪性腫瘍で上昇するが，Amy高値から診断するものでもない
- **CEA**：悪性腫瘍の一部で上昇する
- **ヒアルロン酸**：悪性中皮腫で上昇し，10万ng/mL以上のときに疑う

3 どのようなときに行われるか

胸水の原因を検索するとき．心不全や肝硬変に伴う胸水であることが確定的でなければ基本的に穿刺を行うことが勧められる．また肺炎随伴性胸水の場合にはドレナージの可否を決定するのに役立つ（242ページ memo参照）．

4 異常値に対する代表的な鑑別疾患

まずは漏出性と滲出性に分類することが重要である．なお，以下の表では非常に稀と判断したものは省略している．

漏出性胸水

疾患	頻度
無気肺	中程度
うっ血性心不全	多い
低アルブミン血症	多い
肝性胸水	中程度
ネフローゼ症候群	中程度

滲出性，漏出性両方の可能性あるもの

疾患	頻度
収縮性心膜炎	稀
甲状腺機能低下症	中程度
肺梗塞	少ない

滲出性胸水

疾患		頻度
感染性	肺炎	多い
	結核性胸膜炎	中程度
	寄生虫	稀
	肝膿瘍，脾膿瘍	少ない
	食道破裂	稀
医原性	中心静脈カテーテル迷入	稀
悪性腫瘍関連	肺悪性腫瘍	多い
	悪性中皮腫	少ない
その他の炎症性疾患	良性アスベスト胸水	少ない
	肺塞栓	稀
	放射線治療	少ない
	尿毒症胸水	少ない
結合組織病	ループス胸膜炎	稀
	リウマチ胸水	少ない
腹腔からの移動	膵炎	稀
	癌性腹膜炎	中程度
	横隔膜下膿瘍	稀

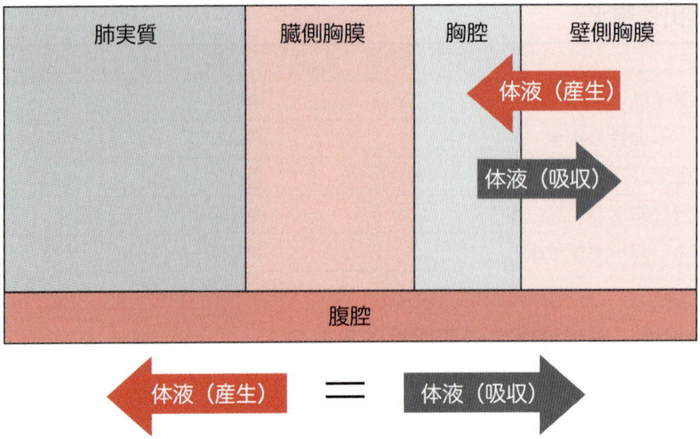

図1　正常時の胸水の産生と吸収

1 病態生理からわかる鑑別疾患

- 正常であれば体液は主に壁側胸膜の毛細管から胸腔内に入り，壁側胸膜にあるリンパ管から吸収されバランスが保たれている（図1）．結果として胸水は通常1～20 mL程度しかなくX線などで確認することは不可能である．
- 肺実質の病変，臓側胸膜・壁側胸膜の病変，低アルブミン，心不全などにより毛細血管透過性の亢進や静水圧の上昇，膠質浸透圧の低下が起こると，壁側胸膜や臓側胸膜での体液産生過剰，もしくは壁側胸膜からの体液吸収低下が起こり，産生と吸収のバランスが崩れ結果として体液が胸水として貯留する（図2）．
- 滲出性胸水は多くの場合，肺実質，臓側胸膜・壁側胸膜に炎症を起こすような疾患，例えば肺炎や胸膜炎により引き起こされ，炎症に伴いTPやLDHが上昇すると考えられる．
- 漏出性胸水の場合は，うっ血に伴う体液の吸収低下，低アルブミンによる膠質浸透圧の減少による体液量の増加が原因であり，TPやLDHは上昇しないと考えられる．
- それ以外の機序として貯留した腹水が直接胸腔に侵入する場合（図2）もある．

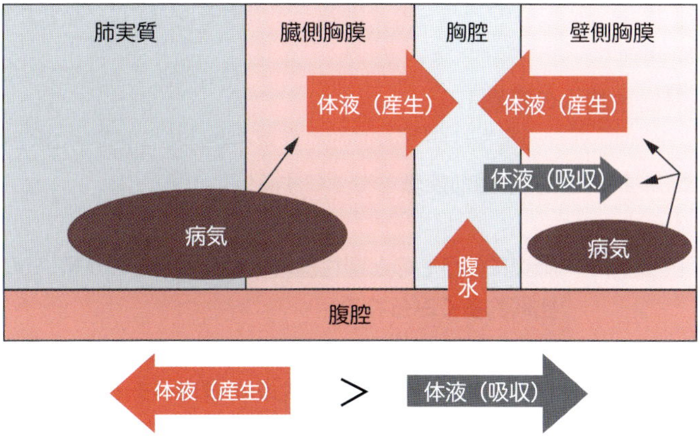

胸水増加の機序		
毛細血管透過性↑	→	体液産生↑
静水圧↑		
膠質浸透圧↓		体液吸収↓
腹水貯留		腹水の胸腔内移動

図2 胸水貯留の機序

2 実践での使いこなしポイント

胸水貯留へのアプローチ

1 まず滲出性もしくは漏出性を鑑別する

・胸水総蛋白 / 血清総蛋白 > 0.5
・胸水 LDH/ 血清 LDH > 0.6
・胸水 LDH > 血清 LDH 正常上限の 2/3

以上のどれか１つでも満たせば滲出性と判断する（Lightの基準）.

ただし 25 %の漏出液を滲出液と認識してしまうことがあり，臨床的に漏出性胸水が強く疑われる場合には血清と胸水の総蛋白の差をチェックして 3.1 g/dL 以上であれば漏出性と判断してよい.

2 漏出性胸水の鑑別

▶漏出性胸水の場合にはうっ血性心不全，肝硬変，ネフローゼ症候群，甲状腺機能低下症，無気肺，低アルブミン血症の鑑別を行う.

▶X 線，脳性ナトリウム利尿ペプチド（BNP），アルブミン，尿定性，甲状腺刺激ホルモン（TSH），遊離サイロキシン（FT_4）などの検査により鑑別を行う．

3 滲出性胸水の鑑別

滲出性胸水の場合は図3のごとく鑑別を進める．鑑別疾患は 4 **異常値に対する代表的な鑑別疾患**を参考にする．

point
- **肺炎に伴うものと悪性腫瘍に関連したものが多いが，結核性も比較的多くみられる．**
- **胸水以外の症状，所見が重要であり病歴と合わせて診断する．**
- **鑑別疾患にあがっているもののフローチャートに出てこないような疾患もあり，胸水の所見のみならず病歴と身体所見をあわせて診断をつけることが重要である．**

3 鑑別疾患に対する検査特性

● グラム染色と膿胸

特異度は非常に高く，グラム染色で菌を認めた場合には感染はほぼ間違いないためドレナージの適応と判断してもよい．しかし感度は50％程度とされ感染の除外には使えない．

memo

肺炎随伴性胸水の持続的ドレナージの適応

肺炎に胸水を伴うことがありドレナージを行うべきときと，行わなくてもよいときがある．ドレナージを行うべき状況を以下の表に示す．

画像的基準	胸水の被包化
	片側胸郭の半分以上の胸水
	空気との鏡面像がある
微生物学的基準	胸腔内に膿が存在する
	胸水のグラム染色が陽性
	胸水の培養が陽性
化学基準	pH＜7.2
	Glu＜60 mg/dL

文献1より改変

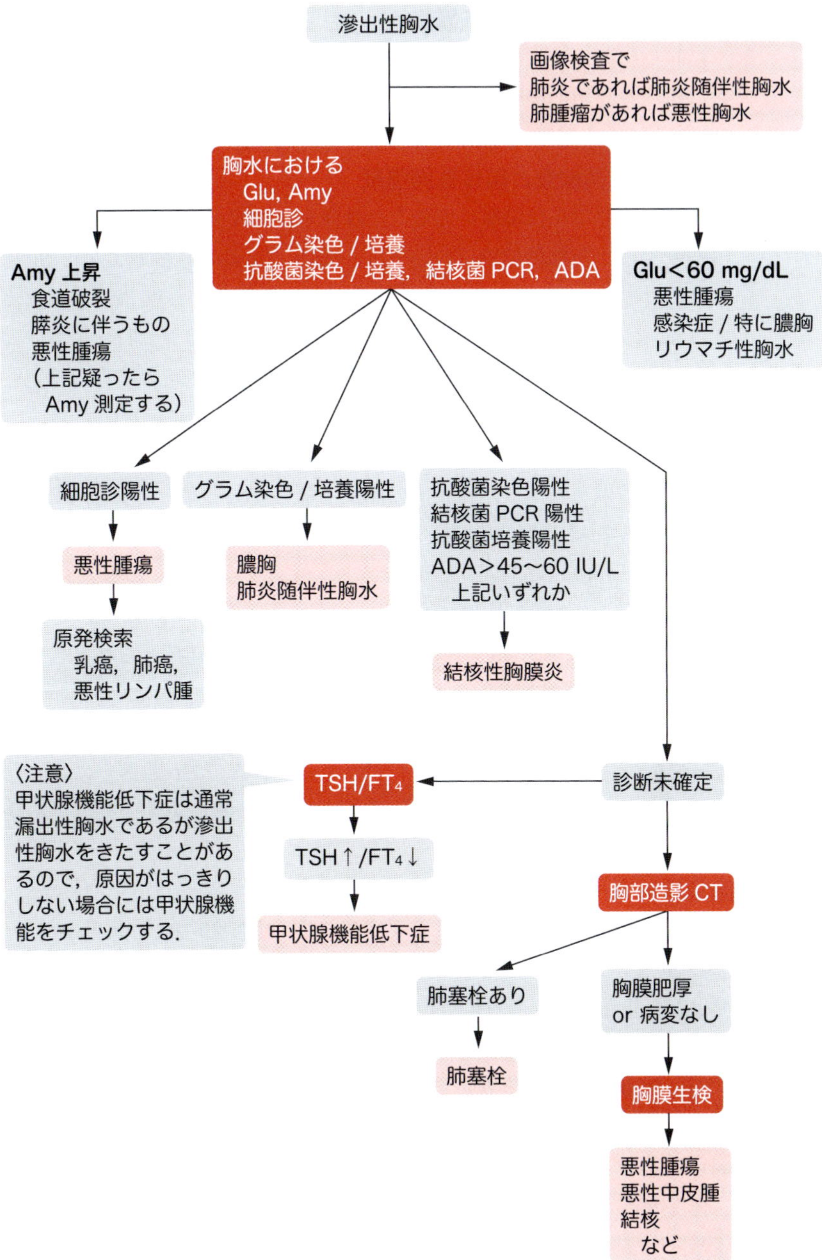
滲出性胸水
画像検査で
肺炎であれば肺炎随伴性胸水
肺腫瘤があれば悪性胸水
胸水における
Glu, Amy
細胞診
グラム染色 / 培養
抗酸菌染色 / 培養，結核菌 PCR，ADA
Amy 上昇
食道破裂
膵炎に伴うもの
悪性腫瘍
(上記疑ったら
Amy 測定する)
Glu<60 mg/dL
悪性腫瘍
感染症 / 特に膿胸
リウマチ性胸水
細胞診陽性
悪性腫瘍
原発検索
乳癌，肺癌，
悪性リンパ腫
グラム染色 / 培養陽性
膿胸
肺炎随伴性胸水
抗酸菌染色陽性
結核菌 PCR 陽性
抗酸菌培養陽性
ADA>45〜60 IU/L
上記いずれか
結核性胸膜炎
〈注意〉
甲状腺機能低下症は通常漏出性胸水であるが滲出性胸水をきたすことがあるので，原因がはっきりしない場合には甲状腺機能をチェックする．
TSH/FT4
TSH↑/FT4↓
甲状腺機能低下症
診断未確定
胸部造影 CT
肺塞栓あり
肺塞栓
胸膜肥厚
or 病変なし
胸膜生検
悪性腫瘍
悪性中皮腫
結核
など

図3 ● 滲出性胸水の診断フローチャート

胸水中好酸球と結核性胸膜炎

結核性胸膜炎で胸水中の好酸球増多を認めることは稀であり，10％以上の好酸球を認めた場合には結核性胸膜炎は否定的である．ただし以前の胸腔穿刺で気胸，血胸を合併した場合は別である．

胸水の結核菌検査と結核性胸膜炎

抗酸菌染色で結核菌が見えることは非常に稀であり感度は低く，除外には使えない．抗酸菌培養については，報告にもよるが感度は20～30％とされこれも低い．ただし胸膜生検組織培養を併用すると90％以上になるとされる．PCRの感度は報告によって差があり20～90％，特に培養陰性の場合は30～60％とされ，高いとは言えない[2)]．逆にどの検査も特異度は高い．

胸水ADAと結核性胸膜炎

以上の結果から結核性胸膜炎の診断を確定させることは非常に難しい．そこで胸水中ADAが非常に役に立つ．これも報告によるが胸水ADA＞45 IU/Lをcut offにしたときの感度100％，特異度は97％との報告もある[3)]．ただし胸水中白血球がリンパ球優位であることが重要である．またADAの分画を測定しADA1優位なら膿胸，ADA2優位なら結核とされる．

胸水細胞診と悪性腫瘍

感度は幅があり転移性腺癌で70％，扁平上皮癌で20％，中皮腫で10％，肉腫で25％，悪性リンパ腫で25～50％とされる．これも否定には使えない検査であり悪性腫瘍が疑わしい場合には穿刺を繰り返すか原発巣を検索する必要がある．

腫瘍マーカーと悪性腫瘍に伴う胸水

CEA＞50 ng/mLであれば特異度100％，感度29％との報告がある[4)]．その他のCA125なども参考になるが，腫瘍マーカーのみで診断されるものではない．

胸水糖とリウマチ性胸水，膿胸

Glu＜20 mg/dLと非常に低値になるのはリウマチ性胸水と膿胸であり，これは鑑別を進めるうえで非常に有効である．

胸水中ヒアルロン酸と悪性中皮腫

胸水中ヒアルロン酸のcut offを10万 ng/mLとすると特異度は98％とほぼ悪性中皮腫と考えてよい．しかし感度は低く否定には使えない．

参考文献

1）Colice GL, et al：Medical and surgical treatment of parapneumonic effusion：an evidence-based guidline. Chest, 118：1158-1171, 2000

2）Gopi A, et al：Diagnosis and treatment of tuberculous pleural effusion in 2006. Chest, 131：880-889, 2007

3）Ocaña I, et al：Adenosine deaminase in pleural fluids. Test for diagnosis of tuberculous pleural effusion. Chest, 84：51-53, 1983

4）Porcel JM, et al：Use of a panel of tumor markers (carcinoembryonic antigen, cancer antigen 125, carbohydrate antigen 15-3, and cytokeratin 19 fragments) in pleural fluid for the differential diagnosis of benign and malignant effusions. Chest, 126：1757-1763, 2004

5）「臨床検査ガイド 2013～2014」（Medical Practice編集委員会／編），文光堂，2013

6）「病気がみえる vol.4 呼吸器」（医療情報科学研究所／編），メディックメディア，2007

7）「レジデントのための感染症診療マニュアル 第2版」（青木 眞／著），pp532-546「胸水，膿胸」，医学書院，2008

8）「ハリソン内科学 第3版」（福井次矢，黒川 清／監），pp1719-1721「胸水」，メディカル・サイエンス・インターナショナル，2009

9）Heffner JE：Diagnostic evaluation of a pleural effusion in adults: Initial testing. UpToDate, 2012

10）Welker L, et al：Cytological diagnosis of malignant mesothelioma--improvement by additional analysis of hyaluronic acid in pleural effusions. Virchows Arch, 450：455-461, 2007

25 腹水検査

吉見祐輔

1 基準値

基本検査

外観	
色	透明，乳白色，赤，茶色など
性状	混濁していれば細胞性腹膜炎やSepが疑われる milkyであればTG↑で肝硬変，結核もしくは悪性腫瘍 血性であれば多くは穿刺時の出血であるが悪性腫瘍，結核が重要な鑑別疾患
pH	炎症性腹水で低下（＜7.4のことが多い）
血液検査	
WBC（/μL）	感染を評価するうえで有効な検査
分画（%）	多核球：Sep，二次性腹膜炎で上昇 単核球：結核性，癌性腹膜炎で上昇
RBC（/μL）	悪性腫瘍，特に肝癌の破裂など
生化学検査	
Alb（g/dL）	血清-腹水アルブミン格差（SAAG）の評価に必要
SAAG（g/dL）	≧1.1門脈圧亢進症あり，＜1.1門脈圧亢進症なし
TP（総蛋白，g/dL）	≧2.5～3以上で滲出性とされるが現在はSAAGで分類することが多い

追加で行う検査

生化学検査	
Glu（mg/dL）	悪性腫瘍で低下，消化管穿孔なら測定不可能なレベル
LDH（IU/L）	腹水/血清LDH比が肝硬変なら0.4程度，SBPで1.0，感染悪性腫瘍，消化管穿孔で1.0以上になる
Amy（IU/L）	急性膵炎（＞2,000），消化管穿孔（＞200）で上昇
TG（mg/dL）	性状がmilkyのときに測定する
T-Bil（mg/dL）	腹水が茶色のときに測定する ＞血清ビリルビンで胆管，消化管穿孔

細菌学的検査	
グラム染色	細菌性腹膜炎が疑われた場合に行う
血液培養ボトルで培養	好気ボトルおよび嫌気ボトルで培養することで感度が上がる
抗酸菌検査	
抗酸菌染色	結核性腹膜炎が疑われた場合に行う
抗酸菌培養	
結核菌PCR	
ADA（IU/L）	
悪性腫瘍検索のための検査	
細胞診	悪性腫瘍による腹水が疑われた場合に行う
CEA（癌胎児性抗原，ng/mL）	

2 何を測定しているのか

- 色

無色透明～淡黄：門脈圧亢進や低アルブミンに伴い体液が腹腔内に貯留した状態であり，合併症のない肝硬変，門脈圧亢進症，うっ血性心不全，ネフローゼ症候群などが原因．

黄色～混濁：炎症に伴う白血球の浸潤などにより混濁することが多く，細菌性腹膜炎や結核性腹膜炎などでみられる．

赤：血性腹水であり悪性腫瘍や結核でみられる．

白：多くの場合乳糜腹水であり，リンパ流が閉塞され，脂肪球が腹腔内に漏れ出ることにより起こる．原因として悪性腫瘍，結核，肝硬変，外傷などがある．

茶色：ビリルビンが腹水中に漏れると茶色になる．原因として重度の黄疸，胆嚢，胆管の破裂，十二指腸の穿孔などがある．

- **SAAG（Serum-to-ascites albumin gradient：血清腹水アルブミン格差）**：血清Alb－腹水Albで計算される．SAAG ≧ 1.1 g/dLで門脈圧亢進症があると判断し，逆にSAAG < 1.1 g/dLの場合には門脈圧亢進症がないと判断する．
- **Glu**：通常腹水中の糖は血清糖と同等であるが，白血球，悪性腫瘍の細胞，細菌などによって消費されると低下する．そのため悪性腫瘍，細菌性腹膜炎で低下するが，特に消化管穿孔の場合には検出不可能なほど低下する．
- **Amy**：合併症のない肝硬変による腹水の場合腹水中のAmyは40 IU/L程度であり，腹水/血清Amy比は0.4程度である．その値は急性膵炎や消化管穿孔で上昇し，急性膵炎の場合には腹水 Amy は 2,000 IU/L 以上になることが多い．

- **TG**：乳糜腹水のときに上昇し TG ＞ 200 mg/dL 以上で乳糜と判断するが，多くの場合 1,000 mg/dL となる．原因は結核，肝硬変，悪性腫瘍などである．
- **T-Bil**：腹水中の T-Bil が上昇する機序は，胆嚢，胆管損傷もしくは十二指腸穿孔により直接腹腔内に胆汁が漏れることによる．その場合腹水 / 血清 T-Bil 比が 1 以上になる．また高度黄疸を伴う腹水，例えば肝硬変でも T-Bil が上昇することはあるがその場合には腹水 / 血清 T-Bil 比は 0.4 程度とされる．

3 どのようなときに行われるか

腹水貯留の原因を確定するために行う．基本的には腹水が新しく出現した場合には穿刺が勧められる．また発熱，腹痛，腹部の圧痛，意識レベルの変化，イレウス，低血圧，末梢血の白血球増加，アシドーシス，腎機能の悪化，消化管出血を伴う腹水の場合にも穿刺が勧められている．腹水が増加した際に，基礎疾患の悪化なのか関連した合併症によるものであるのか評価する場合にも腹水穿刺が必要になる．腹水の原因確定以外では特発性細菌性腹膜炎の治療において，治療効果判定のために腹水穿刺を繰り返すこともある．

4 異常値に対する代表的な鑑別疾患

SAAG の値で鑑別が変わる．以下に示した他にもさまざまな原因があるが稀すぎると判断したものは省いている．

	疾患名	頻度
SAAG ≧ 1.1 g/dL	肝硬変	多い
	うっ血性心不全	多い
	特発性細菌性腹膜炎	少ない
	Budd-Chiari 症候群	稀
SAAG ＜ 1.1 g/dL	悪性腫瘍	多い
	ネフローゼ症候群	中等度
	結核性腹膜炎	少ない
	二次性腹膜炎	中等度
	急性膵炎	稀
	偽膜性腸炎	稀
	全身性エリテマトーデス	稀

1 病態生理からわかる鑑別疾患

- 腹水は腹腔内に貯留した組織間液であり，正常であれば20～50 mL程度認められる．しかし最も感度の良い超音波検査でも腹水を確認するには100 mL以上の腹水が必要なため正常であれば腹水を確認できることはない．
- 患者は腹部膨満，ベルトのサイズの増大などで気付くことが多い．
- shifting dullness（体位変換による打診濁音領域の移動）などによる腹水の検出は1,500 mL以上の腹水が必要とされ，感度は良くない．
- また腹水は正常であれば穿刺できるほど貯留していない．
- 低アルブミン血症による膠質浸透圧の低下，門脈圧亢進や心不全に伴う静脈圧の上昇，漿膜の炎症や破壊に伴う血管透過性の亢進による体液貯留が腹水増加の原因となる．

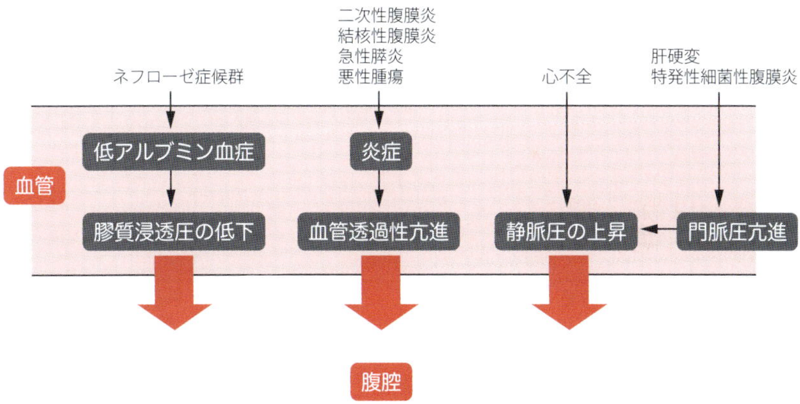

図1 腹水増加の機序

2 実践での使いこなしポイント

腹水へのアプローチ

- 表，図2を参考に鑑別を進める．

1 SAAG≧1.1 g/dLの場合

- SAAG≧1.1 g/dLであれば門脈圧亢進症による腹水が原因であり鑑別は肝硬変，うっ血性心不全，特発性細菌性腹膜炎，（稀ではあるがBudd-Chiari症候群）になる．

表 腹水の鑑別

疾患	外観	TP (g/dL)	SAAG (g/dL)	血性である頻度（%）	WBC (/μL)	その他
肝硬変	淡黄またはmilky	＜2.5	≧1.1	1%	＜500，多核球＜250	肝硬変の既往を確認
うっ血性心不全	淡黄	≧2.5	≧1.1	10%	＜500，多核球＜250	胸部X線，BNP
特発性細菌性腹膜炎	透明～混濁	＜1.0	≧1.1	稀	多核球≧250	グラム染色，培養
二次性腹膜炎	混濁，膿性	＞1.0	＜1.1	稀	多核球多数	Glu＜50 mg/dL，グラム染色，培養，消化管穿孔チェック
結核性腹膜炎	透明～混濁，血性，milky	種々＞2.5（50%）	＜1.1	7%	＞1,000単核球優位	抗酸菌染色，抗酸菌培養，腹水中ADA
ネフローゼ症候群	淡黄	＜2.5	＜1.1	稀	＜500，多核球＜250	血性Alb，尿蛋白
急性膵炎	混濁，血性，milky	種々	＜1.1	稀	種々	腹水中Amy
悪性腫瘍	淡黄，血性，milky	＞2.5（70%）	＜1.1	20%	＞1,000単核球優位（50%）	細胞診，腹膜生検

文献1を参考に作成

- 腹水中多核球＜250 / μL であれば肝硬変か心不全に伴う腹水と判断できる.
- さらに腹水 TP2.5 g/dL で肝硬変と心不全の区別を行う.
- もちろんうっ血性心不全の場合には頸静脈怒張，下腿浮腫，胸部単純X線写真，BNP なども参考に確定する.
- 腹水中多核球≧250 であれば特発性細菌性腹膜炎と診断する．特発性細菌性腹膜炎とは多くの場合は肝硬変に伴う腹水をベースにした腹膜炎である．大腸菌，クレブシエラ，肺炎球菌などが原因として多いが発熱，腹痛，腹膜刺激症状などはみられないこともある.

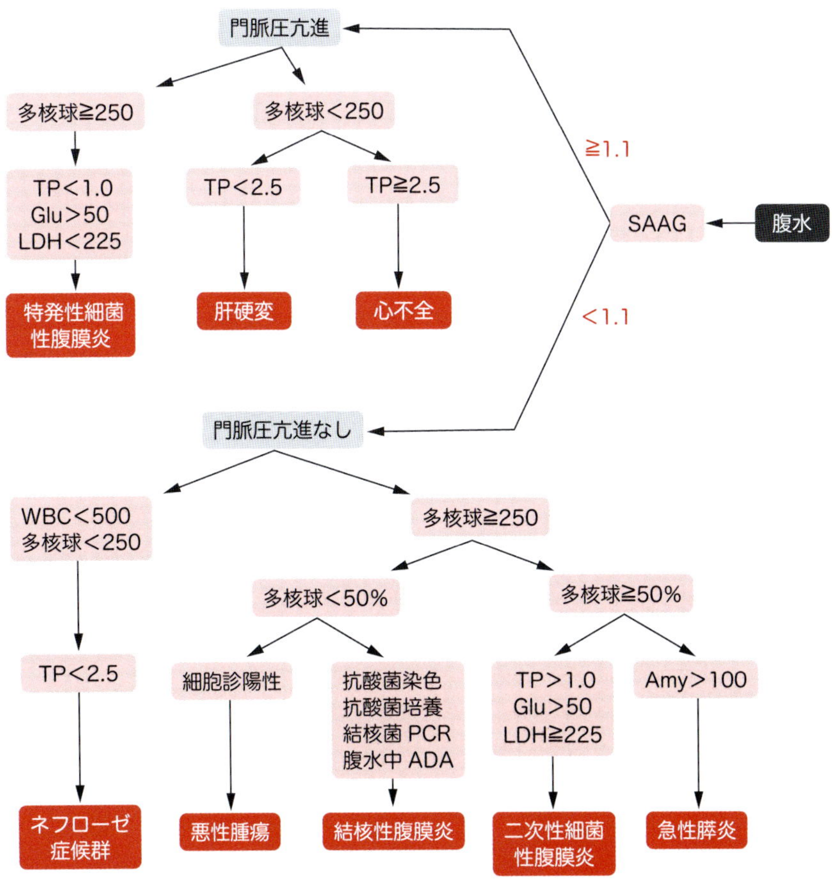

図2 ● 腹水鑑別のフローチャート
文献2，3を参考に作成

- 腹水のある肝硬変患者で腹水増加，軽度の発熱，意識障害など認めた場合には特発性細菌性腹膜炎を疑い積極的に診断を行う必要がある．
- 治療には第3世代のセフェム系抗菌薬が使用される．
- またグラム染色の感度は20～40％程度のため除外診断には使えないことに注意が必要である．
- 腹水培養は血液培養ボトルで行うと検出率が上がることが知られている．

2 SAAG＜1.1 g/dLの場合

- SAAG＜1.1 g/dLであれば門脈圧亢進によらない病態であることが示唆される．
- 腹水中の白血球，多核球ともに上昇していなければネフローゼ症候群における腹水の可能性が高く，血清Alb低値，尿蛋白陽性から判断する．
- 白血球が増加しているもののリンパ球優位（多核球＜50％）の場合には悪性腫瘍に伴う腹水もしくは結核性腹膜炎が疑われる．
- 細胞診にて腫瘍細胞を見つけることができれば診断となる．ただし悪性腫瘍に対する腹水細胞診の感度は58～75％程度であり感度は十分ではないため腹膜生検などを行う場合もある．
- 抗酸菌染色陽性，抗酸菌培養陽性，結核菌PCR陽性，腹水中ADA高値（＞36～40 IU/L）などあれば結核性腹膜炎と診断する．ただしZiehl-Neelson染色および抗酸菌培養の感度は低いため除外診断には使えない．結核菌PCRについての評価は定まっていないが行う価値はある．ADAは非常に有効とされており必ず測定する．
- 白血球が増加し，さらに多核球優位の場合には二次性細菌性腹膜炎と急性膵炎が鑑別になる．
- 二次性細菌性腹膜炎は通常消化管穿孔などに続発して起こるため腹水の性状のみから診断することはないと思われるが，腹水は混濁し膿性であることが多くグラム染色でも複数菌が観察されることがある．
- 基礎疾患としての虫垂炎，憩室炎の存在に注意する．
- 腹水中のAmyが上昇していれば急性膵炎に伴う腹水と判断できる．これも膵炎の臨床症状．画像所見と合わせて判断するため，腹水検査だけで診断するものではない．

3 鑑別疾患に対する検査特性

SAAGと門脈圧亢進症の有無

SAAG≧1.1 g/dLの場合に門脈圧亢進症に伴う腹水と判断し，その感度，特異度はそれぞれ97％，90.2％とされる[4)]．SAAG<1.1 g/dLであれば門脈圧亢進症によらない腹水と判断する．まずはSAAGによる評価を行う．

腹水培養と血液ボトル

特発性細菌性腹膜炎を疑う患者（腹水中多核球≧250／μL）において腹水培養を行うときに，通常の培養ではなく，血液培養ボトルを使用すると，感度が50～77％から80～100％に上がるとの報告がある（ただし，先行抗菌薬，肺炎，結核，悪性腫瘍がない場合）[5)～7)]．そのため特発性細菌性腹膜炎を疑ったときには血液培養ボトルにて腹水培養を行う．

Ziehl-Neelson染色および抗酸菌培養と結核性腹膜炎

Ziehl-Neelson染色の感度は0～6％，好酸菌培養でも感度20％未満であり除外診断には使えない．また培養結果がでるまで待つと治療が手遅れになる可能性が高く（培養が生えるまで数週間かかるため）臨床的判断で治療を行うこともある．

ADAと結核性腹膜炎

結核性腹膜炎に対するADAの感度特異度は高く36～40 IU/Lをcut-off値とすると感度100％，特異度97％との報告[8)]がある．ただし肝硬変の患者では感度は下がるため注意が必要である．

細胞診と悪性腫瘍

悪性腫瘍による腹水に対する細胞診の感度は58～75％程度とされる．逆に特異度は非常に高いが原発までは確定できないことも多い．

CEAと悪性腫瘍

腹水中CEAの測定は悪性腫瘍による腹水の診断に役立つとの報告はあるがその評価は定まっていない．参考程度に考えるべきである．

腹水中Amyと膵性腹水

膵炎に伴う腹水の場合，腹水中のアミラーゼ（Amy）は2,000 IU/Lを超えることが多い．具体的な感度特異度は不明であるが2,000 IU/L以上であれば膵性腹水の疑いが強いと考えてもよいだろう．

参考文献

1）「ハリソン内科学 第3版」（福井次矢，黒川 清／監），pp1719-1721「腹部膨満と腹水」，メディカル・サイエンス・インターナショナル，2009

2）Runyon BA：Diagnosis and evaluation of patients with ascites. UpToDate, 2013

3）「Sleisenger & Fordtran's Gastrointestinal and Liver Disease: Pathophysiology/Diagnosis/Management, 7th Ed, Vol 2」（Feldman M, et al, eds），pp1522, WB Saunders Company, 2002

4）Runyon BA, et al：The serum-ascites albumin gradient is superior to the exudate-transudate concept in the differential diagnosis of ascites. Ann Intern Med, 117：215-220, 1992 ⇒ SAAGについて報告した論文

5）Such J & Runyon BA：Spontaneous bacterial peritonitis. Clin Infect Dis, 27：669-674, 1998

6）Runyon BA,et al：Bedside inoculation of blood culture bottles with ascitic fluid is superior to delayed inoculation in the detection of spontaneous bacterial peritonitis. J Clin Microbiol, 28：2811-2812, 1990

7）Wong CL, et al：Does this patient have bacterial peritonitis or portal hypertension? How do I perform a paracentesis and analyze the results? JAMA, 299：1166-1178, 2008

8）Riquelme A, et al：Value of adenosine deaminase（ADA）in ascitic fluid for the diagnosis of tuberculous peritonitis: a meta-analysis. J Clin Gastroenterol, 40：705-710, 2006 ⇒ 結核性腹膜炎に対するADAの感度特異度を検討したmeta-analysis

9）Runyon BA：Care of patients with ascites. N Engl J Med, 330：337-342, 1994

10）Byrnes V & Chopra S：Tuberculous peritonitis. UpToDate, 2012

11）「臨床検査ガイド 2013～2014」（Medical Practice編集委員会／編），文光堂，2013

1 ふらつきを主訴に来院した60歳代女性

野口善令

症例 主訴：ふらつき

受診前日の夕方にふらつきがあった．ふらつきは，ふわふわするような浮遊感で座ると軽快し，立位で増悪した．近医受診し，疲れのせいだと言われ，点滴施行しふらつきは軽快した．
受診当日，外出中にふらつきが出現し，同時に脱力感が強く路上で動けなくなり救急搬送された．数日前から軽い心窩部痛があった．
胸痛（−），絞扼感（−），背部痛（−），黒色便の自覚（−），吐血（−）

CBCデータ

WBC	7,600/μL	RBC	270×10⁴/μL	Hb	8.6 g/dL
Ht	25.4 %	MCV	94.1 fL	MCH	31.9 pg
MCHC	33.9 %	RDW	11.3 %	Plt	20.8×10⁴/μL
MPV	10.4 fL	PDW	11.2 %	Lymph	7.1 %
Mono	2.4 %	Neut	90.4 %	Eos	0.0 %
Baso	0.1 %				

▸ Hb＝8.6 g/dL，MCV＝94.1 fL と正球性貧血（第2部-1参照）がある．

❶ ふらつきの訴え＋正球性貧血

▸ 急性出血を除外しなければならない

▸ バイタルサインを再確認

血圧 125/56 mmHg，心拍数 86回/分，呼吸数 18回/分，体温 36.4℃　SpO_2 97 %（room air）

臥位血圧 125/から座位血圧 100/に低下

臥位から座位の体位変換で収縮期圧が 20 mmHg 以上低下し，ふらつきの症状が再現された．

⇒ **有意な起立性低血圧があり，循環血液量の減少が強く疑われる**

❷ 出血源がないかチェック

- 妊娠可能年代ではないので消化管出血の除外をするため直腸診をすることにした．

❸ 直腸診の結果

- 問診では黒色便の自覚はなかったが直腸診を行ってみたところ，黒色便あり，便潜血（3＋）．

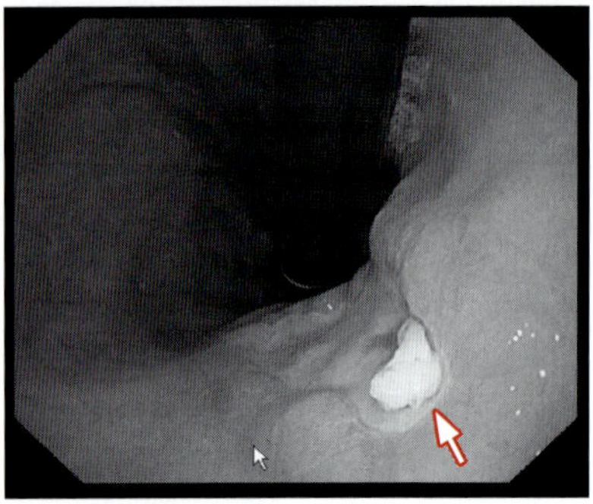

図 ● 胃内視鏡所見

❹ 緊急胃内視鏡を施行

- 体中部小彎後壁よりに露出血管陽性の胃潰瘍を認めた（図）．
- 活動性出血はなかったが，再出血のリスクが高いので，止血処置を行った後，入院となった．

最終診断

出血性胃潰瘍（急性出血後）
正球性貧血

・クリニカルパール・

この症例では正球性貧血が存在したが，ふらつき（前失神）の訴えがある場合，貧血がなくても急性出血は除外できない（特に出血の初期）．

前失神では，急性出血（消化管出血，外妊破裂）の除外を忘れず，直腸診を行う．

2 糖尿病教育入院中に発熱がみられた69歳男性

末松篤樹

症例　主訴：発熱，倦怠感

糖尿病教育入院中に発熱，倦怠感が出現した．発熱7日目，急に採血結果に変化がみられた．
頭痛（−），咳（−），痰（−），咽頭痛（−），腹痛（−），下痢（−），吐血（−），黒色便（−）

CBCデータ

WBC	7,900/μL	RBC	253×10^4/μL	Hb	7.5 g/dL
Ht	21.1 %	MCV	83.4 fL	MCH	29.6 pg
MCHC	35.5 %	Plt	1.2×10^4/μL	Lymph	19 %
Mono	1 %	Neut	53 %	Eos	21 %
Myelo	6 %	Ret	23 ‰	#Ret	5.9×10^4/μL

生化学データ

TP	5.75 g/dL	Alb	2.39 g/dL	CK	36 IU/L
AST	75 IU/L	ALT	31 IU/L	LDH	1,602 IU/L
ALP	405 IU/L	γGTP	225 IU/L	T-Bil	2.15 mg/dL
D-Bil	0.33 mg/dL	Cre	1.54 mg/dL	BUN	42.3 mg/dL
Na	133 mEq/L	K	4.8 mEq/L	Cl	102 mEq/L
CRP	5.18 mg/dL				

- Hb＝7.5 g/dL，MCV＝83.4 fLと正球性貧血（第2部-1参照）がある．

❶ 急性発症した正球性貧血

- まずは急性出血を除外する必要がある ⇒ 吐血や黒色便はない．
- バイタルサインを再確認

血圧130/74 mmHg，心拍数86回/分，呼吸数18回/分，体温36.8℃，SpO_2 98％（room air），JCS 1．起立性低血圧もない．

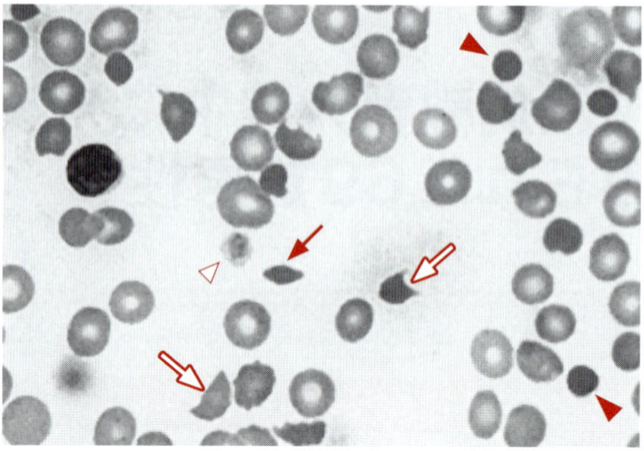

図 ● 微小血管症性溶血性貧血患者の末梢血塗抹所見
➡：破砕赤血球（fragmented red cells, schistocytes）
⇨：ヘルメット細胞（破砕赤血球の一種）
▶：小さい球状赤血球（spherocytes）
▷：巨大血小板
巻頭カラー図4参照
UpToDate 2012: Evaluation of the peripheral blood smearより転載

⇒ 活動性の急性出血の可能性は低そうである．

❷ 溶血所見の有無をチェック

- 網赤血球 23 ‰，5.9 × 10^4/μLと上昇あり
- LDH 1,602 IU/Lと上昇あり
- 間接型ビリルビン ＝T-Bil－D-Bil＝2.15－0.33＝1.82 mg/dLと間接型ビリルビンの上昇あり
- ハプトグロビン 8 mg/dL（基準値45～320）と低下あり

⇒ 溶血所見を認める．

❸ 末梢血塗抹を確認

- 破砕赤血球を認める

⇒ 微小血管症性溶血性貧血に特異的な所見（図）である．

❹ 微小血管症性溶血性貧血の鑑別診断

- 血栓性血小板減少性紫斑病（TTP）/溶血性尿毒症症候群（HUS）

TTPの5徴は微小血管症性溶血性貧血，血小板減少，神経学的所見，腎不全，発熱である．本症例ではすべて満たす．HUSの3徴は微小血管症性溶血性貧血，血小板減少，腎不全である．

▶ 播種性血管内凝固（DIC）

本症例ではDICの原因となるような感染症や悪性腫瘍を認めなかった.

▶ 心臓弁異常，血管腫，悪性高血圧症も原因となるが，本症例ではいずれも認めなかった.

❺ 血漿交換療法を施行

▶ 血漿交換療法により溶血，血小板減少，意識障害，腎障害のいずれも改善し，血漿交換療法終了後も再発は認めなかった.

最終診断

微小血管症性溶血性貧血
血栓性血小板減少性紫斑病（TTP）

point☞ HUSは通常，小児（ほとんどは5歳以下）にみられ，出血性の下痢に引き続いて起こり，血漿交換療法は効かないことが多い. よって，本症例ではHUSは除外できる.

・クリニカルパール・

- 急性発症の正球性貧血ではまず急性出血を除外し，次に溶血の有無をチェックする.
- 溶血が考えられるときは，必ず末梢血塗抹検査を行う.
- LDH＜1,000 IU/L以下であれば，TTP/HUSの可能性は非常に低い.

3 検診で貧血を指摘された40歳代の女性

矢野聡子

症例　主訴：検診で貧血を指摘された

健康診断の採血にてHb 10.2 g/dLと低値を認めたため紹介受診となった.
既往として子宮筋腫を指摘されており，月経量は多い．19年前には胃潰瘍の指摘もある.
息切れ（+），黒色便（−），血便（−），NSAIDs投薬歴（−），体重減少（−）

CBCデータ

WBC	8,900/μL	RBC	471×10^4/μL	Hb	10.6 g/dL
Ht	34.0 %	MCV	72.2 fL	MCH	22.5 pg
MCHC	31.2 %	RDW	15.5 %	Plt	26.8×10^4/μL
MPV	10.4 fL	PDW	12.7 %	Lymph	16.2 %
Mono	3.9 %	Neut	73.7 %	Eos	5.9 %
Baso	0.3 %				

▸Hb 10.6 g/dL，MCV 72.2 fLと小球性貧血（第2部-1参照）がある.

❶ 小球性貧血＋息切れ

▸バイタルサイン確認

血圧 140/90 mmHg，心拍数 83回/分，SpO_2 98 %（room air）

⇒特記すべき異常なし

▸追加採血施行

Fe 27μg/dL ↓，TIBC 560μg/dL ↑，UIBC 533μg/dL ↑，フェリチン 6 ng/mL ↓

⇒鉄欠乏性貧血と診断（第2部-1参照）

❷ 原因は？

▸鑑別としては月経過多，慢性消化管出血，食生活が挙げられる.

①月経過多：自覚症状として存在

②消化管出血：便潜血 ⇒ 陰性

③食生活：偏食やダイエット歴なし

最終診断

月経過多による慢性の出血から鉄欠乏性貧血に至ったと考え，内服鉄剤を開始した.

・クリニカルパール・

小球性貧血のなかでは，鉄欠乏性貧血が最もコモンである.

確定診断にはFe，TIBC，UIBC，フェリチンの採血が必要.

鉄剤投与後に鉄が正常化しても，フェリチンも正常化するまで鉄剤投与を継続する.

4 倦怠感，動悸息切れを訴える50歳代の男性

野口善令

症例　主訴：動悸，息切れ

数週間前より階段を昇ると息切れをするようになった．倦怠感と食欲不振も伴った．他院を受診して血液検査で大球性貧血を指摘され，紹介来院した．
既往は特になし．バイタルサイン：血圧135/79 mmHg，心拍数108回/分，呼吸数16回/分，体温36.3 ℃．身体所見：眼瞼結膜は貧血様．その他，頭頸部，胸部，腹部，四肢，皮膚に異常認めず．

CBCデータ

WBC	5,700/μL	Hb	6.6 g/dL	MCV	114 fL
Plt	14.9×10^4/μL	Ret	12 ‰		

生化学データ

AST	72 IU/L	ALT	45 IU/L	LDH	3,145 IU/L
ALP	188 IU/L	T-Bil	1.42 mg/dL	D-Bil	0.18 mg/dL
I-Bil	1.24 mg/dL	Cre	0.74 mg/dL	BUN	13.7 mg/dL
Glu	105 mg/dL	Na	138 mEq/L	K	4.6 mEq/L
Cl	103 mEq/L	CRP	0.2 mg/dL以下		

- Hb＝6.6 g/dL，MCV＝114 fLと高度の大球性貧血を認める（第2部-1参照）．
- 白血球，血小板数の異常はない．LDH＝3,145 IU/Lは非常に高値，間接ビリルビン＝1.24 mg/dLの軽度の上昇がある．
- 網赤血球数は，12‰と増加なし．
- 末梢血塗抹検査で過分葉好中球を認める．

❶ 大球性貧血＋過分葉好中球

- 大球性貧血の鑑別診断には，表のような疾患がある．

表 ● 大球性貧血の鑑別診断

①巨赤芽球性貧血〔ビタミンB_{12}欠乏（悪性貧血，胃切除後），葉酸欠乏，代謝拮抗薬〕
②アルコール性，肝疾患，甲状腺機能低下症
③網赤血球の増加（急性出血，溶血性貧血の回復期）
④骨髄異形成症候群（MDS）

- MCV＞110 fLの大球性貧血であり，網赤血球数の増加がなく，過分葉好中球を認めることから，巨赤芽球性貧血と診断される．

❷ ビタミンB_{12}，葉酸をチェック

- 鑑別のためビタミンB_{12}，葉酸の追加検査をした．

血清ビタミンB_{12}	50 pg/mL	（基準値：180～914）
血清葉酸	14.1 ng/mL	（基準値：＞6.0）

- ビタミンB_{12}が低値で，ビタミンB_{12}欠乏による巨赤芽球性貧血である．
- 上部内視鏡所見 ⇒ 萎縮性胃炎
- 抗内因子抗体　⇒ 陽性

最終診断
悪性貧血

❸ 経過

- ビタミンB_{12}筋注による補充を毎日7日間施行した．6週間後には，Hb 13.1 g/dL，MCV 89 fLと貧血は正常化した．
- その後は，月1回のビタミンB_{12}筋注による維持療法を行っている．

・クリニカルパール・

悪性貧血の診断基準には以下が用いられる．
①Hb＜13 g/dL男性，＜12 g/dL女性
②大球性貧血（MCV≧100 fL）
③血清ビタミンB_{12}低値
④胃内視鏡で萎縮性胃炎
⑤抗内因子抗体陽性
経口ビタミンB_{12}の吸収は不安定であるので，補充は筋注が勧められる．

5 発熱で来院した33歳女性

杉山良太

症例　主訴：発熱

既往歴にうつ病，てんかん発作．抗うつ薬や抗精神病薬を以前から服用している．３週間前からテトラミド®（ミアンセリン）を開始した．
受診の４日前にインフルエンザの予防接種を受け，その翌日から39℃台の発熱を認め３日間続き全身倦怠感が増悪したため当院救急外来紹介受診した．
意識清明，血圧123/60 mmHg，心拍数72回/分，体温38.6℃であった．

CBCデータ

WBC	1,000/μL	RBC	401×10^4/μL	Hb	11.1 g/dL
Ht	32.5 %	Plt	12.0×10^4/μL	Lymph	44.4 %
Neut	45.5 %	Stab	16 %	Seg	39 %

生化学データ

Alb	3.62 g/dL	CK	65 IU/L	AST	105 IU/L
ALT	91 IU/L	LDH	346 IU/L	T-Bil	1.54 mg/dL
Cre	0.65 mg/dL	BUN	8.7 mg/dL	Glu	88 mg/dL
CRP	3.59 mg/dL				

▸ WBC＝1,000/μL，Neut＝45.5 %であり，好中球減少を認める（第2部-2参照）．

❶ 好中球減少

▸ 好中球＝455/μLである．好中球の絶対数が低下しており重症感染症のリスクがある．

❷ 原因は？

▸ 好中球減少の鑑別診断には表に示すものがある．

▸ このうち，薬剤性，血液悪性腫瘍，感染症，自己免疫疾患などの可能性

表 好中球減少の鑑別診断

カテゴリー	原因疾患	頻度
感染症	ウイルス感染症，重症感染症（敗血症など），結核	多い
薬剤	薬剤性無顆粒球症，抗腫瘍剤による骨髄抑制	多い
自己免疫疾患	SLE，Felty 症候群	少ない
血液疾患	鉄欠乏性貧血，再生不良性貧血，骨髄異形成症候群，急性白血病，巨赤芽球急性貧血	少ない
脾機能亢進	肝硬変，Banti 症候群	多い
栄養障害	ビタミンB_{12}・葉酸欠乏，栄養不良	少ない

が高い．

- まず，急性白血病を否定するため末梢血塗抹標本で芽球の有無を確認．
- 菌血症・敗血症のチェックのために血液培養を行う．
- 発熱性好中球減少症であり，グラム陽性球菌（GPC）/グラム陰性桿菌（GNB）をカバーする目的で抗菌薬（セフェピム：CFPM）4 g/日の投与を開始した．

❸ 除外診断

- 末梢血塗抹標本で芽球は認められず，急性白血病は否定的．
- 症状，身体所見から自己免疫疾患は否定的であった．
- 血液培養から菌は検出されなかった．

❹ 病歴を再聴取

- テトラミド®には無顆粒球症の副作用がある．薬剤性の可能性を考え内服を中止したところ，翌日より好中球が増加した．

最終診断

薬剤による好中球減少性発熱

・クリニカルパール・

薬剤性好中球減少に伴う発熱を疑った．内服開始から6カ月以内，女性＞男性（約2倍），年齢とともに発生率が増加．原因の薬剤としては，メトトレキサート，シクロホスファミド，コルヒチン，抗甲状腺薬，サルファ剤などが頻度として多い．

6 右前腕の腫脹・発赤と血圧低下で救急搬送された65歳男性

杉山良太

症例　主訴：右前腕の腫脹・発赤と血圧低下

既往歴：慢性腎不全で血液透析，高血圧，糖尿病，ADLは自立．
来院1カ月前に受傷機転不明の怪我を右前腕に負った．その後2週間ほどして右環指の黒色変化を認め，近医にて虚血性壊死と診断されたが手術適応はなく抗菌薬の内服で経過観察していた．
来院3日前から急激にADL低下が進み，意識レベル低下も認めたため救急要請．
来院時血圧87/21 mmHg，脈拍数55回/分，呼吸数28回/分，体温36.1℃，$SpO_2$100％（O_2 6L），右前腕の腫脹・発赤，右環指の黒色壊死，末梢の冷感を認めた．

CBCデータ

WBC	15,100/μL	RBC	275×10⁴/μL	Hb	10.1 g/dL
Ht	30.4 %	Plt	7.5×10⁴/μL		

生化学データ

TP	6.84 g/dL	CK	302 IU/L	AST	86 IU/L
ALT	42 IU/L	LDH	299 IU/L	Cre	7.60 mg/dL
BUN	55.0 mg/dL	Na	135 mEq/L	K	6.0 mEq/L
CRP	26.66 mg/dL				

凝固検査データ

PT	19.7秒	PT-INR	1.70	aPTT	84.2秒
Fib	361.3 mg/dL	FDP	10.87 μg/mL		

▸来院時ショックバイタルであり，まずは全身状態の評価と安定化が必要．

❶ 全身状態の安定化を図りつつ，身体診察，採血を施行

▸厚生労働省DICスコア（表）は，糖尿病，高血圧の基礎疾患があり（1点），多臓器不全（1点），FDP 10.87 μg/mL（1点），Plt 7.5×10^4/μL

表 厚生労働省DIC診断基準（1988）

スコア	0	1	2	3
基礎疾患	なし	あり		
出血症状	なし	あり		
臓器症状	なし	あり		
血清FDP（μg/mL）	10＞	10≦　＜20	20≦　＜40	40≦
血小板数（×10^4/μL）	12＜	12≧　＞8	8≧　＞5	5≧
血清Fib（mg/dL）	150＜	150≧　＞100	100≧	
PT比	1.25＞	1.25≦　＜1.67	1.67≦	

7点以上をDICと判定（ただし，骨髄巨核球減少が顕著の場合，出血症状，血小板数を除いて4点以上）．「DIC診断基準（厚生省特定疾病血液凝固異常症調査研究班），1988」より

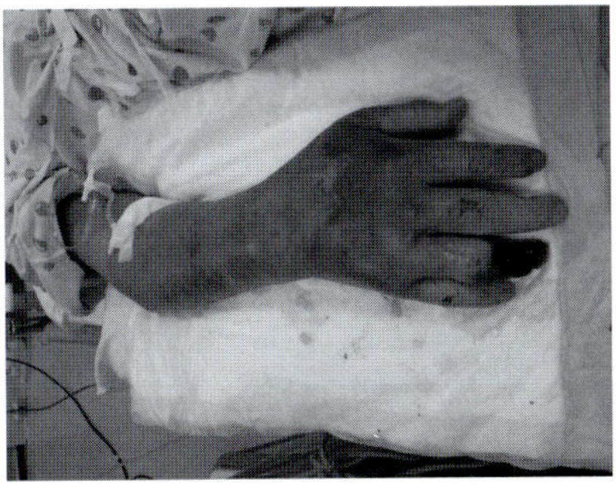

図 右前腕の腫脹・発赤
巻頭カラー図5参照

（2点），PT-INR 1.70（2点）で7点である．

- 身体所見では右前腕の腫脹・発赤（図）から軟部組織感染症を疑う．
- 敗血症性ショックが疑われ，右前腕が進入門戸の可能性が高い．

❷ 血液培養，壊死組織の培養，髄液検査を追加

- 髄液検査は異常所見なし．血液培養・壊死組織の培養からはいずれも *Serratia marcescens* が検出された．

最終診断

敗血症性ショック，DIC

・クリニカルパール・

本症例では1カ月前に右前腕の外傷から蜂窩織炎になり，敗血症・DICとなったと考えられる．糖尿病があり，透析導入もされているため感染の重症化のリスクは高い．

7 発熱と全身倦怠感を主訴に来院した20歳女性

渡邉剛史

症例　主訴：発熱，倦怠感

受診5日前から咽頭痛が出現した．受診3日前から発熱，全身倦怠感が現れ，食欲減退もあった．受診2日前，近医を受診し，急性上気道炎の診断で鎮痛薬を処方されたが症状が改善しないため来院した．
頭痛（−），咳（−），腹痛（−），関節痛（−），皮疹（−）
来院時のバイタルサイン：血圧 125/64 mmHg，心拍数 107回/分，呼吸数 18回/分，体温 39.1℃，SpO_2 98%（room air）

CBCデータ

WBC	12,800/μL	RBC	390×10⁴/μL	Hb	12.3 g/dL
Plt	20.5×10⁴/μL	Lymph	63.8 %	Mono	4.1 %
Neut	17.0 %	Eos	0.1 %		

生化学データ

AST	142 IU/L	ALT	172 IU/L	LDH	450 IU/L
ALP	560 IU/L	γGTP	227 IU/L	T-Bil	1.4 mg/dL
CRP	1.2 mg/dL				

- リンパ球優位の白血球上昇と軽度の肝機能障害（AST/ALT，ALP/γGTP）を認める．

❶ 発熱，倦怠感，咽頭痛に加えリンパ球上昇と肝機能障害

- 肝機能障害の原因となる食事内容，薬剤，性行歴，アルコール，旅行歴などを詳細に聴取する． ⇒ 半年前に生涯で初めての恋人ができたこと，5カ月前に初めてのキスをしたことがわかった．
- 身体診察で咽頭の白苔と前頸部リンパ節腫脹，脾腫を認めた．

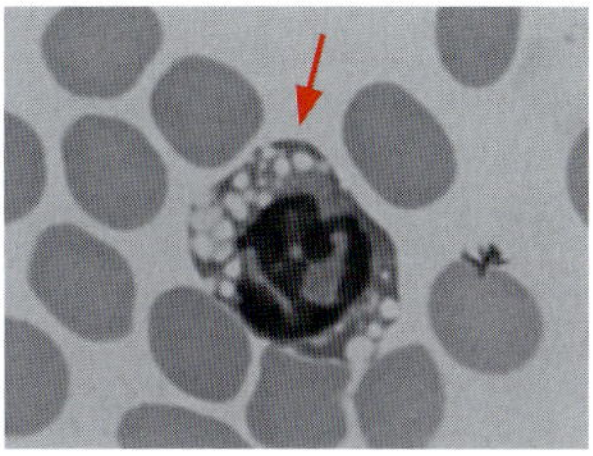

図● 異型リンパ球（ギムザ染色）
異型リンパ球：ウイルスの抗原などと反応することで幼弱化したリンパ球のことで，多量の細胞質や空胞を有する．EBVやCMVの他にHIV，HHV-6，-7，アデノウイルス，トキソプラズマなどのウイルス感染症によることが多いが，重症感染症後，自己免疫疾患，薬剤性，輸血後などでも出現することがある．異型という名前がついているが悪性細胞ではない．
巻頭カラー図6参照

❷ 血液像目視を提出する

- 病歴と症状から伝染性単核球症を疑う（第2部-4参照）．
- 異型リンパ球が20％（図）であった．

❸ EBウイルス（EBV）の抗体価を検査する

- VCA-IgG 160倍，VCA-IgM 160倍，EBNA 10倍以下でありEBVによる伝染性単核球症と診断された（第2部-21参照）．
- 伝染性単核球症の原因としてEBVの他にサイトメガロウイルス（CMV）やHIV感染症も挙げられるが，本症例では年齢や病歴上考えにくく検査を行わなかった．

最終診断
伝染性単核球症（EBウイルス）

❹ 治療は対症療法

- 安静と鎮痛薬による対症療法を行う．症状は1カ月以上継続することもある．
- 脾腫が著明な場合，脾破裂のリスクがあるため過度の運動は控えるべきである．

・クリニカルパール・

発熱，倦怠感に加え軽度肝機能異常を認めるときは，鑑別に伝染性単核球症を挙げ，異型リンパ球の有無を確認する．原因はEBVとCMVが最多だが，陰性の場合はHIVを意識した病歴聴取を行う．EBVは唾液を介して感染する．乳幼児期には食物の口移し，思春期にはキスによる感染が多い．乳幼児期の感染の多くは不顕性感染になる．

参考文献

1）Luzuriaga K & Sullivan JL：Infectious Mononucleosis. N Engl J Med, 362：1993-2000, 2010

8 吐血を主訴に来院した80歳代男性

林　寧

症例　主訴：吐血

肝機能障害にて数年前から近医通院中であった．排便時に吐血を認め当院救急搬送された．

来院時，意識清明，血圧107/61 mmHg，心拍数75回/分，呼吸数15回/分，体温36.0℃，SpO_2 98％（room air），心窩部から臍上部にかけて圧痛あり，筋性防御なし．クモ状血管腫・手掌紅斑・脾腫あり，黄疸なし．

CBCデータ

WBC	15,400/μL	RBC	293×10⁴/μL	Hb	9.5 g/dL
Ht	28.2 %	MCV	96.2 fL	RDW	16.1 %
Plt	7.3×10⁴/μL	Lymph	12.2 %	Mono	3.6 %
Neut	84.0 %	Eos	0.1 %		

生化学データ

TP	6.38 g/dL	Alb	2.06 g/dL	AST	70 IU/L
ALT	37 IU/L	T-Bil	1.36 mg/dL	Cre	0.88 mg/dL
BUN	33.4 mg/dL	NH_3	242 μmol/L		

凝固検査データ

PT	20.1秒	aPTT	57.6秒	Fib	80.1 mg/dL
AT	37.3 %	FDP	8.10 μg/mL		

HCV抗体（＋）

- 吐血（急性上部消化管出血）の鑑別診断には表がある．
- この症例では，AST・T-Bil上昇，低Alb血症，凝固異常（血小板減少，PT・aPTT延長，AT・Fib減少，FDP上昇）を認める．

表 ● 吐血の鑑別診断

・消化性潰瘍（胃・十二指腸）
・胃びらん（急性胃粘膜病変）
・静脈瘤（食道・胃）
・Mallory-Weiss症候群
・食道炎
・上部消化管悪性腫瘍（胃・食道）

❶ 肝機能障害＋吐血

- 肝機能障害があるため胃食道静脈瘤，門脈圧亢進性胃腸症からの出血を疑う（第2部-6参照）.
- バイタルサインを確認，急変時（ショック）に対する準備を行う.

❷ 臨床像・血液検査所見から肝臓の病態の推測

- 凝固異常：肝細胞の機能障害による凝固因子合成障害と線溶亢進状態と考える（第2部-5参照）．門脈圧亢進症に伴う脾機能亢進，肝細胞の機能障害に伴うトロンボポエチン産生低下による血小板低値と考える.
- 凝固障害・門脈圧亢進症を伴う非代償性肝硬変の状態と考える．DICを合併しているかの判断は難しい．肝疾患による凝固異常ではDICと異なり急速に変化することはない．経時的変動と第Ⅷ因子濃度等により総合的に判断する.

❸ 緊急内視鏡を施行

- 占拠部位：中部食道まで認める（Lm）
- 形態：連珠状（F2）
- 基本色調：青色（Cb）
- 発赤所見：限局性に少数認める（RC＋）

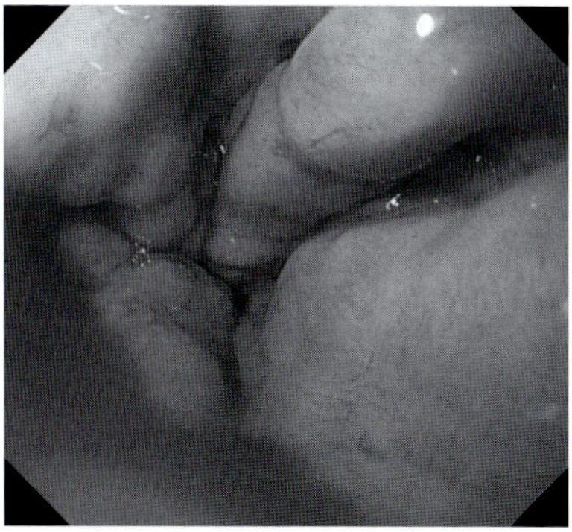

図1 ● 食道静脈瘤破裂（Lm，F2，Cb，RC＋）
巻頭カラー図7参照

最終診断

非代償性肝硬変，食道静脈瘤破裂
DIC疑い

・クリニカルパール・

肝疾患における臨床検査所見は肝臓の病態に応じて分類することができる[1]．それぞれの肝機能検査が何を意味するかを十分認識し，検査値の変動，臨床像を組み合わせることで肝臓の病態をより深く知ることができる（第2部-6参照）．

point 肝硬変の組織診断のために経皮的肝生検がよく施行されるが，サンプリングエラー・合併症が問題となる．最近ではTransient Elastography（FibroScan®）のような非侵襲的検査を利用し，線維化の程度・肝硬変の診断に利用されている[2]．

参考文献

1）日本消化器病学会肝機能研究班：肝機能検査法の選択基準（第７版）．日消誌，103：1413-1419，2006
2）Castéra L, et al：Prospective comparison of transient elastography, Fibrotest, APRI, and liver biopsy for the assessment of fibrosis in chronic hepatitis C. Gastroenterology, 128：343-350，2005

9 突然の呼吸困難で来院した75歳男性

渡邉剛史

症例　主訴：胸痛，呼吸困難

入院３週間前に大腿骨頸部骨折で手術を行った．入院７日前から右下腿のむくみと疼痛を自覚していた．入院前日から労作時の息切れを感じていた．入院当日に立ち上がろうとした際に前胸部痛があり，急激に呼吸困難が増悪したため救急要請となった．
背部痛（－），痛みの移動（－），腹痛（－），四肢麻痺（－）
来院時のバイタルサイン：血圧 141/76 mmHg，心拍数 125回/分，呼吸数 30回/分，体温 36.1℃，SpO_2 90％（room air）→95％（5 L マスク）

CBCデータ

WBC	8,200/μL	RBC	368×10^4/μL	Hb	12.4 g/dL
Ht	36.3 %	Plt	23.4×10^4/μL		

生化学データ

CK-MB	5 IU/L	TnT	(－)

凝固検査データ

PT	14.9秒	INR	1.04	Dダイマー	0.8 μg/mL

動脈血ガス

pH	7.496	PO_2	58.1 Torr	PCO_2	26.4 Torr
HCO_3	19.6 mEq/L				

- 突然の前胸部痛と呼吸困難が出現した．
- PO_2の低下と呼吸性アルカローシスを認める．
- Dダイマーの上昇を認めない．

❶ 4 killer chest painを念頭に検査を進める

- 前胸部痛ということから以下の4 killer chest painを念頭に置く．

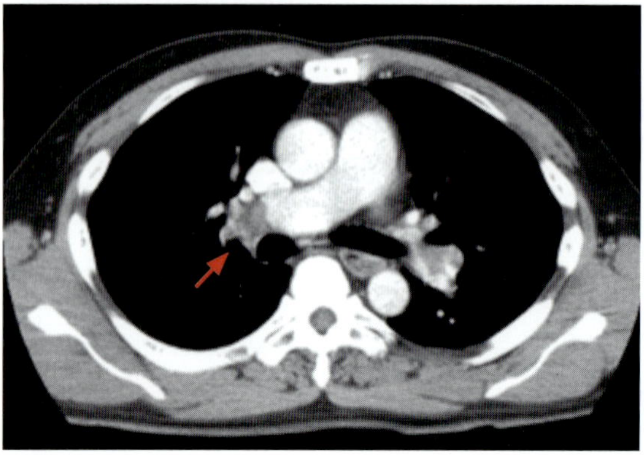

図 ● 胸部造影CT

①心筋梗塞
②緊張性気胸
③大動脈解離
④肺血栓塞栓症

- 本症例ではCK-MBやトロポニンT（TnT）などの心筋逸脱酵素の上昇を認めず，胸部X線や心エコーでも異常は認めなかったため心筋虚血や緊張性気胸の可能性は低いと考えられた．
- 心電図ではV1-3のT波の陰転化を認めた．
- Dダイマーは低値（基準値：≦1.0 μg/mL）であるが肺血栓塞栓症と大動脈解離を疑い造影CTを施行したところ，右肺動脈に造影欠損を認め（図），肺血栓塞栓症と診断した．

❷ Dダイマーの考え方

- 肺血栓塞栓症の診断においてDダイマーの感度は高い（94％）が特異度は低い（42％）といわれている（第2部-5参照）．したがって低リスクの患者でかつDダイマーが低ければ肺塞栓症の除外ができると考えられる．
- 逆にリスクの高い患者でDダイマーが低くても除外はできない．
- リスクの評価にはWell's criteria（表）が頻繁に用いられる．
- 本症例では8.5（下肢の浮腫，肺塞栓症が疑わしい，心拍数，癌）と高リスクであり，Dダイマーが低値でも肺血栓塞栓症を疑って造影CTを撮影すべきと判断された．

表 Well's criteria

下肢の浮腫と深部静脈の圧痛	3
他の疾患より肺塞栓症が疑わしい	3
心拍数　100回/分以上	1.5
4週間以内の手術か安静	1.5
肺塞栓症や深部静脈血栓症の既往	1.5
喀血，血痰	1
癌（治療中，6カ月以内に治療，緩和治療中）	1

低リスク群　2点以下
中リスク群　3～6点
高リスク群　6点以上

最終診断

肺血栓塞栓症

❸ 抗凝固療法

- 「肺血栓塞栓症および深部静脈血栓症の診断，治療，予防に関するガイドライン（2009年改訂版）」にあるように，呼吸と循環が安定している肺血栓塞栓症の治療の中心は抗凝固療法であり，本症例でも未分画へパリンを開始した．
- aPTTの目標値はコントロール値の1.5～2.5倍であり，6時間ごとに測定し未分画へパリンの量を調節した．
- 治療期間は危険因子が可逆的である場合は3カ月間，癌患者や再発をきたした場合はより長期間とされている．
- 未分画へパリンからワルファリンに切り替え治療を継続する．
- 治療の目標値はPT-INRで1.5～2.5とされており，ワルファリン3～5 mgで開始されることが多い．
- 未分画へパリンとワルファリンの合併症で最も問題になるのはともに出血である．
- 未分画へパリンは半減期が約60分であり，投与を中止すると急速に効果を失うが，ワルファリンの効果は長期間持続するためビタミンKの投与も考慮する．

・クリニカルパール・

胸痛と呼吸困難の鑑別として肺血栓塞栓症を常に考える．Dダイマーは低リスク群の除外には使用できるが，リスクが高い場合はDダイマーが低値でも造影CTを施行すべきである．aPTTとPT-INRの目標値を理解しヘパリンとワルファリンの量を調節する．

参考文献

1）2008年度合同研究班報告「肺血栓塞栓症および深部静脈血栓症の診断，治療，予防に関するガイドライン（2009年改訂版）」，2009

10 黄疸，発熱で来院した35歳女性

稲田麻衣

症例　主訴：黄疸，食欲不振

37.7℃の発熱と全身倦怠感が出現した．その２日後，新たに吐き気，食欲低下が出現した．さらにその７日後，尿の濃染，眼球結膜の黄疸に気付き来院．
血圧120/81 mmHg，心拍数107回/分，呼吸数14回/分，体温37.1℃

CBCデータ

WBC	4,800/μL	RBC	499×10^4/μL	Hb	15.2 g/dL
Ht	44.3%	Plt	23.6×10^4/μL		

生化学データ

TP	7.65 g/dL	AST	3,180 IU/L	ALT	3,411 IU/L
LDH	1,192 IU/L	ALP	513 IU/L	γGTP	180 IU/L
T-Bil	7.24 mg/dL	D-Bil	5.77 mg/dL	Cre	0.46 mg/dL
BUN	9.3 mg/dL	Glu	89 mg/dL	Amy	32 IU/L
CRP	0.87 mg/dL				

- 肝機能障害，直接ビリルビン優位のビリルビン上昇を認める（第２部-6参照）．

❶ ビリルビン（直接>間接）の上昇

- 直接ビリルビンが優位であることから，胆道系障害もしくは肝細胞の障害が考えられる．
- 胆管の閉塞か，肝細胞障害か鑑別が必要．
  胆道系酵素（ALT，γGTP）が軽度～中等度上昇
  肝細胞逸脱酵素（AST，ALT）が著明に上昇
- 肝細胞障害の可能性>胆管閉塞の可能性

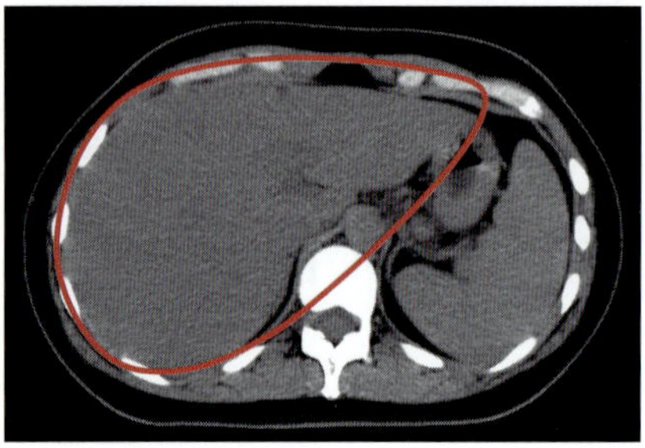

図 ● 腹部CT：肝腫大

❷ 腹部CTで解剖学的異常を確認

- 胆石や腫瘍による胆管閉塞の所見は認めない.
- 肝臓全体の腫大を認める（図）.

  ⇒ 肝炎（＝肝細胞の障害）が疑われた.

❸ 内服薬・肝炎ウイルスの暴露歴をチェック

- 内服薬，渡航歴，最近の性交歴，輸血歴はない.
- 生もの摂取歴を聴取 ⇒ 生サザエの摂取歴を確認.

❹ ウイルス抗体価を測定

- A型肝炎IgM抗体陽性であった（第2部-20参照）.

最終診断

急性A型肝炎

・クリニカルパール・

A型肝炎，成人発症のB型肝炎，一部の薬剤性肝障害，うっ血肝，ショック肝ではAST/ALTが著増することが多い.

11 発熱と悪寒戦慄を主訴に来院した70歳代女性

渡邉剛史

症例　主訴：発熱，悪寒戦慄

受診２日前に心窩部の違和感を感じていた．軽度の圧痛があったが，我慢していると症状は消失した．受診前日の就寝後に悪寒戦慄を自覚した．受診当日の朝から39℃の発熱が出現し，足腰に力が入らなくなったので来院した．
胸痛（−），背部痛（−），痛みの移動（−），腹痛（−），眼瞼と皮膚の黄染（−）
来院時のバイタルサイン：血圧 115/74 mmHg，心拍数 112回/分，呼吸数 20回/分，体温 39.8℃，SpO_2 95％（room air）

CBCデータ

WBC	16,000/μL	RBC	441×10⁴/μL	Hb	13.3 g/dL
Ht	39.7 %	Plt	16.1×10⁴/μL	Neut	91.4 %

生化学データ

AST	1,224 IU/L	ALT	449 IU/L	LDH	1,285 IU/L
ALP	622 IU/L	γGTP	272 IU/L	T-Bil	1.71 mg/dL
Cre	0.54 mg/dL	BUN	18 mg/dL	Amy	88 IU/L
CRP	11.24 mg/dL				

▸発熱と心窩部の違和感に加え，WBC＝16,000/μL，CRP＝11.24 mg/dL，胆道系酵素（ALP，γGTP）上昇と軽度のT-Bilの上昇を認める．

❶ 発熱＋悪寒戦慄＋胆道系酵素上昇

▸腹部所見は違和感程度であるが急性胆管炎が疑われる（第２部-６参照）．
▸バイタルサインを再確認
血圧 80/46 mmHg，心拍数 125回/分，呼吸数 25回/分，体温 38.5℃，SpO_2 95％（room air）
▸血圧の低下を認め重症敗血症として酸素投与と細胞外液を急速輸液したのち，血圧の改善を認めた．

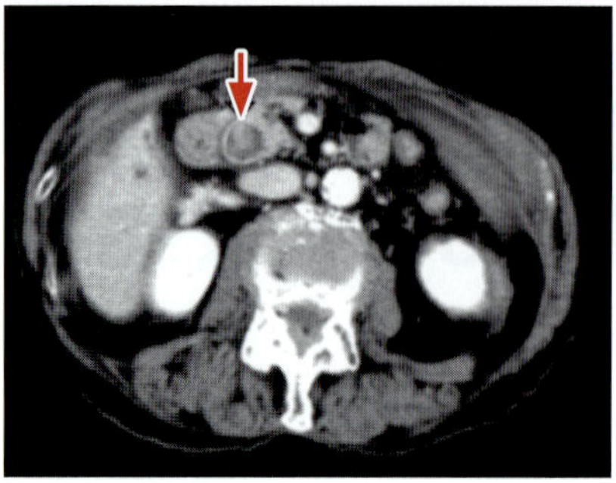

図 ● 腹部造影CT
→：総胆管結石

表 ● 急性胆管炎の診断基準

A：全身の炎症所見	A-1：発熱（悪寒戦慄を伴うことがある）
	A-2：血液検査：炎症反応所見
B：胆汁うっ滞所見	B-1：黄疸
	B-2：血液検査：肝機能検査異常
C：胆管病変の画像所見	C-1：胆管拡張
	C-2：胆管炎の成因：胆管狭窄，胆管結石，ステント，など

確診：Aのいずれか＋Bのいずれか＋Cのいずれかを認めるもの
疑診：Aのいずれか＋BもしくはCのいずれかを認めるもの

「－TG13新基準掲載－急性胆管炎・胆嚢炎診療ガイドライン2013」より引用

- 起炎菌の同定のため早急に血液培養を最低2セット採取する．

❷ 急性胆管炎の原因を精査

- 画像検査として超音波検査と腹部造影CTを行い，総胆管結石が認められた（図）．
- 「－TG13新基準掲載－急性胆管炎・胆嚢炎診療ガイドライン2013」によると，本症例は発熱（A-1），炎症反応所見（A-2），肝機能検査異常（B-2），胆管拡張（C-1），胆管結石（C-2）を認め急性胆管炎と診断される（表）．
- 同ガイドラインでは胆汁感染が起こりやすくなるリスクとして，①高齢，②緊急手術，③急性胆嚢炎の既往，④黄疸の既往や存在，⑤総胆管結石，⑥総胆管の検査や処置の既往，⑦胆管空腸吻合術，⑧総胆管の閉塞を挙げている．

最終診断

急性胆管炎（総胆管結石）

❸ 治療として抗菌薬投与と胆管ドレナージを行った

- 胆石性の胆管炎は，胆管閉塞によりうっ滞した胆汁で，腸内細菌が異常増殖することが原因で起こるため，起炎菌として腸内のグラム陰性桿菌と嫌気性菌を意識した抗菌薬を選択した．
- 根本的治療として細菌が増殖した胆汁を排泄させるための内視鏡的胆管ドレナージを行い，ドレナージチューブを留置し入院となった．
- 入院時に採取した血液培養2/2セットから大腸菌（*Escherichia coli*）が検出されたため，感受性に合わせて抗菌薬のde-escalationを行った．

・クリニカルパール・

腹痛がはっきりしない急性胆管炎がある．診断基準を使って全体の病像を捉えるようにする．

参考文献

1）「－TG13新基準掲載－急性胆管炎・胆嚢炎診療ガイドライン2013」（急性胆管炎・胆嚢炎診療ガイドライン改訂出版委員会/編），医学図書出版，2013

12 急性腎不全をきたした70歳代男性

三浦裕子

症例　主訴：腎機能障害

約1週間前に左上肢，背部に疼痛を伴う水疱が出現し，近医受診．帯状疱疹の診断でバラシクロビル3,000 mg/日，ロキソプロフェンが処方された．1週間後の再診時に腎機能の悪化（Cre 3.13 mg/dL）を指摘され紹介来院（1カ月前はCre 0.97 mg/dL）．
血圧 137/80 mmHg，心拍数 64回/分，呼吸数 14回/分，体温 36.5℃
左上肢，背部の皮疹は痂皮化．両側下腿浮腫を軽度認める．

CBCデータ

WBC	9,000/μL	RBC	522×10⁴/μL	Hb	15.3 g/dL
Plt	23.0×10⁴/μL				

生化学データ

TP	7.43 g/dL	Alb	3.86 g/dL	Cre	3.13 mg/dL
BUN	40.0 mg/dL	Na	133 mEq/L	K	4.6 mEq/L
Cl	100 mEq/L	CRP	2.22 mg/dL		

- 1カ月の経過でCre 0.97 mg/dL
  ⇒ 3.13 mg/dLまで上昇している（第2部-7参照）．

❶ 急性腎不全 ⇒ 腎前性，腎性，腎後性の鑑別をする

- 腹部CTでは両側腎は正常大で水腎・水尿管を認めない
  ⇒ 腎後性腎不全は否定的．
- 腎前性と腎性を鑑別するためFENa，FEUNを計算する．
  尿検査：蛋白（−），潜血（−），赤血球 1/1～4，上皮円柱 5～9/全，硝子円柱 20～29/1，尿中Na 80 mEq/L，尿中UN 595.0 mg/dL，尿中Cre 120.1 mg/dL
  FENa 1.6 %，FEUN 38.8 % ⇒ 表より腎性腎不全

表 FENa，FEUNによる腎不全の鑑別

	腎前性腎不全	腎性腎不全
尿 Na（mEq/L）	＜20	＞20
FENa（%）	＜1	＞1
FEUN（%）	＜35	＞35

❷ 腎性腎不全の原因は？

- バラシクロビル，ロキソプロフェンの服用後に急激に腎機能が悪化しており，腎毒性のある薬物による腎性腎不全を疑う．

❸ 補液を開始

- バラシクロビル/ロキソプロフェンの内服中止，生理食塩液負荷で治療を開始．
- 入院8日目にCre 1.5 mg/dLまで回復し，退院した．

最終診断

薬剤性腎障害（急性尿細管壊死）

・クリニカルパール・

急性腎不全をみたら腎前性，腎性，腎後性の鑑別をする．
急性尿細管壊死は回復までに時間がかかるが可逆性であることが多い．

13 浮腫を主訴に来院した10歳代男性

三浦裕子

症例　主訴：浮腫

10日前に微熱・咽頭痛あり．受診3日前より発熱・全身倦怠感・眼瞼浮腫出現．その後下腿と顔面の浮腫も出現し体重は56 kg→65 kgまで増加した．浮腫がさらに増悪したため救急外来を受診した．
身体所見：血圧 156/98 mmHg，心拍数 60回/分，呼吸数 19回/分，体温 37.2℃．意識は清明．左後頸部に10 mmほどのリンパ節触知．口腔内に異常所見なし．胸部聴診上異常所見なし．腹部は平坦・軟．眼瞼・上下肢の浮腫著明．

CBCデータ

WBC	9,100/μL	RBC	349×10⁴/μL	Hb	10.4 g/dL
Plt	26.1×10⁴/μL	Lymph	26.3 %	Neut	66.0 %
Eos	1.0 %				

生化学データ

TP	5.56 g/dL	Alb	2.62 g/dL	Cre	0.98 mg/dL
BUN	34.8 mg/dL	TC	109 mg/dL	LDL-C	65 mg/dL
Na	142 mEq/L	K	5.0 mEq/L	Cl	119 mEq/L
CRP	0.33 mg/dL				

尿検査

尿蛋白	2.1 g/日	蛋白	2＋	赤血球	10～19/1
硝子円柱	1～4/1	潜血	3＋	尿細管上皮	1～4/1
尿中赤血球	変形赤血球	尿糖	－	上皮円柱	1～4/1

▸上気道感染後に出現した全身浮腫，高血圧，蛋白尿，血尿．

❶ 浮腫・蛋白尿・血尿の原因は？

▸尿蛋白 2.1 g/日とネフローゼ症候群の診断基準は満たさないが，上気道感染後に出現しており感染後糸球体腎炎の可能性が高い．

- 浮腫は低Alb血症に伴うものである可能性が高い．

❷ 糸球体腎炎を疑う

- 血清補体価≦12.0 mg/dL，C3＜10 mg/dL，C4 19 mg/dL，ASO 565倍，ASK 20,480倍以上
  ⇒ 低補体血症を認める
  ⇒ ASO/ASKの高値を認める ⇒ 溶連菌感染症を疑う

❸ 咽頭培養を施行

- *Streptococcus pyogenes* 2＋

❹ 腎生検を施行

- 糸球体は腫大しびまん性富核を認める．
- 糸球体係蹄内への好中球浸潤．

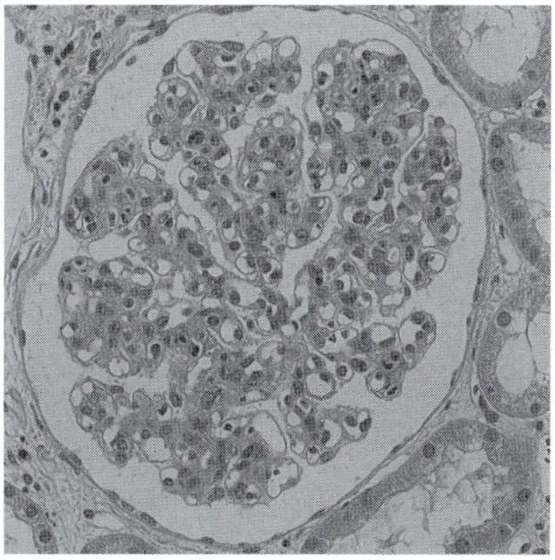

図1 ● 光顕：管内増殖性変化
巻頭カラー図8参照

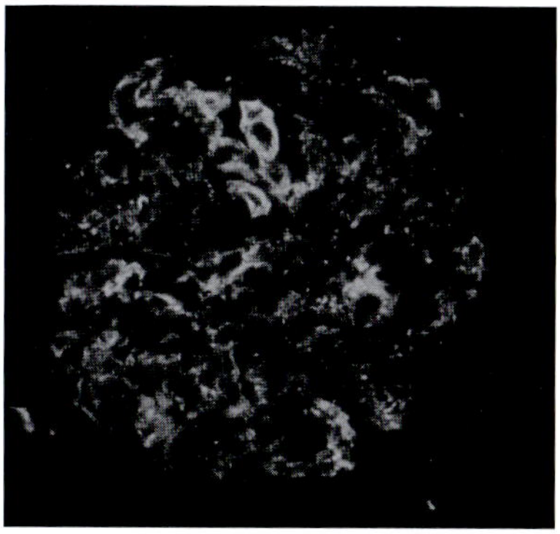

図2 ● 蛍光抗体法：C3が顆粒状に陽性
巻頭カラー図9参照

最終診断
溶連菌感染後糸球体腎炎

・クリニカルパール・

溶連菌感染後急性糸球体腎炎は小児や青年期に罹患することが多い．浮腫，血尿，高血圧がみられる．尿検査で，蛋白尿・血尿・赤血球円柱尿がみられる．血液検査でASO/ASKの上昇，血清補体活性の低下がみられる．

14 入院中に口渇，多飲，尿量低下を呈した64歳男性

渡邉　諒

症例　主訴：口渇，多飲，尿量低下

細菌性髄膜炎，細菌性肝膿瘍で入院中の患者．
入院10日目から口渇，多飲がみられ，1日1,500 mL程度を飲水するようになった．尿量は減少した．口渇，多飲，尿量減少以外には特に自覚症状はなし．
血圧121/75 mmHg，心拍数68回/分，体温35.9℃．
身体所見異常認めず．

CBCデータ

WBC	7,300/μL	Hb	12.7 g/dL	Plt	33.8×10^4/μL

生化学データ

TP	6.59 g/dL	Alb	3.72 g/dL	AST	21 IU/L
ALT	30 IU/L	LDH	209 IU/L	ALP	252 IU/L
Cre	0.48 mg/dL	BUN	13.3 mg/dL	UA	1.68 mg/dL
Na	119 mEq/L	K	3.6 mEq/L	CRP	1.01 mg/dL

＊Sosm 233 mOsm/kg・H_2O

▸ Na＝119 mEq/Lと低Na血症を認める（第2部-10参照）．

❶ 低Na血症の考え方

▸ 低Na血症ではまず低張性，等張性，高張性のいずれなのかを考える．
⇒ 血液検査で血清浸透圧は233 mOsm/kg・H_2Oと低張性の低Na血症である．

▸ 低張性低Na血症の鑑別を表1に示す

表1 低張性低Na血症の鑑別診断

腎水分排泄能の障害	
細胞外液の減少	腎でのNa喪失（利尿薬，浸透圧利尿，副腎不全，塩消失性腎症，重炭酸塩尿症，ケトン尿症など） 腎外でのNa喪失（下痢，嘔吐，血液喪失，発汗過多，3rd spaceへの水分分布）
細胞外液の増加	うっ血性心不全 肝硬変 ネフローゼ症候群 腎不全 妊娠
本質的に細胞外液は正常	サイアザイド系利尿薬 甲状腺機能低下症 副腎不全 SIADH（悪性腫瘍，中枢神経障害，薬剤，肺疾患など） 電解質摂取の減少
過剰な水分摂取	
心因性多飲症 薄い乳児用調製粉乳 Naのない灌流液（子宮鏡，腹腔鏡や経尿道的前立腺切除に使われる） 偶然の大量な水分摂取（水泳中など） 複数回の水道水による浣腸	

Adrogué HJ & Madias NE：Hyponatremia. NEMJ, 342：1581-1589, 2000より引用

❷ では細胞外液は？

- 口渇，多飲からは細胞外液減少を疑わせるが，皮膚や口腔内は乾燥しておらず，バイタルサインも問題なかった．
- また浮腫もなく細胞外液増加も疑いにくい．
  ⇒ 細胞外液は正常と考えられる．

❸ 尿検査では

- Cre 66.1 mg/dL，Na 111 mEq/L，Uosm 669 mOsm/kg・H_2O
- 尿中Na排泄は上昇し，尿浸透圧も高値．
  ⇒ 多飲はあるが過剰な水分摂取ではなく，また細胞外液の減少もないと判断できる（過剰な水分摂取や細胞外液の減少では尿Naや浸透圧は低値である）．

❹ さらに鑑別のために

ホルモン検査

TSH	2.77 μIU/mL	FT_3	2.35 pg/mL	FT_4	1.71 ng/dL
コルチゾール	20.0 μg/dL	BNP	113 pg/mL	アルドステロン	89.9 pg/mL
レニン活性	0.5 ng/mL/時	ACTH	24.9 pg/mL	ADH	4.0 pg/mL

⇒腎機能正常（BUN，Cre），副腎皮質機能正常（ACTH，コルチゾール），甲状腺機能正常（TSH，$FT_{3,4}$）でADH，BNPの上昇あり．

▶ SIADHの診断基準（表2）の①～⑦をすべて満たす．

表2 SIADHの診断基準

①低Na血症（< 135 mEq/L）
②低Na血症があるにもかかわらずADHが測定感度以上
③低浸透圧血症（< 280 mOsm/kg・H_2O）
④高張尿（> 300 mOsm/kg・H_2O）
⑤Na利尿が持続（尿中Na ≧ 20 mEq/L）
⑥腎機能正常（Cre ≦ 1.2 mg/dL）
⑦副腎皮質機能正常（血清コルチゾール≧ 6 μg/dL）

脱水の所見を認めず，①～⑦を満たすものが確実例

最終診断

SIADH

・クリニカルパール・

SIADHは中枢神経系疾患や悪性腫瘍，肺疾患，薬剤などを原因として起こる場合があり，そのような患者で低Na血症をみたときには鑑別に入れることを忘れない．

低Na血症を急速に是正すると橋中心髄鞘崩壊をきたすので注意する．

15 全身の痛みを訴えた70歳代男性

野口善令

症例　主訴：全身の痛み

約1.5カ月前に股関節，肩の痛みが出現した．五十肩と診断され湿布とロキソプロフェンを処方された．その後も，だんだん痛みが悪化し，肩，上腕，前腕，腰にも拡がった．湿布，ロキソプロフェンはある程度奏功したが，痛みが完全にとれることはなかった．1週間で約3 kgの体重減少があった．

身体所見：血圧131/73 mmHg，心拍数96回/分，呼吸数16回/分，体温36.9℃

側頭動脈拍動あり，圧痛なし

関節の腫脹，圧痛，熱感なし

筋の把握痛なし

両肩関節の可動は不良で挙上困難

CBCデータ

WBC	8,800/μL	Hb	12.9 g/dL	MCV	88.4 fL
血沈	103 mm/1時間				

生化学データ

CK	119 IU/L	AST	25 IU/L	ALT	21 IU/L
LDH	240 IU/L	CRP	7.25 mg/dL		

RF　陰性，ANA　陰性，TSH・FT_4　正常範囲内

- 体幹部から，肩，上肢の痛みを訴え，赤血球沈降速度（血沈），CRPの上昇がみられる（第2部-11参照）．

❶ 全身の痛みに対する鑑別診断

- 全身の痛みの鑑別診断には，リウマチ性多発筋痛症，線維筋痛症，甲状腺機能低下症，感染性心内膜炎，炎症性筋炎，傍腫瘍症候群などがある．
- 痛みの分布（図）と炎症反応の上昇からリウマチ性多発筋痛症を疑った．
- プレドニゾロン15 mg/日を開始したところ，初回服用後6時間くらいで

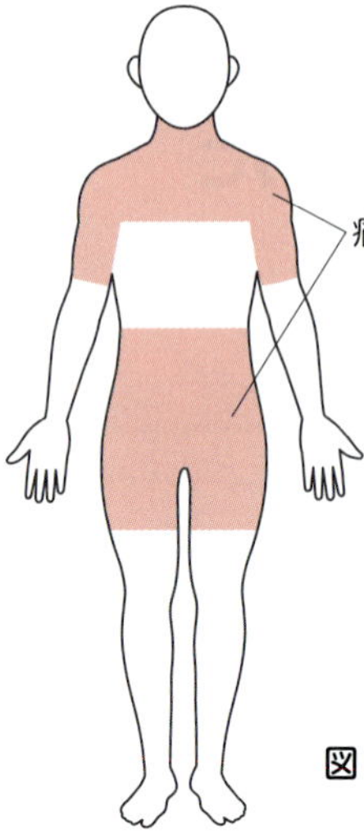

図 リウマチ性多発筋痛症にみられる痛みの範囲

表 リウマチ性多発筋痛症の特徴

- 50歳以上
- 罹患期間2週間以上
- 両肩の疼痛（±腰帯の痛み）
- 朝のこわばり＞45分
- 赤血球沈降速度亢進，CRP高値
- ステロイドへの反応性
  15～20 mg/日のプレドニゾロン1週間内服で75％以上の症状改善

症状の改善がみられた．また，1カ月後には，赤血球沈降速度，CRPの正常化がみられた．

最終診断

リウマチ性多発筋痛症

・クリニカルパール・

リウマチ性多発筋痛症の診断基準はいくつか提唱されているが，まとめると表のような特徴がある．傍腫瘍症候群は，リウマチ性多発筋痛症と区別しがたい症状，所見を呈することがあるが，幸いなことに稀である．

参考文献

1）Dasgupta B, et al：2012 Provisional classification criteria for polymyalgia rheumatica: a European League Against Rheumatism/American College of Rheumatology collaborative initiative. Arthritis Rheum, 64：943-954, 2012

16 倦怠感，嘔気嘔吐で来院した57歳男性

稲田麻衣

症例　主訴：倦怠感

1型糖尿病のためインスリン治療中の男性.
受診前日から倦怠感，吐き気が出現した.
受診当日朝から1日10回以上の水様性下痢，嘔吐が出現し，食事がとれなくなったため，インスリン注射を行わなかった. 倦怠感，嘔気嘔吐，口渇感が続くため，夜になり救急外来を受診した. 腹痛（－）. 診察時，意識清明，血圧114/70 mmHg，心拍数109回/分，体温36.6℃であった.

CBCデータ

WBC	22,300/μL	RBC	441×10⁴/μL	Hb	15 g/dL
Ht	42.7 %	Plt	22.1×10⁴/μL		

生化学データ

TP	7.88 g/dL	AST	43 IU/L	ALT	38 IU/L
LDH	359 IU/L	Cre	1.4 mg/dL	BUN	40.1 mg/dL
UA	10.34 mg/dL	Glu	663 mg/dL	Amy	80 IU/L
Na	127 mEq/L	K	6.5 mEq/L	Cl	88 mEq/L
CRP	0.2 mg/dL				

- Glu＝663 mg/dLと著明な高血糖を認める.

❶ 糖尿病（インスリン治療中）患者のsick day ⇒ 血糖測定は必須！

- 発熱や感染などのストレスでも血糖は上昇するため，食事をしなくても，インスリン注射は必要.
- 本例は，著明な高血糖を認めており，既にインスリン欠乏状態と考えられる.
- インスリンが足りないと，脂肪が分解されケトン体（ケト酸）が貯まる.

※sick day：糖尿病患者が糖尿病以外の疾患にかかり，食事がとれないなど，体調が悪くなった状況.

❷ 尿検査を施行した

- 尿検査では，尿中ケトン体（3＋）であった
  ⇒ケトアシドーシスの可能性あり！
- 血中ケトン体は，腎から尿中に排泄され尿中ケトン体が陽性になる．尿中ケトン体は尿量や排泄閾値に影響されるため，血中ケトン体濃度を正確には反映しないが，糖尿病性ケトアシドーシスでは尿中ケトン体が陽性となることが多く診断の参考になる.

❸ 動脈血液ガス分析を施行した

- 動脈血液ガス分析では，pH：7.133，pCO_2：20.4 Torr，BE：－22.6 mEq/L，HCO_3：6.3 mEq/Lと著明な代謝性アシドーシスを認めた（第2部-12参照）.

最終診断
糖尿病性ケトアシドーシス

・クリニカルパール・

sick dayでは発熱，嘔吐，下痢，食欲不振などのため，通常の食事がとれない状況にある．1型糖尿病患者には，sick dayでもインスリンを中止しないように教育する.

17 入院中に頻呼吸となった80歳代女性

遠藤邦幸

症例 主訴：発熱，頻呼吸

一人暮らしをしていたが，アテローム性動脈硬化に伴う左内頸動脈閉塞症を発症し，救急搬送された．入院5日目，一時的に37℃台の発熱，呼吸数20～36回/分と増加あり，血液培養を2セット採取した．入院7日目に再び発熱，呼吸数の増加を認めた．鼻汁（−），咳嗽（−），痰（−），下痢（−），褥瘡（−），オムツ内排尿．

動脈血ガスデータ

pH	7.467	BE	0.2 mEq/L	Lac	20.0 mg/dL
pCO_2	32.0 Torr	Na	128.0 mEq/L	pO_2	80.6 Torr
K	2.70 mEq/L	HCO_3	22.9 mEq/L	Cl	101 mEq/L

▶呼吸性アルカローシスを認めた．HCO_3は代償範囲内であり，乳酸の軽度上昇はあったが，アニオンギャップ（＝Na − Cl − HCO_3）は開大していなかった（第2部-12参照）．

❶ 発熱＋頻呼吸＋呼吸性アルカローシス

▶初期敗血症を強く疑った

▶バイタルサインを再確認した

血圧126/57 mmHg，心拍数92回/分，呼吸数33回/分，体温39.4℃，SpO_2 99％（room air）

❷ 感染源を探すため身体所見を再確認し，各種検査を施行した

▶一般身体学的所見に異常は認めなかった．

▶各種検査結果

採血：WBC 27,900/μL（Neut 92.2％），CRP 17.30 mg/dL．胸部X線は異常なかった．尿グラム染色でグラム陰性桿菌を認めたが，貪食像はなかった．

⇒体温＞38℃，呼吸数＞20回/分，心拍数＞90回/分，白血球数＞12,000/μLにより，SIRS 4点（第2部-18参照）

❸ 抗菌薬治療を開始した

- 感染源を特定できなかったが，入院後の状態から，誤嚥性肺炎や尿路感染症からの敗血症を想定し，抗菌薬を開始した．

❹ 転帰

- 入院5日目の血液培養2セット中1セット，入院7日目の血液培養2セットすべてで*K. pneumoniae*が培養同定された．尿培養は*E. coli*を検出した．
- 培養結果を基に抗菌薬をde-escalationし，軽快した．

最終診断

*K. pneumoniae*敗血症（感染巣不明）

・クリニカルパール・

敗血症では，初期は発熱や末梢循環不全のため頻呼吸，呼吸性アルカローシスとなり，septic shockになるにつれ乳酸アシドーシスを合併する．乳酸アシドーシスがなくても菌血症は除外できない．原因不明の頻呼吸や，呼吸性アルカローシスを見つけたら，面倒でも血液培養の採取と熱源検索を忘れずに！

point この症例では呼吸数が上昇した入院5日目の時点（SIRS 1点）で既に菌血症が発症していたことも特筆すべき点である．

参考文献

1）Dellinger RP, et al：Surviving Sepsis Campaign：international guidelines for management of severe sepsis and septic shock：2008. Intensive Care Med, 34：17-60, 2008/Crit Care Med, 36：296-327, 2008
⇒敗血症治療の診断と治療に関するガイドライン

18 倦怠感，体重減少を訴える60歳代の男性

野口善令

症例　主訴：倦怠感，体重減少

約半年前から，全身倦怠感と食思不振を伴う体重減少（－10～15kg/6カ月）が出現した．立ち仕事，階段昇降がつらく，通勤電車でも座らないと苦しい．時々，嘔気嘔吐があった．数日前，失神があり，他院を受診して血液検査を施行したが異常ないと言われ，当科を受診した．

診察中，気分不快，顔色不良が出現し机にうつぶせてしまった．意識消失はなし．収縮期血圧60 mmHg．臥位にして下肢を挙上し補液したところ，血圧100 mmHg台となり，自覚症状も改善した．

既往に，高血圧があり降圧薬を服用していたが，2カ月ほど前から血圧が下がってきたので中断した．飲酒，喫煙歴なし．

バイタルサイン：血圧103/70 mmHg，心拍数89回/分，呼吸数18回/分，体温36.3℃，SpO_2 98％（room air）

身体所見：頭頸部，胸部，腹部，四肢，皮膚に異常認めず．

CBCデータ

WBC	8,400/μL	Hb	10.4 g/dL	MCV	79.2 fL
Plt	29.7×10^4/μL				

生化学データ

CK	108 IU/L	AST	45 IU/L	ALT	20 IU/L
LDH	219 IU/L	ALP	200 IU/L	T-Bil	0.44 mg/dL
Cre	0.95 mg/dL	BUN	6.73 mg/dL	Glu	110 mg/dL
Na	127 mEq/L	K	4.2 mEq/L	Cl	91 mEq/L
Ca	9.6 mg/dL	CRP	0.91 mg/dL		

▶軽度の小球性貧血（Hb 10.4 g/dL，MCV 79.2 fL），低Na血症を認める．あまり特異的な所見ではなく，すぐに診断には結びつかない．

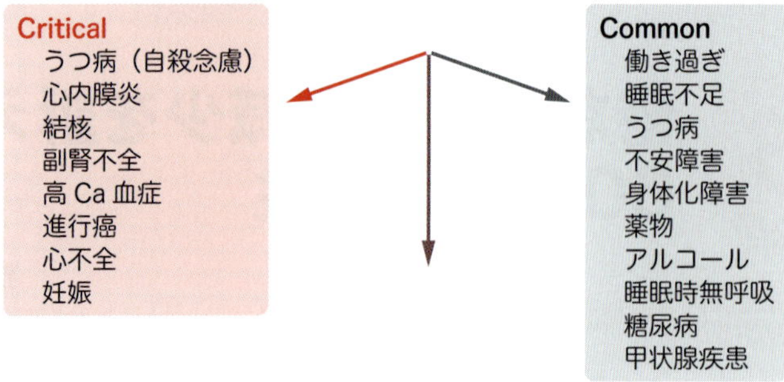

図1 ● 全身倦怠感の鑑別診断

表 ● 副腎不全の特徴

①倦怠感	④腹痛	⑦発熱	⑩好酸球増多
②体重減少	⑤色素沈着*	⑧高K血症*	
③嘔気嘔吐	⑥低血圧	⑨低Na血症	

*の出現は原発性副腎不全のみ．本症例で該当する特徴を色文字で示す
文献1をもとに作成

❶ 全身倦怠感の鑑別診断

- 全身倦怠感の鑑別診断（図1）のなかで，commonなのは，うつ病，糖尿病，甲状腺疾患などである．高度の体重減少と血圧低下，嘔気嘔吐，低Na血症を伴う点からはcriticalな疾患として副腎不全も考慮しなければならない（表）．
- 二項目質問法によるうつ病スクリーニング：抑うつ気分（−），興味の減退（−）
- 甲状腺機能：TSH 4.24 μIU/mL，FT_4 1.02 ng/dL，かつHbA1c（NGSP）6.1 %と正常範囲内．
- うつ病，甲状腺疾患，糖尿病の可能性は低い．

❷ 副腎機能を検査

- 下垂体副腎系の基礎分泌としてコルチゾール，ACTHを測定したところ，
  コルチゾール：0.2（基準値：5～20）μg/dL
  ACTH　　　：2（基準値：7.2～63.3）pg/mL
  と異常低値で中枢性の副腎不全が疑われた．
- 後日，施行したインスリン負荷試験では，ACTH，コルチゾールのみが

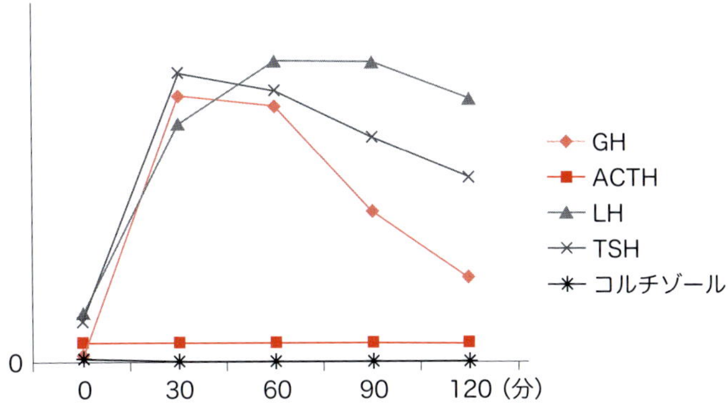

図2 インスリン負荷試験

無反応であり，ACTH単独欠損症と診断された（図2）.

最終診断
副腎クリーゼ
ACTH単独欠損症

❸ 経過

- この症例では，好酸球分画5％（絶対数420/μL）と好酸球増加は認めなかった.
- ステロイド補充開始後，倦怠感，低血圧は速やかに消失した．また，当初は緩慢な動作であったのが，補充後は，非常に活動的になり食欲も回復した.

・クリニカルパール・

副腎不全の症状，所見は非特異的なものが多い．「不定愁訴」として扱うことなく，鑑別診断をしっかり想起して，積極的に病歴をとることが重要になる.

参考文献

1）「UCSFに学ぶ できる内科医への近道 改訂3版」（山中克郎，澤田覚志/編著），南山堂，2009

19 咳嗽，頻呼吸，発熱があり施設から救急搬送された80歳代男性

遠藤邦幸

症例　主訴：発熱，咳嗽，頻呼吸

アルツハイマー型認知症にて施設入所していた．数日前から咳嗽，頻呼吸があった．2日前，悪寒戦慄の後，38.5℃の発熱があった．往診医が診察し，モキシフロキサシン（アベロックス®）などを処方された．その後，収縮期血圧70 mmHg台，SpO_2 80％台まで低下したため，救急搬送された．

CBCデータ

WBC	18,900/μL	RBC	417×10^4/μL	Hb	14.0 g/dL
Ht	39.8 %	MCV	95 fL	MCH	33.6 pg
MCHC	35.2 %	Plt	9.7×10^4/μL	Lymph	2.2 %
Mono	0.7 %	Neut	95.9 %	Eos	0.3 %
Baso	0.4 %				

生化学データ

AST	120 IU/L	ALT	50 IU/L	LDH	303 IU/L
Cre	1.92 mg/dL	BUN	57.7 mg/dL	Na	134 mEq/L
K	3.9 mEq/L	Cl	99 mEq/L	CRP	30.74 mg/dL

動脈血ガスデータ

pH	7.478	pCO_2	27.7 Torr	pO_2	43.0 Torr
HCO_3	20.3 mEq/L				

- 炎症反応の上昇（CRP 30.74 mg/dL），呼吸性アルカローシスを認めた．

❶ 発熱＋血圧低下

- 敗血症性ショックを疑った
- バイタルサインを再確認した

血圧 64/30 mmHg，心拍数 120回/分，呼吸数 30回/分，体温 37.2℃，

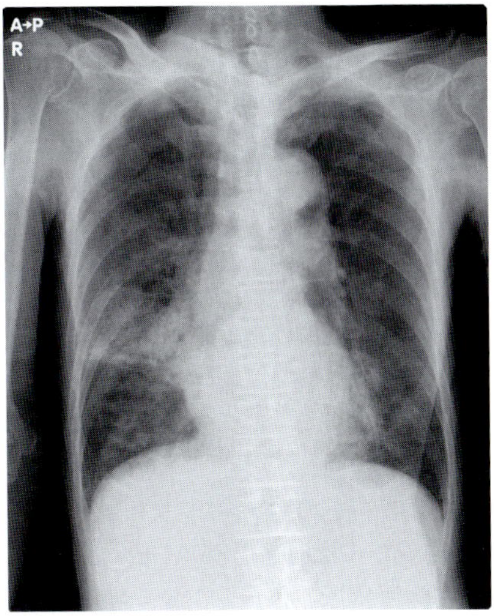

図1 ● 胸部X線写真

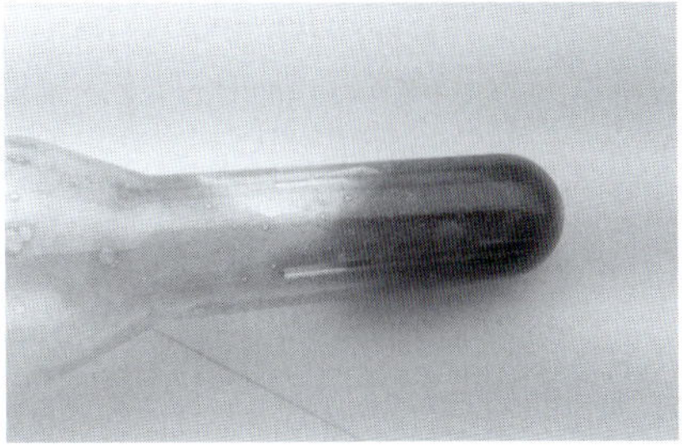

図2 ● 鉄錆色の喀痰
肺炎球菌性肺炎でみられるとされるが，あまり特異的でない（巻頭カラー図10参照）

SpO_2 82％（O_2 mask 10 L）

⇒ 呼吸数＞20回/分，心拍数＞90回/分，WBC＞12,000/μLより SIRS 3点（第2部-18参照）．血圧低下強く，すぐに外液輸液を実施した．

point 検査値には他にも異常はあるが，病態の鑑別を進めるためには，主訴→病歴→バイタル→身体所見→検査所見の順

❷ 熱源・病原体を検索

- 右肺野，両下肺野に湿性ラ音を聴取し，胸部X線像にて右中肺野などに浸潤影を認めた（図1）．
- 喀痰は鉄錆色であった（図2）．
- 血液培養2セットを採取した．
- 痰のグラム染色でグラム陽性双球菌の貪食像を認めた．
- 尿中肺炎球菌抗原陽性，尿中レジオネラ抗原陰性であった．

❸ 抗菌薬の投与，全身管理

- 肺炎球菌性肺炎と判断し，早期に抗菌薬を投与した．
- 外液負荷でも血圧は十分に上昇しなかった．

⇒ Surviving Sepsis Campaign 2008に準じて，昇圧薬を使用し，平均動脈圧65 mmHg以上，尿量0.5 mL/kg/時を確保した．

❹ 転帰

▸ 血液培養では菌は検出されなかった．痰培養は*S. pneumoniae*であった．2週間後独歩可能となり，もとの施設に退院した．

最終診断

肺炎球菌性肺炎，敗血症性ショック

・クリニカルパール・

高齢者，特に施設入所中の方の肺炎では，肺炎球菌やインフルエンザ桿菌，モラクセラ菌，非定型肺炎，肺結核，いわゆる「SPACE」など，原因病原体は多岐に渡る．尿中肺炎球菌抗原（感度80％，特異度95％程度）や尿中レジオネラ抗原は，起炎菌の早期推定に有用である．

point 本症例では，既に抗菌薬投与がされていたためか，血液培養では，病原体は同定できなかった．適切な培養検体採取前の抗菌薬投与は，起因菌の同定の妨げとなる場合がある．

参考文献

1）「成人市中肺炎診療ガイドライン」（日本呼吸器学会呼吸器感染症に関するガイドライン作成委員会／編），日本呼吸器学会，2007
⇒ 必要により肺炎の迅速診断キットを使用するよう記載されている．

2）Dellinger RP, et al：Surviving Sepsis Campaign：international guidelines for management of severe sepsis and septic shock：2008. Intensive Care Med, 34：17-60, 2008/Crit Care Med, 36：296-327, 2008
⇒ 敗血症治療の診断と治療に関するガイドライン

20 発熱と意識障害を呈した80歳代女性

遠藤邦幸

症例　主訴：発熱，意識障害

1年前に転倒し腰椎圧迫骨折を患った．当院入院3日前，特に機転なく，腰痛が悪化し，体動困難と食欲低下を自覚し，整形外科病院に入院した．入院前日の昼過ぎから嘔気，嘔吐が出現した．入院当日の午前3時頃，脱衣や点滴自己抜針があり，会話成立困難となった．午前6時頃，傾眠傾向となり，午前10時頃，JCS Ⅲ-200と意識レベルが低下したため，救急搬送された．血圧 90/102 mmHg，心拍数 72回/分，呼吸数 20回/分，体温 37.5℃，SpO_2 95%（room air）．

CBCデータ

WBC	14,700/μL	RBC	431×10^4/μL	Hb	13.5 g/dL
Ht	39.3 %	MCV	91.2 fL	MCH	31.3 pg
MCHC	34.4 %	RDW	12.6 %	Plt	11.1×10^4/μL
MPV	11.0 fL	PDW	13.3 %	Lymph	2.7 %
Mono	1.6 %	Neut	95.6 %	Eos	0.0 %
Baso	0.1 %				

生化学データ

TP	6.54 g/dL	Alb	2.78 g/dL	AST	23 IU/L
ALT	15 IU/L	LDH	221 IU/L	ALP	320 IU/L
γGTP	71 IU/L	T-Bil	0.65 mg/dL	Cre	0.88 mg/dL
eGFR	35.5 mL/分/1.73mm^2	BUN	35.3 mg/dL	Glu	193 mg/dL
Na	132 mEq/L	K	3.4 mEq/L	Cl	96 mEq/L
CRP	30.47 mg/dL				

髄液検査

初圧7.5 cmH_2O，黄緑色，日光微塵（＋＋），細胞数268/μL（単核球12 %，多核球88 %）．蛋白726 mg/dL，糖0 mg/dL，乳酸165.4 mg/dL，Na 142 mEq/L，K 2.8 mEq/L，Cl 110 mEq/L，グラム染色でグラム陽性双球菌（3＋），髄液抗原検査で肺炎球菌陽性

尿検査

尿中肺炎球菌抗原（＋）

- 好中球優位の白血球増加，炎症反応の上昇（CRP 30.47 mg/dL）がみられた．
- 髄液細胞数増加（268/μL），多核球優位（88 %），および蛋白増加（726 mg/dL）を認めた．
- 髄液の糖の著明な低下（0 mg/dL）を認めた．

❶ 細菌性髄膜炎を疑い，早急に初期検査・治療を開始する

- 発熱＋意識障害をきたす疾患のうち，critical な疾患として細菌性髄膜炎は見逃してはならない．
- 細菌性髄膜炎を想定し，早急に血液培養２セット採取，腰椎穿刺，抗菌薬投与を行った．
- 細胞数増加，蛋白増加を認めたため，髄液に炎症があると判断した（第２部-23参照）．
- 髄液の糖が著明に低下する髄膜炎の鑑別として，細菌，結核，真菌，癌などが挙げられる．
- 髄液グラム染色にてグラム陽性双球菌を認め，細菌性髄膜炎（肺炎球菌性髄膜炎の疑い）と判断した．

❷ 他の感染症の検索も行う

- 髄液の他，何らかの感染巣がある可能性があり，検索を行う必要がある．一般に，成人の肺炎球菌性髄膜炎では25～50 %に肺炎が存在する．
- 本症例では陳旧性圧迫骨折のあるＬ1椎体に椎体炎・椎体膿瘍が認められた．
- また，心エコーによって感染性心内膜炎の合併がないことを確認した．

❸ 転帰

- 血液培養および髄液培養から *S. pneumoniae* が培養された．血液培養で菌血症が改善したことを確認し，4週間後，リハビリ病院へ転院した．

最終診断

肺炎球菌性髄膜炎，陳旧性椎体圧迫骨折，椎体膿瘍，敗血症

・クリニカルパール・

発熱＋意識障害をみたら，速やかに血液培養２セットを採取し，髄液グラム染色を参考にして，抗菌薬を選択し投与する必要がある．髄液で多核球優位の細胞数の増加，蛋白の増加，糖の減少を認めたら，細菌性髄膜炎の可能性が高い．肺炎だけでなく，肺炎球菌感染が疑われる感染症でも，尿中肺炎球菌抗原検査が有用である．

point 細菌性髄膜炎の診療ガイドラインでは，髄液グラム染色後に抗菌薬を投与すると記載されている．しかし，経験的には，血液培養採取直後に患者背景を考慮して経験的治療を開始し，腰椎穿刺を行うことで，早期の抗菌薬投与と培養結果の確保が可能になる．

参考文献

1）「細菌性髄膜炎の診療ガイドライン」（細菌性髄膜炎の診療ガイドライン作成委員会/編，日本神経治療学会・日本神経学会・日本神経感染症学会/監修），医学書院 2007
⇒ 細菌性髄膜炎診療に関する詳細なエビデンスがまとめられている．

21 発熱，咳嗽，呼吸困難を主訴に来院した79歳男性

矢野聡子

症例　主訴：発熱，咳嗽，呼吸困難

統合失調症で他院に入院中であった．
受診７日前より咳嗽があった．受診３日前には38℃台の発熱もあり，受診２日前にはピペラシリン４gが投与されていた．受診前日には咳嗽時に右胸痛を自覚するようになった．受診当日，呼吸困難とSpO_2低下（80％）を認めたため，救急外来を受診した．
来院時のバイタルサイン：血圧 118/50 mmHg，心拍数 88回/分，呼吸数 30回/分，体温 37.7℃，SpO_2 92％（O_2 12 L）

CBCデータ

WBC	14,600/μL	RBC	315×10^4/μL	Hb	9.9 g/dL
Ht	30.3 %	Plt	33.8×10^4/μL		

生化学データ

TP	6.04 g/dL	Alb	1.41 g/dL	LDH	255 IU/L
CRP	25.37 mg/dL				

▶持続する咳嗽に加え胸痛，呼吸困難，SpO_2低下を認め，WBC 14,600/μL，CRP 25.37 mg/dLであった．

❶ 発熱＋呼吸困難の訴え＋胸痛＋炎症反応上昇

▶身体所見上は右肺にcoarse cracklesを聴取する．

▶胸部X線像 ⇒ 右優位に透過性の低下と胸水貯留を認める（図１）．

▶SpO_2低下を認め，動脈血液ガスを確認（O_2 12 L投与下）．
pH 7.388，pCO_2 44.9 Torr，pO_2 74.7 Torr，BE 1.8 mEq/L，HCO_3 26.5 mEq/L，O_2Sat 94.4 %
⇒ 酸素化不良を認める（第２部-12参照）．

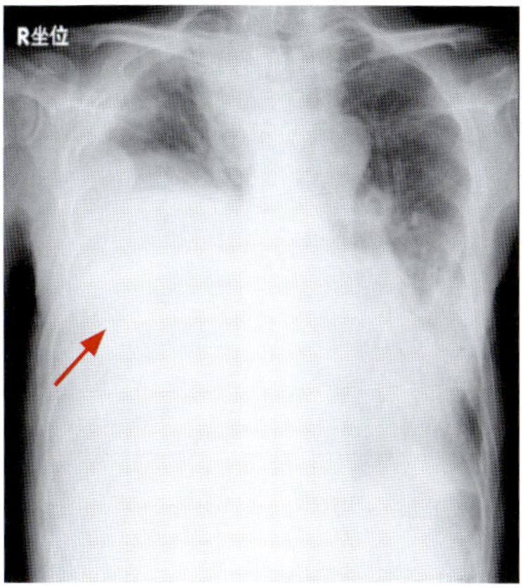

図1 ● 胸部X線：胸水貯留

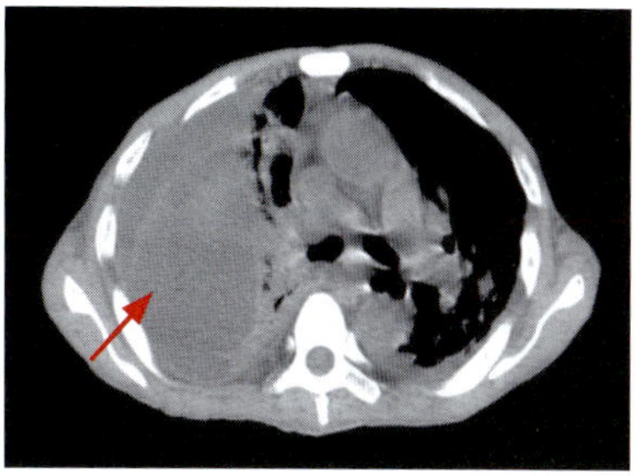

図2 ● 胸部CT：隔壁による被包化を伴う胸水貯留

❷ 胸部CT施行

- 隔壁による被包化を伴う胸水貯留を認める（図2）．胸水貯留の原因は？

❸ 胸水穿刺施行（第2部-24参照）

- 性状：漿液性，淡黄色混濁，比重：1.031，WBC：1,900/μL（seg 100％），蛋白：4.3 g/dL（胸水/血清＞0.5），LDH：575 IU/L（胸水/血清＞0.6，血清LDH上限の2/3以上）
- pH 7.0
- 細菌検査：グラム染色陰性，培養陰性（先行する抗菌薬投与あり），抗酸菌染色陰性，結核菌PCR陰性
- 細胞診：陰性

⇒ Lightの基準（表）をすべて満たすので，滲出性胸水である．

❹ 滲出性胸水の鑑別診断

- 鑑別診断としては，肺炎随伴性胸水～膿胸，結核性胸膜炎，癌性胸水などが挙げられる．急性の経過から肺炎随伴性胸水または膿胸を疑った．
- 肺炎随伴性胸水～膿胸は連続的で明確に区分できないこともある．

表 ● Lightの基準

1つ以上満たせば，滲出性	①胸水蛋白／血清蛋白＞0.5 ②胸水LDH／血清LDH＞0.6 ③胸水LDH＞血清LDH正常上限の2/3

▸本症例では，胸水の培養は陰性であったが，画像所見（被包化された大量の胸水），pH低値（pH＜7.20）から膿胸に近い病態と考え（ACCPコンセンサスガイドラインによる）[1]，入院のうえ，胸腔ドレナージを施行した．

最終診断

膿胸

・クリニカルパール・

胸水貯留の原因検索には胸水量十分であれば胸水穿刺を施行する．

胸水検査としては，蛋白，LDH，pH，細菌培養，グラム染色と結核菌検査などが必要である．

参考文献

1）Colice GL, et al：Medical and Surgical Treatment of Parapneumonic Effusions. Chest, 18：1158-1171, 2000

22 腹部膨満を主訴に来院した85歳女性

渡邉 諒

症例 主訴：腹部膨満

数年前より，腹部が徐々に膨満してきた．
受診2週間前より腹部膨満が増悪し，食事摂取不良となった．
受診3日前に他院消化器内科を受診した．肝機能が悪いと言われ利尿薬や分岐鎖アミノ酸製剤を処方されたが，改善がみられなかったため，当院を受診した．
血圧 130/68 mmHg，心拍数 91回/分，呼吸数 13回/分，体温 36.5℃．

CBCデータ

WBC	16,100/μL	Hb	9.7 g/dL	Plt	35.1×10^4/μL

生化学データ

TP	6.75 g/dL	Alb	1.42 g/dL	AST	24 IU/L
ALT	13 IU/L	LDH	168 IU/L	ALP	673 IU/L
γGTP	73 IU/L	T-Bil	0.99 mg/dL	D-Bil	0.32 mg/dL
ChE	15 IU/L	LAP	93 IU/L	Cre	1.20 mg/dL
BUN	52.5 mg/dL	UA	9.32 mg/dL	NH_3	129μmol/L
Na	122 mEq/L	K	4.4 mEq/L	CRP	14.85 mg/dL

凝固検査データ

PT	14.4秒	INR	1.22	aPTT	37.9秒

抗ミトコンドリアM2抗体：陽性

❶ 数年前からの腹部膨満

- 腹部膨満の鑑別は…消化管閉塞，便秘，腫瘤，腹水，妊娠，過敏性腸症候群，機能性ディスペプシアなど．
- この症例では高齢者の慢性的な経過であり，前医で肝機能異常を指摘されている点から腹水や腫瘍が優先順の高い鑑別に挙がる．

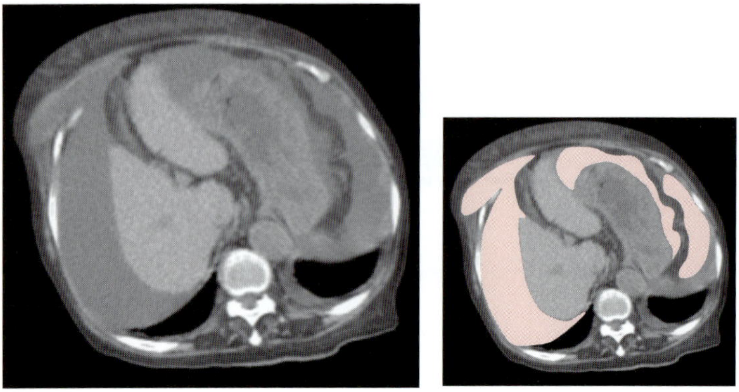

図 ● 腹部CT：腹水

- 腹部膨満の原因を確かめるために腹部超音波，腹部CT（図）を施行したところ，腹部膨満の正体は腹水であった.
- 胆道系酵素（ALP，γGTP）の上昇がみられる.
- Alb，ChEの低値があり，肝の合成能障害が疑われる.
- 抗ミトコンドリア抗体陽性.
- WBC 16,100/μL，CRP 14.85と炎症反応上昇がある.
- 肝硬変？＋腹水（最近の悪化）＋炎症反応上昇
  ⇒ 特発性細菌性腹膜炎を疑う.

❷ 腹水穿刺を施行（第2部-25参照）

- WBC 260/μL，黄色透明
- 比重 1.016，リバルタ（－），pH 7.5
- TP：1.92 g/dL，Alb：0.53 g/dL，LDH：112 IU/L，Na：125 mEq/L，K：4.3 mEq/L，Cl：99 mEq/L
- 腹水…グラム染色：陰性，腹水培養：*Escherichia coli*

最終診断

特発性細菌性腹膜炎

❸ 特発性細菌性腹膜炎について

- 特発性細菌性腹膜炎は腹水を伴う肝硬変（小児ではネフローゼ症候群による腹水）に合併する.
- 消化管穿孔などの腹膜炎を起こす他の原因が認められない.

- 症状は，発熱，腹膜刺激症状（腹痛，腹部圧痛，筋性防御），肝性脳症を呈する場合から，微熱，倦怠感，食欲不振などの軽度なものまでさまざまである．まったく無症状の場合も30％程度あるとされる．
- 診断には，腹水検査と腹水培養が必要になる．

  腹水中の多核白血球数≧250/μL＋培養陽性⇒確定診断

  腹水中の多核白血球数≧250/μL＋培養陰性

  ⇒疑い濃厚，特発性細菌性腹膜炎として治療

  腹水中の多核白血球数≧500/μL＋培養陰性⇒確定診断

❹ 腹水の原因は？

- 組織学的検索は行われていないが，胆道系酵素が上昇しており，抗ミトコンドリア抗体が陽性で，他に腹水貯留の原因となる疾患は指摘されなかったため原発性胆汁性肝硬変と臨床的に診断した．

・クリニカルパール・

特発性細菌性腹膜炎は腹水を伴う非代償性肝硬変に合併する．
腹水中の多核白血球の数が250/μL以上あれば疑いが濃厚である．
500/μL以上あれば，培養の結果が陰性でも診断できる．

参考文献

1）Bacterial peritonitis. DynaMed⇒https://dynamed.ebscohost.com

付録 主な検査の基準値一覧

尿検査，髄液・腹水・胸水検査については本書第２部を参照．なお，基準値は施設により異なる（第１部-３参照）．

検査項目	略記	単位	基準値
CBC			
白血球	WBC	/μL	4,000～8,000
赤血球数	RBC	$\times 10^4$/μL	男　410～530 女　380～480
ヘモグロビン濃度	Hb	g/dL	男　13～17 女　12～15
ヘマトクリット値	Ht	%	男　40～49 女　36～45
平均赤血球容積	MCV	fL	80～100
平均赤血球ヘモグロビン量	MCH	pg	27～32
平均赤血球ヘモグロビン濃度	MCHC	%	32～36
赤血球分布幅	RDW	%	11.5～14.5
血小板数	Plt	$\times 10^4$/μL	12～40
平均血小板容積	MPV	fL	8.8～12.8
血小板分布幅	PDW	%	10～16
リンパ球	Lymph	%	20～50
単球	Mono	%	3～10
好中球	Neut	%	30～70
好酸球	Eos	%	0～5
好塩基球	Baso	%	0～2
骨髄球	Myelo	%	0
網赤血球	Ret	‰	5～20
赤血球沈降速度	血沈（赤沈）	mm/1時間	男　2～10 女　3～15
生化学検査			
血清総蛋白	TP	g/dL	6.3～7.8
血清アルブミン	Alb	g/dL	3.7～4.9
クレアチンキナーゼ	CK	IU/L	男　50～200 女　40～170
アスパラギン酸アミノトランスフェラーゼ	AST	IU/L	13～33
アラニンアミノトランスフェラーゼ	ALT	IU/L	男　8～42 女　6～27
乳酸脱水素酵素	LDH	IU/L	101～193
アルカリホスファターゼ	ALP	IU/L	100～325
γグルタミルトランスペプチダーゼ	γGTP	IU/L	男　0～50 女　0～30
総ビリルビン	T-Bil	mg/dL	0.2～1.2
直接ビリルビン	D-Bil	mg/dL	0.1～0.4
間接ビリルビン	I-Bil	mg/dL	0.1～0.8

検査項目	略記	単位	基準値
アデノシンデアミナーゼ	ADA	IU/L	胸水＜50 心嚢水＜40 腹水＜30 髄液＜9
コリンエステラーゼ	ChE	IU/L	男　200～465 女　180～355
ロイシンアミノペプチダーゼ	LAP	IU/L	30～70
血清クレアチニン	Cre	mg/dL	男　0.8～1.3 女　0.7～1.0
eGFR	eGFR	mL/分/$1.73m^2$	≧90
血清尿素窒素	BUN	mg/dL	8～20
尿酸	UA	mg/dL	2～7
アンモニア	NH_3	μmol/L	検出感度以下
血清グルコース	Glu	mg/dL	60～110
乳酸（静脈血）	Lac	mg/dL	3.7～16.3
アミラーゼ	Amy	IU/L	60～190
リパーゼ	Lipase	IU/L	8～25
血清ナトリウム	Na	mEq/L	136～144
血清カリウム	K	mEq/L	3.6～4.9
血清クロール	Cl	mEq/L	ナトリウムと 並行して変化
血清カルシウム	Ca	mg/dL	8.5～10.4
血清リン	P	mg/dL	2.5～4.5
血清マグネシウム	Mg	mg/dL	1.8～2.6
C反応性蛋白	CRP	mg/dL	＜0.3
凝固系検査			
プロトロンビン時間	PT	秒	10～12
活性化部分トロンボプラスチン	aPTT	秒	30～40
トロンビン-アンチトロンビン複合体	TAT	ng/mL	≦32
フィブリノゲン量	Fib	mg/dL	200～400
アンチトロンビン	AT	%	81～123
Dダイマー	Dダイマー	μg/mL	≦0.5～1.0 （試薬により異なる）
FDP	FDP	μg/mL	≦5
プラスミン-プラスミンインヒビター複合体	PIC	μg/mL	＜0.8
免疫学的検査			
IgM-HA 抗体	IgM-HA 抗体	mIU/mL	0.80 未満（陰性）
HA 抗体	HA 抗体	mIU/mL	1.00 未満（陰性）
HBs 抗原	HBs 抗原	cut of index	0.9 未満（陰性）
HBs 抗体	HBs 抗体	mIU/mL	4.9 以下（陰性）
HBe 抗原	HBe 抗原	s/co	1.00 未満（陰性）
HBe 抗体	HBe 抗体	inhibition %	50 未満（陰性）
IgM HBc 抗体	IgM HBc 抗体	s/co	1.00 未満（陰性）
HBc 抗体	HBc 抗体	s/co	1.00 未満（陰性）

検査項目	略記	単位	基準値
HBV DNA	HBV DNA	Logコピー/mL	検出せず
HCV 抗体	HCV 抗体	cut of index	1.0 未満（陰性）
HCV RNA	HCV RNA	LogIU/mL	検出せす
抗VCA IgM抗体	抗VCA IgM抗体	倍	10 未満
抗VCA IgG抗体	抗VCA IgG抗体	倍	10 未満
抗VCA IgA抗体	抗VCA IgA抗体	倍	10 未満
抗 EBNA 抗体	抗 EBNA 抗体	倍	10 未満
抗EA-DR IgG抗体	抗EA-DR IgG抗体	倍	10 未満
TPHA	TPHA	倍	0
FTA-ABS	FTA-ABS		陰性
VDRL	VDRL	倍	0
RPR	RPR		陰性
抗ミトコンドリアM2抗体	AMA	倍	＜20
リウマトイド因子	RF		陰性
抗核抗体	ANA	倍	陰性（40倍未満）
内分泌検査			
副腎皮質ホルモン	ACTH	ng/mL	7.2～63.3
コルチゾール	コルチゾール	μg/dL	5～20
甲状腺刺激ホルモン	TSH	μIU/mL	0.5～5.0
遊離T_3	FT_3	ng/dL	2.1～4.3
遊離T_4	FT_4	ng/dL	0.8～1.9
血漿レニン活性	PRA	ngAI/mL	0.5～3.0
活性型レニン濃度	ARC	pg/mL	3.2～3.6
アルドステロン	PAC	pg/mL	30～200

索　引

欧　文

A～D

E～L

M～Z

Index

和　文

あ行

か行

さ行

た行

な行

は行

ま行

や行

ら・わ行

編者プロフィール

野口善令（のぐち　よしのり）

名古屋第二赤十字病院総合内科．1982年名古屋市立大学卒．現在は，急性期型市中病院の救急外来，一般外来，急性期病棟を活動の場としています．診断にいたる思考過程を言語化してまとめることに最も興味があります．最近では，医学が専門分化したことにより「うちじゃない」と患者を選ぶ医師が増えてしまいました．若い先生方には患者さんを選ばず，その全体を観て患者さんの不幸を減らすことに貢献できる臨床医になってもらいたいと切に望みます．

診断に自信がつく検査値の読み方教えます！

異常値に惑わされない病態生理と検査特性の理解

2013年10月20日　第1刷発行
2018年　4月　5日　第7刷発行

編　集　野口善令
発行人　一戸裕子
発行所　株式会社　羊　土　社
〒101-0052
東京都千代田区神田小川町 2-5-1
TEL　03（5282）1211
FAX　03（5282）1212
E-mail　eigyo@yodosha.co.jp
URL　www.yodosha.co.jp/
装　幀　ペドロ山下
印刷所　日経印刷株式会社

ISBN978-4-7581-1743-2